延緩老化、減少發炎、阻斷身體飢餓訊號，

防彈咖啡創始人教你一輩子都有效的斷食法

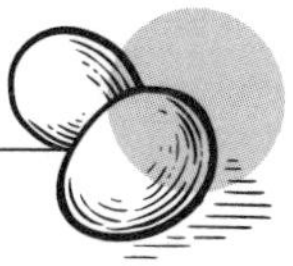

決定版

防彈斷食全書

Fast this way

Burn Fat, Heal Inflammation, And Eat Like the High-Performing Human You Were Meant to Be

Dave Asprey
戴夫・亞斯普雷／著

林麗雪／譯

致我可愛的妻子拉娜博士——不再需要花時間做早餐的人

目錄

前言　斷食幫你找回最佳狀態

薩滿*的指示非常明確：只要帶上睡袋、手電筒、水和一把刀子，就可以進行靈境追尋（vision quest）。前三種是為了生存的必需品，最後一種則明顯是求個心安，因為我要去的洞穴附近最具危險性的就是土狼，但土狼通常不會攻擊人類。然而，在這樣的旅程中，我們將無法簡單劃分生理和心理的狀態。但兩者本就不是涇渭分明的，對吧？

為了尋求更好的健康狀態和更大的自覺，以及最重要的，為了尋求內心深處的平靜，我出發前往我的第一次靈境追尋。在一般人眼中，那時的我算得上是個成功人士。當時是二〇〇八年，在那四年前，我到西藏和岡底斯山（Mount Kailash）旅行，第一次體驗以犛牛奶油調製的酥油茶的神奇功效。我的體重曾經超過一百三十六公斤，穿四十六號的褲子，但那已成為過去。我曾遍試坊間各種減重的飲食方法，全都以失敗收場。後來我發明了一種新方法，成功減掉我想要減掉的重量。我努力訓練自己，維持良好的身體狀態。我忙著學習各種方法，「駭」入身體系統，找尋能夠大幅提升精力、體能和壽命的新方法。我已經開始發展防彈咖啡（Bulletproof Coffee）的構想，並在幾年後成立了公司。

然而，外在的表象並未能反映真實的自我，我的內心仍然隨時在應付各種得不到滿足的欲望。我時常為飢餓所苦，必須克制自己對餅乾、洋芋片，以及其他垃圾食品的渴望。有時忍不住衝動，之後又很快感到懊悔。雖然控制了體重，卻不覺得掌握了自己身體的主控權。我努力追求自我成長，並且從一段崩壞的、自我毀滅的關係中抽身。現在的我，有一個愛我的妻子和一個新生兒，但即便如此，內在的我仍然訴說著截然不同的故事。我依舊不得平靜。有生以來，我一直在和孤獨角力，好不容易取得些許進展，生活看似田園詩般愜意，但空虛的感覺仍然揮之不去。

我當時的生活看似在掌控之中，但那樣還不夠。我想尋找一條途徑，讓我練就**防彈能力**，一種無法撼動的內在力量。我想要成為自己的主人，擁有全然的主導權，足以抵擋所有對有害事物的渴望。（練就防彈功力的想法，後來也促使我著書寫作，並且以這個名字成立公司。）這樣的追尋，把我帶到薩滿的面前。我想要挑戰真正的飢餓，一直到我可以完全不受食物影響，不受食物擺布。隻身獨處茫茫大漠，斷食失敗的可能性微乎其微。我也想藉著與世隔絕，全然斷除和他人的接觸，面對自己內心的孤獨。

於是，我走進地處亞歷桑那州沙漠裡的一處洞穴，遠離塵囂。在與世隔離的四天之中，我只喝水，或許還摻了點索諾拉沙漠（Sonoran）的塵土。四天後走出洞穴時，我已經體驗了一場改變生命的斷食。藉由閱讀這本書，你也已經朝著改變生命的方向邁出了第一步。

我心中的需求驅使我踏上這趟旅程。這些需求對我有特殊意義，卻也是全人類所共同面對的挑戰。以我來說，我從小到大都是個胖子。後來我才知道是因為接觸到有毒黴菌而引發的橋本式甲狀腺炎

*薩滿（shaman）：指能夠透過意識狀態的轉換進入非尋常世界的人，是流傳於世界各地古老部落的文化。

（Hashimoto's thyroiditis），這種病症是甲狀腺受到自體免疫系統攻擊而產生慢性發炎。我發現這個原因時都已經二十好幾了。在那之前，我只知道我的外表一點也不符合我的理想，尤其身為青少年男性卻有個大胸脯，更是讓我自慚形穢。

如果你有體重上的困擾，特別是在年輕時有體重上的困擾，很難不去在意旁人批判的眼光。更慘的是，如果加上童年時期的創傷或是學校霸凌，你會覺得有一部分的自己永遠是孤獨的。在這種情況下，常見的心理補償機制便是對食物發展出情緒上的依賴，藉著進食撫慰各種難堪的感受。我這麼說完全沒有自怨自艾的意思，因為我知道每個讀這本書的人都有各自的掙扎，也許不一定是過重的問題。

幾乎所有人在心理或生理上對食物都有某種程度的癮。或許是對糖果；或許是對啤酒；或許是對麵包和起司——麩質和牛乳蛋白都是高度容易上癮的物質。或許，你就是無法拒絕馬鈴薯。你是不是難以想像沒有炸薯條的日子該怎麼過？我以前就是這樣。

我認為，就算你從來沒有體重方面的問題，上癮和渴望其實早已內建在我們體內，很容易就被啟動，更何況我們有上兆美元市場的食品工業——我稱之為大食品工業（Big Food）——簡直就是特別為激發這些機制而設計的。

覺得無聊時，吃東西；壓力大時，吃東西。數百萬年來，經過天擇演化，這些反應電路焊進我們的基因裡，變成基本配備，如同我們天生就擔心長著尖銳牙齒的野獸會吃了我們。我們為生存具備了四個F：fear恐懼、food食物、和繁殖有關的粗話f*cking、friends朋友。但是，如果沒有食物，根本就無福享受排在後面的兩個F，也難怪單單只是沒有食物的想法，就足以在你還來不及思考之前，激發如此強烈而深層的不理性反應。

回過頭看二〇〇八那一年，我見到薩滿，下定決心迎接未來四天的挑戰，同一時間，各種不理性的反應卻在腦中一一浮現。下意識裡，我相信光是一天不吃東西就足以令我體力盡失，這樣的想法讓我成為食物的囚徒。

現在的人大多數會認為四天不進食在生理上似乎是不可能的任務，如果你問別人一、兩天不吃東西會怎麼樣，十之八九肯定會說：「我會餓死。」而且大家對此深信不疑。

四天後走出洞穴，我才了解那些想法都不是事實。我意識到飢餓和渴望之間有著根本上的差異：飢餓是一種生理訊號，可以為你所控制；渴望是一種心理需求，試著想要控制你。事實上，即使長時間不進食，也不至於對你造成傷害；相反地，你將因此更加健壯。

大食品工業想方設法讓你相信渴望和飢餓是同一回事。如果感到渴望表示你快要餓死了，當然得趕快買些東西來滿足渴望，是吧？無巧不成書，貼心的大食品工業剛好有那麼一款「絕對令你滿足」的糖果，還有千百種加工飲料和零食充當枷鎖，把你和沒完沒了的渴望鎖在一起。零食進肚時，渴望雖然稍微止息，卻從來不曾真正離去。同樣的拉鋸戲碼每天重複上演，並欺騙我們，讓我們誤以為自己是食物的囚徒。所以，我寫這本書來幫助你重獲自由，因為在我穿著四十六號褲子的二十二歲那年，沒有人為我寫這樣的書。

無痛收穫

開啟自由之門的這把鑰匙就是斷食——學習各種無痛的斷食方式，包括減餐的間歇性斷食和多日斷食。本書將顛覆世人對斷食的既定印象，認識斷食的本質和斷食的效益。間歇性斷食不會令你虛弱，更不會讓你餓死；不需要執行特定的飲食法，斷食的時程也不必固定不變，但是你卻可能因此大大降低對某些食物的渴望。斷食是一個工具箱，幫助你開啟早已深藏在你體內，但你卻從不知道的生物性資源。

斷食可以將你從食物的禁錮中釋放，讓你在身、心方面都更強壯、更健康。別人的看法不再是你的負擔，不能決定你的感受，甚至連你的身體也不能決定你的感受。斷食將能幫助你活出最好的生活、最好的自己，向世界盡情散發最大的能量。

我知道這聽起來像是誇大的空話。實際上，大量的科學研究、數千年來世界各地對先人智慧的傳承實踐，以及我多年來的親身試驗，都可以作為依據。當時斷食的方法已經廣為發展，選項可說是五花八門。我試過各式各樣的斷食法，也會將我的發現和你們分享。但是，透過這本書，我想傳達一個最重要的訊息：你可以突破身體臟器的束縛感，少吃一餐，甚至好幾餐，並不會使你的身體陷入險境；你不會因此變得虛弱、悲慘、活不下去。你可以克服你的感覺，包括恐懼、不舒服、飢餓、害怕，以及孤單，然後你會感受到解脫、力量、自制。和我一起努力，一起打造出更好的你。相較於斷食的時間究竟該多長，這才是更重要的。

在眾多要改變自己的事物中，有些是顯而易見的：當你低頭看卻看不到自己的腳，或是往旁邊看卻看到腰間的鮪魚肚，這表示你的新陳代謝故障了，我們可以修好它。有些則比較隱微難辨，像是欲振乏力，精神難以集中。你在一天之中有幾次會發現自己想的是午餐，而不是正在參與的會議？透過斷食也可以解決這個問題。然而，有一些最陰險的問題因為太常出現，反而不會注意到它們的存在。即使你的外表看起來和自我感覺都不錯，實際上卻可能活在恐懼的陰影之下。有一部分來自遠古的你，總是擔心著萬一斷糧了該怎麼辦。這種恐懼繼續延伸，所有可能消失的事物都會引發你的恐懼。這種恐懼是一種隱約而普遍存在的生物生存本能，但你不一定要受制於它。

內建在身體細胞的程式會讓你這麼想：「不管怎麼吃、吃什麼、多常吃、吃多少，都無法確保任何時刻都能不虞匱乏。最好的辦法，就是多儲存一些。」身體持續放送這個訊息，讓你對生活中各種情緒上或生理上的需求都產生類似的焦慮。因此，訓練自己面對自己的焦慮（不管是在食物還是其他方面），擺脫焦慮的控制，可能會是斷食帶給我們的最大效益。

在這本書裡，你將會學到間歇性斷食的做法，我也會幫助你了解斷食可以為你做的有多少。如果不知道斷食的重要性，你就不可能選擇斷食；如果斷食讓你想到折磨、悲慘和剝奪感，就絕對不會進行斷食，更不可能堅持下去。

當我走出那個薩滿的洞穴時，感覺好極了，因為我知道斷食並不痛苦，也不困難。斷食其實是最自然的一件事，是人類物種經過演化自然產生的行為，也就是說，斷食的能力是人類的基本配備。不管你現在奉行哪一種飲食法，也不管你現在喜歡吃哪一種食物，等到你讀完本書，嘗試其中的一些技巧，並且找到最適合你的方式，我百分之百確信你將比以前更熱愛你的人生。

記得我前面提過間歇性斷食像是一種**工具箱**嗎？事實就是如此。它絕對不只是幾條規定而已，它是一個完整的程式，能夠駭進你的生理系統，使其改善。如果你真的想吃，仍然可以每天吃那些垃圾食物和速食。你可以吃素食、蔬食、生酮飲食、防彈飲食，或是普天之下的任何東西。只要你在飲食之外能夠搭配我在本書中所描述的斷食技巧，狀態就會變得更好。

在此送上一個大驚喜：你不會覺得餓，而且正好相反——間歇性斷食能讓你免受飢餓之苦，並免除所有隨著飢餓而產生的情緒包袱。

飢餓會放大你的焦慮，因為它能啟動大腦強大的生化級聯效應（biochemical cascade），起始點是人類原始腦結構中的一個部位，大小和形狀就像是一顆小小的杏仁，所以稱為杏仁核（amydala）。耶魯大學神經科學家保羅·麥克林（Paul MacLean）把這塊小小的組織稱為「爬蟲類腦」（reptilian brain），[1]因為它具有原始物種的特性。杏仁核掌管快速、自動的情緒決定，在你不自覺的情況下幫助你保命。面對突發事件，杏仁核會產生「戰或逃」（fight-or-flight）的行為指令，像是突然遭受獅子攻擊時告訴你快逃，或是（舉今日比較常見的例子）要你趕快把手從熱爐子上抽開以免燙傷。同樣的，它也可以觸發你對飢餓的恐懼，確保你的身體獲得足夠的、甚至過多的食物，就像我的情況一樣。

杏仁核採取的行動對我們遠古的祖先來說攸關性命，在現代生活中也具有相當的重要性。然而，杏仁核的功能雖然不可或缺，卻是非理性和毀滅性恐懼的來源。它經常在腦海裡告訴你，如果你做了那些你所害怕的事，包括應徵工作接受面試、結束一段惡化的關係、在公開場合發表談話，甚至只是少吃幾頓飯，你就可能會死。

間歇性斷食能夠幫助你，讓杏仁核和大腦中屬於爬蟲類的部分安分守己，讓你活出人類的樣子、自己的樣子，減少恐懼對你的牽制。剛開始練習斷食，頭一、兩天你可能會略感不適。之後你就會愈來愈自在。其實不難，你要做的，只是對所有與食物和斷食有關的錯誤假設，提出以下的質疑：

如果少吃一餐、兩餐或三餐，還滿容易的呢？

如果所有的斷食效果都一樣好呢？

如果可以同時進食與斷食，斷食效果反而更好呢？

如果可以利用睡眠和運動，來欺騙身體以為你是在斷食呢？

如果斷食可以根據性別、基因，打造個人化的方法呢？

如果斷食能夠讓你的身心更強健呢？

這些事，你都做得到。我會告訴你怎麼做。比起過去，你將更能掌控自己的意志力，做自己的主人。現在就讓我們一起開始吧。

第一章

斷食只在一念之間

跟著我這樣斷食，你將不會感到飢餓、
不會冷、不會累，不會有腦霧現象，
不會「因餓生怒」，不會因為低血糖就突然產生惡劣情緒。

不管酮體、代謝產物，還是瘦素，
所有你可以動員的生化物質，都會照顧你。

按照傳統，進行靈境追尋之前，必須先接受一位薩滿的指導。但是要去哪裡找到一位薩滿？我很希望能告訴你有那麼一個祕密的靈性網絡，但事實上我是上谷歌搜尋之後才找到我的薩滿。現在回頭想想，如果透過認識的人推薦，或是在簽約之前先進行背景調查，會是比較聰明的做法，畢竟我要簽訂的可是通往人生重大階段的重要儀式。但是，我當時太嚮往這趟旅程，實在按捺不住急切的心。

不過，我並不是說我找的這位薩滿不稱職，只是她有些做法……很特別。

根據傳統，薩滿是少數獨具天賦，曾經進入比較高的意識層次，能夠和靈性世界建立深度連結的人。薩滿這個詞本身就讓人對這個信仰背後的豐富歷史很有感覺。薩滿的英文shaman，源自於sha'man，1 原本是指西伯利亞通古部族（Tungu）中的精神象徵。再往更早之前追溯，可以發現這個詞和古老梵文中的sramana-s有關，意指佛教的苦行者。梵文！那得回溯到距今三千多年，遠在古老的羅馬和希臘文明出現之前。梵文是佛教和印度教重要典籍使用的語言。沒有人知道薩滿信仰始於何時，可能早在第一幅洞穴壁畫的顏料還未乾之時，薩滿，以及斷食，就已經存在了。

雖然我可能對這個特別的薩滿了解不深，但我很清楚我正在探索一種原始、強大的人類經驗。我從小在新墨西哥州長大，在那裡看到原住民部落舉行文化儀式的頻率，就和體驗西方宗教的機會一樣多。長大後，我嘗試過進入不同的意識狀態，做過不同形式的冥想。當我走進那個洞穴時，身上帶的最重要的東西，就是一顆毫無成見和保持好奇的心。如果你真的想體驗這個世界，你必須對新的經驗保持開放的態度，即使它完全超出自身文化背景的理解範圍。接觸其他文化時，先確保自己帶著理解和尊重，並且先取得對方的允許。尊重的請求對我來說很有用，不管是在南美洲的叢林、西藏的寺院，甚至在塞多納*的洞穴。但是，如果覺得你還不夠格，一位好的薩滿也會絲毫不留情面地叫你滾蛋。

要想成為一位薩滿，除了必須經過嚴格的訓練，還必須具備特別的能力和背景，但是一個人若要自稱薩滿卻很簡單。遠古先人選擇薩滿時，會看他是否能感知其他人感受不到的事物，並且讓他接受長達數年既嚴格通常也很危險的訓練。薩滿的知識就是透過嚴格的師徒制度代代相傳。大部分的薩滿必須先歷經嚴苛的個人逆境，克服之後才能獲得授權，幫助他人。當時，我對於自己要尋求什麼樣的協助，還沒有很具體的想法。我只是想要有人能帶領我，經由斷食進行一場靈境追尋，幫助我重新設定我和食物，以及我和孤獨之間的關係，但是我也意識到自己在精神上和情緒上的飢餓狀態。

然後，我遇到了黛利拉（Delilah，為維護個人隱私，我在此隱去其真實身分，採用化名）。她擁有一座小小的牧場，養了一群羊駝和駱馬。在她的後院裡有一個蒸療棚屋，裡面架設了LED照明和超低音喇叭，這樣她在蒸汗時就可以放些改變心境的聲音。黛利拉是有點古怪，但我要找的是能夠帶領我進行靈境追尋的人，而我隱約感覺到這個強大、高深莫測的刺青女子，可以帶我到我要去的地方。

我用古怪來形容黛利拉，但我相信讀到這裡，你很可能會覺得**我本人**也有點古怪吧！明明應該去找治療師，卻去找了個薩滿，還聽信一個從未謀面的女人的話，進到了鳥不生蛋一片荒涼的某個山洞裡。藉著這種方式來尋求內在的平靜，聽起來確實有點超乎平常，實際上卻不然。無論是為了紀念童年時期的結束、慶祝一個宗教節日、進行一場精神僻靜（spiritual retreat），或僅僅只是為了逃離日復一日的忙碌生活而遁入寧靜的大自然，大家經常會選擇到一個偏遠的地方旅遊，冀望能發生一次改變生命的際遇。這樣的出走經常會伴隨著某種斷食，或是跳脫常規。世界各地各行各業的人都在這樣做，而且當他們回歸常軌時，狀態通常比離開之前好。

坦白說，我們每個人表面上各有各的古怪，但骨子裡卻都很像。我們各自尋找的道路看似獨樹一格，目標卻同樣是要控制我們的飢餓感，克服我們對那些想要卻無法擁有的事物的渴望。正因為如此，斷食才會這麼有力量。與很多飲食法不同（甚至包括某些你可能聽過的斷食計畫），我在本書中談到的斷食方案，並非專為某些人設計的一套嚴格規定，而是一種共通的自我改良程序，有生物學、心理學，甚至靈性層面的根據，任何人都可以依自己的情況運用。這種程序絕對不只是關心你的盤子裡有（或沒有）什麼而已。

琳瑯滿目的斷食選單

要知道斷食有什麼功效，首先讓我們弄清楚斷食是什麼。世人對這個詞的定義差異很大，所以我們要先將它解構，認識它的本質。從意義上而言，可以用兩個字概括：**捨離**。

請注意，我沒有說「捨離食物」，因為捨離的方式有很多種：

＊塞多納（Sedona）：美國亞歷桑那州的著名景點及靈修聖地紅岩區。

清醒是捨離物質。

冥想是捨離思考。

獨處是捨離其他人類。

安息日（Sabbath或Shabbat）*是捨離工作。

節制是捨離性事和性欲上的宣洩。

以上都是某種形式的斷食，都是離開某種讓人習以為常，以為沒有它就活不下去的事物。我認識的很多男人都說太久沒有高潮會令他們活不下去。除此之外，也有可能是A片、酒、巧克力，或是在公司讓你覺得自己有用的忙碌日子也算。有時候，則是某種看起來不像會上癮的東西，比如上健身房。任何你覺得你需要的事物，斷食就意味著你決定要控制它，而不再受制於它；意味著你要召喚內在的火，向它宣示主權。

在那個洞穴裡，我同時進行了許多不同形式的斷食。正因為如此，它才會這麼令人害怕。當你**捨離**的時候，你心中就清出空間，讓你檢視你以為你很依賴的事物，讓你看清這種依賴是不是真的如你想像的那樣不可或缺。舉例來說，我們需要氧氣是真的，但大多數人即使知道自己沒有氧氣還可以撐上一、兩分鐘，可是只要肺部空了十秒就會嚇得半死。事實上，我們可以進行氧氣斷食，也就是所謂的缺氧訓練（hypoxic training），來提升你的耐力。運動員經常在高緯度地區訓練，[2]像是在我的家鄉新墨西哥州的阿爾伯克基（Albuquerque），或是在法國的霞慕尼**，以體驗低氧狀態的效益，現在他們甚至會讓自己短暫地暴露在完全缺氧的環境，以促使身體發生超人類的生物性變化。另外，藉著控制呼吸，也有辦法「斷食」氧氣，這可以大幅提升冥想的狀態。關於這點，我們在第七章會做更多的說明。

在飲食上也是同樣的道理：我們的確需要飲食，但往往是遠早於身體確實需要之前，我們就**以為**自己需要進食。（性、陪伴、工作以及其他許多事物，亦是如此。）仔細檢視你真實的需要，對比你以為的需要，就可以看出你對自己的身體和行為實際上有多少掌控力。不是非得進入一個洞穴，才能做到這種自我評估。只要空出一段安靜的時間盤問自己，你很肯定有哪些東西一旦沒有就活不下去。很快你就會發現，自己的肯定其實並沒有事實根據。舉例來說，斷食之後，你會發現自己其實並不需要炸薯條。每前進一小步，都能讓你更自由一點。

探討斷食是什麼之餘，我也想澄清一下斷食不是什麼。**斷食不是受苦**。或許最初幾次會有點不舒服，但之後會變得充滿喜悅，最終會變得很自然，沒什麼特別感覺。一旦你發現自己可以捨離，你就得到了力量和主控權。等到停止斷食，你反而會更珍惜那個物質或經驗，它的存在將為你的生命帶來更大的喜樂，更多的感恩。

我十歲大的兒子看到我在寫這本書期間所做的事，得到了很大的啟發，最近也決定嘗試二十四小時斷食，只在早晨喝一點黑咖啡。他的意志很堅定，而且也做到了。他沒有用本書接下來會提到的斷食駭

---

* 安息日（Sabbath/Shabbat）：猶太人宗教節日。在這一天，人不從事日常活動，讓心思用於沉思屬靈事物。

** 霞慕尼（Chamonix），法國海拔最高的城市之一。

客法（fasting hack），因為他想要體驗獨自面對挑戰的感受。結束斷食後，他告訴我：「爸，你說的沒錯。斷食真的是最好的香料。那一天的晚餐，是我有生以來吃過最美味的食物。」看著他在笑容中展現的成就感和自信，我身為父親真的很開心。兒子之所以感到自信，是因為透過斷食，他知道自己可以做主，原本以為不可或缺的事物，其實都在他的掌控之中。斷食讓你對原本以為理所當然的事物產生感恩之心。它就是這麼簡單，又那麼複雜。

還有一個很重要的定義，你一定要知道。**斷食不代表要把某樣事物從你的生命中完全消除**。當運動員進行缺氧訓練時，只是透過小心控制的方式，來限制氧氣的攝入量，相反的，沒有經過控制的氧氣斷食，叫做窒息。再怎麼虔誠遵循安息日規定的人，一旦看到有人受傷需要協助，仍會毫不考慮伸出援手，因為進行捨離也要看情況合不合理。飲食上的斷食亦是如此。我們一般以為斷食就表示完全不進食，但其實彈性要大得多。不論什麼形式的斷食，最有效率的就是因時因地制宜。沒有計畫的斷食，就單純只是挨餓而已。

最後，斷食的定義中有一個關鍵——**斷食方法不會只有一種**。飲食上的斷食有很多種形式。聽過乾式斷食（dry fast）嗎？意思是捨離食物和水分。聽過多巴胺斷食法嗎？[3]我的朋友，加州大學舊金山分校（University of California San Francisco）的心理學家卡麥倫．賽帕（Cameron Sepah）發明了這種多巴胺斷食法，基本上，就是戒除一切讓你產生立即滿足的刺激，包括購物、賭博、酒精和毒品。另外，你是否聽過有人進入洞穴，在完全的黑暗中一待就是一、兩個星期？那也是一種斷食，斷除食物，甚至光線。任何時候，只要你開始降低某種事物對你身體的輸入量，就是在進行斷食。

我已經有規律地進行斷食超過十年以上。經過廣泛的研究和實驗之後，我發現不管你要捨離的是什麼，最能夠幫助你經常進行斷食的形式，就是**間歇性斷食**。[4]它能帶給你的身體和心靈神奇的效益，做法也令人意外地容易。它可以配合你目前的飲食方法量身打造，不論你的生活型態如何，都將有所改善。同時，它能給你無痛體驗，循序漸進，進入較長時間的斷食。

短暫的捨離，再回復平日的行為，在兩者之間來回切換，這就是間歇性斷食的基本原則。間歇性斷食的概念近來愈來愈盛行，你可能已經讀過推廣間歇性斷食正確做法的書籍或文章。有些人根據科學研究結果，提倡所謂的一六八間歇性斷食，也就是維持十六個小時的捨離狀態；有些人主張斷食時間至少要十八個小時；還有人引用另一項實驗，主張二十四個小時會更理想。後來，出現了所謂的仿斷食飲食法（fasting-mimicking diet），斷食期間仍然可以進食，只是食物種類必須經過謹慎選擇，就像我在我的著作《防彈飲食》（*Bulletproof Diet*）中列出來的那些。斷食竟然還可以進食，聽起來可能很矛盾，但確實可行，而且真的有效。這是斷食工具箱中很重要的部分，稍後我會再多加說明。

說到底，捨離期究竟應該要多長，並沒有絕對的規定，只要能幫你達到目的就行。糾結於時間的長度，反而與斷食的主要目標背道而馳。因此，我們大可不必計較斷食的枝微末節，反之，應該留心斷食在自己身上發揮什麼作用。至於那些枝微末節，真的不是那麼要緊。

斷食駭客如何駭進身體

那麼，斷食可以為你做些什麼？

最重要的效益，就是**斷食能夠調節胰島素濃度**。在進食之後，身體會把食物中的碳水化合物分解成糖分，也稱為葡萄糖，這是我們體內細胞最主要的能量來源之一。當血管中的葡萄糖濃度上升，胰腺就會釋出胰島素。胰島素是一種類似新陳代謝開關的荷爾蒙，它會附著在身體細胞上，幫助細胞加滿葡萄糖。最後，身體會釋出另外幾種荷爾蒙，包括膽囊收縮素（cholecystokinin）和瘦素（leptin），發出飽足的信號，指示你停止進食。

系統原本應該像上面說的那樣運作。長久以來，這個世界裡並沒有壞脂肪，除了蜂蜜之外，也沒有什麼甜的東西。在這樣的世界裡演化而來的生物機制，即便設計如此精妙，還是被現代的大食品工業給打敗了。廠商迫於銷售數字的壓力，不得不賣給你最廉價的熱量來源，從健康的考量來說，這些來源幾乎都是最要不得的。為了提升這些廉價熱量的賣相，廠商會混入人工香料、人工甜味劑，以及任何可以讓產品吃起來更美味的添加物。並不是有什麼邪惡勢力故意要讓你生病，只是生意人在商言商，想要運用最低的成本，獲取最大的利潤。然而，從消費者的角度來看，即使並非存心害人也難辭其咎，因為最重要的是結果：超市貨架上堆滿了根本不符合人體新陳代謝的加工食品。

如果吃下含有大量精製糖和低成本澱粉的加工食品，你攝取的熱量將有如洪水般排山倒海而來，讓身體難以應付。加工食品中過多的調味和糖分，會對消化系統發出的「停止進食」信號形成干擾，令問題雪上加霜。當攝入的能量多於用掉的能量，多餘的葡萄糖會被轉換成脂肪，並貯存起來。與此同時，你的胰腺會瘋狂地工作，試圖維持系統的平衡。最終，你的身體會逐漸變得對胰島素無感——這也是第二型糖尿病的成因。

透過斷食，可以讓這個胰島素—葡萄糖的循環放緩，給身體休息的機會。如果你吃了不那麼優質的食物，身體會更需要這樣的休息，這就是為什麼不論平時你吃的是什麼樣的飲食，斷食都對你有益處。基本上，只要減少壞東西的攝取，就算時間很短也有幫助。斷食的時候，你的身體會將預先貯存的糖和脂肪提取出來使用。如此一來，你的血糖就能保持穩定，胰島素的分泌量也會跟著下降。根據杜克大學醫學院（Duke University School of Medicine）內分泌學家艾卓瑞安・巴諾斯基（Adrienne Barnosky）和同事的研究證實，間歇性斷食確實可以預防胰島素阻抗（insulin resistance）。[5]此外，已經有相當可信的臨床數據，證明斷食也能預防瘦素阻抗的發生，這一點之所以重要，是因為瘦素阻抗正是胰島素阻抗的前兆。只要你不吃那些會讓血糖升高的食物，即使不斷食也可以得到幾乎相同的好處——這就是仿斷食飲食的原理。

斷食的另一個好處是**可以引發細胞自噬**（autophagy，顧名思義，就是「自己把自己吃掉」），這是身體自我清理的方式。隨著日常生活的耗損，我們的身體細胞會因為累積了毒素、病原體、畸形蛋白，以及死掉的細胞組織而阻塞。這些微小的垃圾會破壞細胞的正常運作，甚至可能導致細胞無法正常地分裂和再生。細胞自噬是一套完備的生物分子工具，負責經常性地清掃體內環境、收集垃圾，送進一種叫做溶酶體（lysosome）的微小消化器中銷毀，[6]這是細胞能夠運作良好的關鍵。

愈來愈多的研究顯示，細胞自噬作用也有助於延緩老化速度、減少發炎，提升身體的整體表現。目前為止，研究人員尚無法充分解釋斷食為什麼能提升細胞自噬作用，大部分的研究也都是以老鼠為實驗標的，而不是人類。然而在動物界中，生物機制運作的原理通常大同小異：當身體不必忙著移動糖分、貯存脂肪，就能分配更多的資源給基本的維護機制。根據加州拉霍亞（La Jolla）斯克里普斯研究所（Scripps Research Institute）最近的一項研究發現，斷食期間，大腦中神經元的清理活動更為活躍。[7]

同時，也有愈來愈多的研究發現，**斷食能讓體內的細胞分子運作更乾淨俐落、更有效率**，背後原因非常複雜，有待我們持續探索。舉例來說，二〇一九年，一群日本的生物學家進行了一項研究，以人類而非老鼠為觀察對象。結果顯示，經過五十八小時的斷食，血液中有四十四種與分解脂肪、控制蛋白質結構等化學途徑相關的化合物的濃度都提升了。[8]

證據顯示，間歇性斷食能夠影響一種強效的抗衰老分子，叫做菸鹼醯胺腺嘌呤二核苷酸（nicotinamide adenine dinucleotide），或稱為NAD。活化後的形式，則被稱為NAD^+。NAD^+的工作聽起來簡單到令人難以置信，就是到處運送電子，讓體內的化學反應可以順暢地進行。這個小小的分子辛勤地工作，除了讓你的細胞產生能量，還幫助修復經常會受到損傷的DNA；同時要維持蛋白質結構的完整，因為這是避免心智衰退的重要關鍵。另外，它還能保護細胞，避免細胞受到氧化壓力*破壞。殘酷的氧化壓力是造成細胞老化的主要原因。間歇性斷食能夠幫助提升血液中NAD^+的濃度。相信我，這絕對是件好事。

每當我以為我已經把斷食所有的生物性益處都弄清楚了，卻總是會有新的資訊出現，讓我喜出望外。麻省理工學院一項最新的研究發現，[9]確實地斷食達二十四小時後，幹細胞的再生能力提升，大腦中神經細胞的生長也加速，大腦適應環境刺激的能力隨之成長。甚至，斷食對我們體內的微生物群，即腸道裡的菌叢，也能產生很好的作用。當這些細菌的食物遭到剝奪的時候，會分泌一種斷食誘導脂肪因子（fasting-induced adipose factor），這種荷爾蒙會指示我們的身體停止貯存脂肪，並把現有的脂肪提取出來，開始燃燒。

其實，上述這些斷食的益處，不一定要完全不進食才能達到。二〇一四年，我在著作中介紹了一種獨特的方法，能夠讓人無痛且順利地進行間歇性斷食。[10]受到這個方法幫助的人，加起來總共減掉了大約四十五萬公斤。這個斷食法和一六八斷食很類似，關鍵的不同點在於早晨雖然不進食，但是會喝一杯含有脂肪的防彈咖啡。儘管捨離了一般飲食，但因胰島素和蛋白質的新陳代謝已事先得到安撫，不會產生飢餓感。「奶油MCT咖啡間歇性斷食法」聽起來有點蠢，所以十年前我把它取名為防彈間歇性斷食法（Bulletproof Intermittent Fasting）。這種斷食法的確有效，經得起時間的考驗，我所錄製的影片也累積了數十萬的觀看次數。

這種斷食法中使用的脂肪很重要。玉米油、大豆油、芥花油和種籽油含有不穩定的脂肪，容易引起發炎和其他的不良反應。草飼奶油和MCT油就健康多了。（MCT的全稱為medium-chain triglyceride〔中鏈三酸甘油脂〕，因為組成的脂肪分子比較小，因此比較容易被身體吸收，產生能量。）防彈咖啡用的

---

*氧化壓力（oxidative stress）：自由基過剩，抗氧化物過度耗損的失衡狀態。

就是這類的油脂，也是我過去十年來飲食中的重要元素。

防彈間歇性斷食法一方面可以穩定胰島素，啟動細胞自噬，又可以抑制斷食期間不舒服的生理反應。沒錯，我指的就是「因餓生怒」（hungry/hangry）的感覺，尤其當你還是斷食新手，尚未適應的時候。你的爬蟲腦會大聲嚷嚷。你可以選擇花大把精力和它對抗，或是用一杯香濃的咖啡叫它閉上嘴巴，把省下的精力用在更重要的地方。這兩種方式，都可以讓你的身體以為你在斷食。

我建議你採用後者，這種斷食方式是我經過許多研究和測試才研發出來的，幾乎對每個人都有效。一早起床，先喝一杯防彈咖啡：黑咖啡、一小塊草飼奶油，加入至少一茶匙的C8 MCT油*，它會是你喝過最美味的拿鐵。C8 MCT油是一種從椰子油提煉出來的脂肪酸，無味，有抑制飢餓、增加身體能量的功用。優質的油脂能夠讓你有飽足感，一直到午餐時間。這樣斷食的好處是，你的身體分子會持續進行細胞自噬，燃燒脂肪；對你而言，也完全不用放棄吃早餐的習慣。與其用全身的意志力和你的飢餓反應對抗，你可以運用生理機制，按下「停止」鍵，停止你對食物的渴望。

斷食期間喝防彈咖啡，可以提升血液裡**酮體**的數量，破解身體的飢餓反應。酮體的出現，是斷食過程中很重要的一個部分。如果身體從你正在攝取的飲食中得不到足夠的葡萄糖，肝臟和肌肉會先把貯存在體內的碳水化合物用掉，接著把脂肪轉化成比較小的分子，也就是酮體，作為替代的能量來源。酮體進入血管，經由血液輸送到肌肉細胞和其他身體組織，這種狀態叫做酮症（ketosis）。進入酮症狀態後，你的身體將燃燒脂肪，以脂肪當作主要的燃料來源。

酮體不僅能提供能量，還能讓你更清醒。不久前我和加州拉霍亞沙克研究所（Salk Institute）的薩欽．潘達（Satchidananda Panda）教授碰面。薩欽教授是研究人體內部晝夜節奏生理時鐘（circadian rhythm）的專家。走在研究所中庭的時候，我發現大家說這棟建築「連畢卡索都應該來看一看」，的確沒有誇大。然而，薩欽的研究遠比這棟建築更為宏偉。他發現酮體扮演了有如微型警鈴的角色，能喚醒大腦中調節晝夜節奏的細胞，指示身體轉換成活躍、清醒的狀態。[11] 斷食的時候，酮體只要稍微上升，就能夠為身體提供一股能量，這可能和人類早期狩獵的需求有關，可說是祖先透過演化給我們的禮物。你可以利用生酮機制，隨心所欲啟動這股能量。早上，當你「中止斷食」**，產生的酮體就可以啟動這道開關，維持數小時的能量輸送。

C8 MCT油可以在體內直接轉換成酮體；另外，根據加拿大學者的研究顯示，咖啡裡的咖啡因能夠讓酮體的產量加倍。[12] 酮的濃度上升，會刺激身體製造膽囊收縮素（下達「停止進食」指令的荷爾蒙），並且中斷胃部和小腸裡肽（ghrelin）的生產。肽是一種惹麻煩的荷爾蒙，生物學家為它取了一個綽號，叫做「飢餓素」，因為它負責刺激食欲，並且能活化大腦中有助於調節食欲的部位，也就是下視丘（hypothalamus）。間歇性斷食的效益往往互相連結，彼此又相輔相成。目前提到的幾個優點，只是其中的一部分而已。

我十多年前創的一個詞，「生物駭客」(biohacking)，近來經常被用來形容微調身體機制，增加對

---

* C8 MCT 油：有八個碳原子的 MCT 油。

** breakfast 的意思是早餐，分成兩個字 break fast，就變成中止斷食。

身體掌控度的技巧。這個詞聽起來很有未來感，其實不然。透過調整進食的方式，加速身體療癒和養生的做法，從遠古時期就已經有了，或者可以說是自有生命出現以來便是如此。這種自我清理、回春的生物機制，數十億年來經過演化，已經和我們對食物的直覺反應一樣，內建在我們的體內。唯一不同的是，現在我們可以研究這個發生在體內分子的過程，弄清楚這些過程發生的原因，然後藉由刻意的選擇啟動這些過程，在盡量降低不適感的同時將效益最大化。

選擇適合你的斷食方式

因應你目前的生活方式，斷食有可能會讓你的身體發生明顯的變化。我建議你剛開始時先用溫和一點的方式，降低最初的不適感，早一點感受到斷食帶給你的喜悅。你可以用一杯咖啡，一、兩茶匙的MCT油，作為一天的開始。注意噢！如果你是個大個子，可能會需要多一點的量。讀到這裡，你可能會想：「我體重快兩百公斤，怎麼可能靠幾茶匙的MCT油活下去。」沒問題，你可以再加一匙，如果你的身體告訴你它還需要更多，就多加一點也沒問題。有時候，你也可以換成只喝黑咖啡，看看會不會感覺更好、更清醒。重點是要讓你即使只喝咖啡也不會覺得餓，在此同時，你的生理系統又能從血液裡的化學物質做出你在斷食的判斷。至於詳細的執行方式，就由你自己決定。

這不是在造假。和強調只能喝水、觀念迂腐的斷食法相比，這才是真正在斷食，因為你沒有吃任何蛋白質，你的身體不需動用任何消化蛋白的分子（蛋白酶）來分解食物。反之，這些原本用來處理新蛋白質的資源，會被你的身體用來清理舊的細胞，修復細胞受到的損傷，也就是你的細胞自噬作用會啟動。對你來說，你吃了東西，但是你的身體會以為你在斷食。你的體內原本就具備這些美好的自我療癒機制，你要做的就是讓這些機制自由無阻地運作。

用一杯咖啡特調飲品取代早餐，聽起來或許不夠美好，但至少比羽衣甘藍奶昔好喝多了。後者不但不好喝，對你也沒什麼好處。另外還有一種方法可以達到和斷食一樣的效益——試一試**蛋白質斷食**。蛋白質斷食的做法是在一週中選一天，時間也可以長一點，期間攝取的所有飲食，包括蔬菜在內，蛋白質的總含量要低於十五克。你可以享用脂肪，吃蔬菜（但是不要吃皇帝豆和菠菜這類高蛋白蔬菜），不吃高蛋白食物也不要直接吃糖，其他吃什麼都沒問題。每週一次，不必斷食，也可以得到斷食的益處。低蛋白質攝取能夠降低胰島素，另外還有一種非常關鍵，叫做mTOR的代謝蛋白也會受到抑制，[13]達到和斷食一模一樣的效果。我前面也說過，斷食是一種捨離，但是捨離不代表要捨去一**切**。你可以有所選擇。

我給斷食這麼大的彈性，對斷食有潔癖的人士肯定會嗤之以鼻。世界上就是有一些人喜歡按照硬梆梆的規矩過日子。我相信你遇過不少這樣的人，至少看過他們在網路上的評論。真的就有人相信，一定要受苦才表示他們吃對了飲食、做對了斷食。我對斷食的定義不是這樣。我會選有效的做，即使目前為止的研究尚未足以解釋它**為什麼**有效。我進行蛋白質斷食已經超過十年以上；我把基本原則寫入《防彈飲食》之後，也和許多實際執行蛋白質斷食的人談過。我可以告訴你：蛋白質斷食真的有效。事實勝於雄辯。

如果你不能不吃蛋白質，可以試試另一種斷食法：不吃澱粉，只攝取脂肪和蛋白質。這種斷食法有個名字，現在正夯——叫做生酮飲食。要不要錦上添花，做一點變化？試試避開發炎性蛋白（inflammatory protein）和發炎性脂肪（inflammatory fat）。你可能不會意識到自己的飲食中含有大量的發炎性脂肪，因為大食品工業不曾告訴你（甚至他們根本也不知道）哪些脂肪對你有害。許多常見的油品，舉凡芥花油、玉米油、花生油，以及大豆油，都含有發炎性的omega-6脂肪。停止攝取這些油品之後，你會為自己狀態的改善之大感到驚訝。此外，麩質（gluten）和酪蛋白（casein，牛奶蛋白）也是發炎性物質，如果它們是你的主要蛋白質來源，生酮飲食也不會有什麼效果。上述這些不同的斷食法，其實都涵括在防彈間歇性斷食的範疇之內。在本書第十章，我們將討論更多的斷食方法。

繼續往下讀之前，請暫時先閉起眼睛，想像一下斷食看起來或感覺起來會是什麼樣子。在你腦海中浮現的，可能是一個健康狂熱分子使盡洪荒之力抗拒所有的食物，而你想向他看齊，卻因為做不到而感到痛苦。這也難怪，坊間有太多書籍、雜誌、資訊型廣告節目，為這種刻板印象宣傳。現在，請再次閉起眼睛，抓住那些影像，把它們從你的心中抹去。請你做好準備，接下來，你將迎接**有選擇性的**、**像手術一般精準的**，**以捨離為中心理念而設計的斷食方法**。你將學習如何用對你有效的方法斷食，而且不只是這個星期、這個月，或是只有今年，而是一輩子都有效。斷食應該要可以長期持續才有意義。可以持續表示你只需要做最少的努力，感受到的痛苦也最少。

你沒看錯，就是做最少的努力，受最少的苦。

如果你決定繼續往下探索，這條路將引領你進入一個非常不同的世界。你將學習把細胞裡各種生物機制的力量釋放出來。這些機制通過數百萬年的自然淘汰，歷經千錘百煉，就是為了保護你。你要學習如何正確地啟動這些機制，讓它們為你工作，不要反其道而行。

和其他的斷食法或飲食法不一樣，我可以向你保證，**跟著我這樣斷食**，你將不會感到飢餓、不會冷、不會累，不會有腦霧現象*，不會「因餓生怒」，不會因為低血糖就發神經（因為血糖過低或低血糖症發作時，突然產生惡劣情緒）。不管酮體、代謝產物、NAD^+，還是瘦素，所有你可以動員的生化物質，都會照顧你。你一整天都能集中精神工作，帶著好心情回家。你的大腦會更敏銳，你會感到更年輕，因為你有一個能夠自我修復的腸道。你也會減掉重量，雖然這並非間歇性斷食的主要目的。最重要的是，你將擁有充沛的精力和清晰的思緒，去追尋生命中的任何目標。

進入斷食世界的一開始，你必須像我剛進入薩滿洞穴時一樣：向前行，踏出第一步，再踏出另一步。自己一點一點嘗試。你可以從二十四小時內只喝水開始，看看自己的接受度如何；或是試試早上只喝一杯黑咖啡，然後只喝水，完全不進食，一直到隔天下午兩點，看你覺得如何。如果你的新陳代謝狀況甚佳，能夠好好地消化脂肪，而且也習慣了斷食，應該不會有任何不適。但是，如果你是新手，而且和我二十多歲時的狀態很像，光喝水和黑咖啡會讓你難過得要命。焦慮、憤怒、腦霧，都有可能。那也沒關係，隨著時間過去，這些反應會逐漸減輕。又或者，你可以嘗試本書中提到的間歇性斷食，駭進生

* 腦霧（brain fog）：難以集中精神，無法清晰思考的狀態。

理系統，**立刻**就能舒緩這些反應。實驗正是其中的樂趣之一，同時也能讓你更加了解自己。再次重申，受苦絕對不是目的。

想要斷食斷得從容淡定，還有一種駭客技術你不能不知道。有時候你之所以想要斷食，是因為腸道裡出了問題。你一定知道我在說什麼：肚子隆隆作響、臭屁連連，你有了難言之隱。最佳的解決方案，就是不要再讓任何東西進入你的腸道，這樣可以抑制腸道細菌作怪。腸道裡的細菌沒有食物，就會開始恐慌。事實上，當它們極度恐慌時，會分泌FIAF（fasting induced adipose factor，斷食誘導脂肪因子），偷偷地指示你的身體燃燒多餘的脂肪，製造能量，好讓它們的棲息地（你的腸道）能夠活得久一點。這個過程對你有益，只不過，當腸道細菌感受到壓力時，也會加速生產一種叫做脂多醣（lipopolysaccharide）的複合物。我必須提醒你，一旦脂多醣突破腸道的屏障，就有你好受的了。脂多醣是惡名昭彰的毒素。初次嘗試生酮飲食，或是剛開始斷食時，如果發生所謂的「酮流感」*，脂多醣往往是主要原因。

有一個最簡單的破解方法，就是配合你的斷食規定，補充一點活性碳。根據現有的研究，活性碳可以直接和脂多醣的分子結合，這可能是攝取活性碳有助於延長動物壽命（很可能包括人類）的原因，[14] 而且活性碳不會妨礙好傢伙FIAF工作。此外，攝取活性碳也可以減輕剛開始斷食時產生的腸道疼痛和其他不適。多年來我經常和他人分享活性碳的好處，但這個概念不能算是我的原創——早在歐洲人還沒有來到美洲之前，就已經在古老美洲的飲食傳統流傳不知多久了。許多美洲的原住民都知道活性碳會吸收掉腸道裡的毒素，抑制腸內氣體的產生。我在祕魯的叢林和尼泊爾發現了這種做法，它可能是最早被人類使用的治療手法之一。就算不是在斷食期間，只是單純的腸胃不適，這種方法也有效。

當你藉著斷食掌控體內的生理系統，同時也掌控了體內的微生物菌叢。整體而言，體內有多少人類細胞，就大概有多少細菌。根據以色列魏茨曼科學研究所（Weizmann Institute of Science）最新出爐的估計數字，人體內大約住了三十兆個細菌。[15]這些細菌並非只是在我們體內搭便車到處旅行的微生物，而是我們內在生態系統中不可或缺的一部分，有些醫學家甚至稱它們為「輔助器官」。腸道菌有助於分解結構複雜的碳水化合物，中和毒性化合物，支援某些種類的胺基酸和維生素（包括維生素B群）的合成，還可以製造足以影響新陳代謝的化合物。

絕大部分的微生物菌叢應該都對你有益，或至少是良性的，但也會有一些壞分子混雜其中。腸道菌叢處於良好的平衡時，好菌會盯住有害的菌不讓它作怪。正因為如此，除非不得已，不要使用抗生素。許多抗生素藥物「敵我不分」，不管好菌壞菌一律通殺。就如同為了除去毒藤而焚燒樹林時，把豐富多樣的野生生物也一併犧牲了。雖然等到停止服藥之後，腸道裡的菌叢會恢復生長，但是很可能無法像之前一樣；也有可能因為好的菌被殺掉太多，壞菌反而更有機會生長。

斷食期間，你需要留心維護體內微生物群的健康。這還是個很新的概念，雖然我們老早就知道維持腸道健康的重要性，但是一直要到過去十年左右，科學家才開始逐漸解密，[16]原來人體和體內微生物之間有那麼錯綜複雜又密切的生化互動。有了這些知識，現在我們已經可以運用生物駭客的概念，在斷食期間駭進體內微生物群。

---

*酮流感（Keto flu）：或稱「生酮不適症」。生酮飲食過渡期產生的頭痛、抽筋、疲倦等不適，因類似感冒症狀而得其名。

有些生態系統需要藉由偶爾的一場乾旱或大火清理掉老朽的樹叢，讓新的嫩芽冒出來。同樣的，偶爾透過比較長時間的斷食，消滅腸道裡的壞菌，對你的腸道會有好處。只是，過度的斷食同樣會擊垮好的腸道細菌，更何況我們的纖維攝取量通常不夠，不足以餵養這些好朋友。

因此，不管有沒有斷食，我們都可以攝取不同種類的益菌生纖維（prebiotic fiber），幫助腸道細菌維持健康的數量。益菌生具有神奇的功效，它幾乎和所有類型的脂肪都相容。可溶性膳食纖維會吸住胃和腸道的水分，變成凝膠狀的物質，放緩胃腸的消化過程。常見的膳食纖維來源包括燕麥、麥麩、堅果，以及種籽，但這些都不適合斷食。你可以混合搭配阿拉伯膠*、關華豆膠**，以及落葉松阿拉伯半乳聚糖***，作為纖維的替代來源。這些聽起來很詭異的東西，都只是植物性樹汁的萃取物，市面上買得到無味的粉狀產品，可以加入咖啡或其他液體充分調和。

基本上，這些益菌生纖維也都是碳水化合物，但是因為結構比較堅固，無法被消化，也無法像一般的碳水化合物被身體燃燒，反而變成體內微生物群的食物來源，微生物又會把這些纖維分解成生酮脂肪。這些脂肪會在你斷食的期間關掉飢餓反應，大量的纖維又可以帶給你飽足感。是不是很聰明的生物駭客技巧呢？

攝取益菌生纖維時，不會產生攝取一般碳水化合物時的反應，卻能使好菌的數量激增。研究顯示，這種纖維能延長人類壽命，降低全因死亡率****。此外，益菌生纖維可以調節血糖濃度，提升斷食對胰島素調節的效果。還有一個驚喜：這種纖維也和減重有關。斷食期間如果攝取可溶性膳食纖維，腸道就不會完全休息，但能因此得到所有產生能量和延長壽命的好處，而且不會感受到斷食的痛苦。喝一杯摻了二十克益菌生纖維和一點MCT油的黑咖啡，幾乎就不可能感到飢餓。

古時候的斷食做法，大部分都提到要喝一點茶。但是想必你也注意到了，我的現代斷食法比較偏好咖啡。為什麼呢？兩小杯咖啡所含的咖啡因，可以加倍酮體的生成，而酮體正是斷食的你所需要的。咖啡和斷食的組合，就像母親和蘋果派那樣美好，也像青少年和手機的關係那樣密不可分。我強烈建議大家在早晨喝咖啡（不只是因為我發明了防彈咖啡），因為有喝真的有差。你說你不怎麼喜歡喝咖啡，那就想想斷食期間要吃羽衣甘藍這件事。你可能也不太喜歡羽衣甘藍的滋味，純粹是因為內心已經相信它能有益健康，才會去吃它。請把咖啡視為斷食期間的超級食物，它將是工具箱的另一個要件，能夠讓你主導體內生理運作的方向。

到目前為止，你學到了三種好用又簡單的工具：咖啡、MCT油，以及可溶性纖維。它們可以幫你關掉飢餓訊號，消耗熱量，又可以讓斷食持續下去。我說過斷食不代表要受苦，之前你可能不相信。希望你現在已經開始相信了。

有人可能會說，攝取了咖啡因、脂肪和纖維（即使只是小量），就不能算是斷食。通常，那些人要不就是斷食的純粹主義者，試圖合理化自己所受的苦；要不就是想要把什麼東西賣給你。這麼多年來，

---

* 阿拉伯膠（acacia gum）：從阿拉伯樹的汁液提煉出來的天然植物膠。

** 關華豆膠（guar gum）：從關華豆的胚乳提煉出來的天然植物膠。

*** 落葉松阿拉伯半乳聚糖（larch arabinogalactan）：許多植物都含有阿拉伯半乳聚糖，落葉松的濃度特別高。廣泛用於膳食纖維補充劑。

**** 全因死亡率（all-cause mortality）：一定時期內各種原因導致的總死亡人數與該人群人口數之比。

近百萬人查閱過我對間歇性斷食的研究，其中不乏科學研究學者，也有許多成為我的著作和部落格的忠實讀者，他們可以證明我的方法的確有效。我個人的經驗也可以證實，我不但成功減重，不再復胖，並且多年來持續規律地進行間歇性斷食。其實，最棒的是，你不一定要相信我。你可以自己體驗看看，很快你就會發現這個方法確實有效。

如果你偏好自我鞭笞式的苦行，大可憑意志力斷食，不必用上這些生物駭客技術。但是你得先做好心理準備，你能不能在此後的人生中，忍受彷彿無止境的痛苦，直到你的新陳代謝功能變強？你可以想想經營事業、找一份新工作，或是奮力提起兩邊各有一個孩子抱住不放的手臂時的那種痛苦。你想要面對飢餓、虛弱、煩躁感覺的挑戰，一直到你的身體開始適應？還是你想要一開始就精力充沛，心情平靜，充滿力量？

最好的斷食法，就是**最適合你**的斷食方法。你的身體對斷食會產生什麼反應，由你體內的生化系統決定，但是你可以決定如何來啟動這些反應。也就是說，你可以掌控斷食對你產生的作用。**斷食對你最重要的作用，就是讓你掌握自己生活的主權**。

斷食的效益

- 燃燒身體脂肪（酮症）。
- 幫助腸道自癒。
- 激發身體自我清理（細胞自噬）和排毒的過程。

- 降低罹患絕大多數慢性病的風險。
- 促使身體製造更多幹細胞。
- 改善胰島素敏感度，降低罹患第二型糖尿病的風險。
- 延緩因氧化壓力而造成的衰老。
- 降低發炎——包括大腦神經發炎和腰部贅肉。
- 提升情緒狀態，建立自信。
- 改善你與食物的關係。
- 提升你進入靈性和冥想狀態的能力。

其他類型的捨離

前面討論到的效益，大都和食物方面的斷食有關，但請記得，還有很多其他類型的斷食。有可能你想減少的是酒精，道理也相同。除非你有酗酒的問題，我會建議你尋求相關協助以改善健康，否則並不是非要全部斷除才算數。捨離酒精三十天、六十天，甚至九十天，都可以算是酒精斷食。你沒有要戒除它，只是**捨離**它一陣子。酒精斷食可以帶給你明顯的好處，包括改善脂肪肝，改善發炎情況，睡眠品質也能顯著提升。酒精斷食可以幫助肝臟和胰臟排毒，強化心臟，銳化大腦神經的傳導路徑。[17]有些人主張適當的飲酒不但無害，甚至還有益健康，雖然我很想相信，但是科學並不支持這種一廂情願的說法。酒精會瓦解大腦某些特定的神經傳導路徑，造成肝臟負擔，提高胰臟內部毒素的產量；它會把酯多糖輸送到血液裡；增加你罹患肝癌和食道癌等多種癌症的風險；還會使心臟的肌肉僵化，導致心律不整和心肌病變。所以，酒精斷食絕對是好事。

又或者，你想斷除的是菸草。不必我說，你也知道戒菸的好處，就算你是抽菸人士也應該很清楚。把菸草當成斷食的對象，等到你要完全戒菸時會比較容易。斷食的核心概念，就是要告訴你的身體，你會有一段時間得不到你以為自己需要的東西。斷食菸草特別有難度，因為它是高度容易上癮的物質，尤其有些香菸含有非菸草性的添加調味劑，大大提高了它的成癮性。但你知道嗎？食物也會讓你上癮，可是你可以學會掌控它。要記得渴望和飢餓的差別。當你的身體告訴你，你**需要**像香菸這類的東西，是在欺騙你。吸菸是強大的渴望，但那仍然只是渴望，它只是身體想要的，但不是身體需要的。不管別人的故事怎麼說，事實上，戒菸第三天時，尼古丁戒斷反應就會達到高峰。[18]在那之後，只要你很清楚自己為什麼選擇做這件事，應該就沒問題。

但是，你要認清事實。你正在和身體、心理強大的力量對抗，而它們不會那麼輕易就放棄。我在洞穴裡進行靈境追尋的時候，它們沒有少對付我。但是，當你開始抗拒渴望，會有一些不適是正常的。不管是食物、酒精，或是香菸，你的身體會像是在對你嘶吼，說它需要你拿走的那樣東西。這時候，你必須建立良好的紀律，讓身體的嘶吼消音。不要以為光靠意志力就可以撐過去。不論你要斷食什麼，你可以只憑意志力和它肉搏對抗，也可以運用生物駭客技術，讓斷食過程變得容易一些。睡覺、運動、呼吸法，以及冥想，都有幫助。在接下來的幾章中，你將對這些方法有更多的認識。

斷食成功的關鍵，在於**捨離**的同時能夠感到安全。這是斷食最基本的觀念，值得一再重申。捨離的東西不一定要是物質，也可以是一種生活方式或行為模式。很多年前，我一邊做著全職工作，一邊在華頓商學院攻讀MBA學位，蠟燭兩頭燒，完全分身乏術。我意識到自己必須進行媒體斷食，以維持神智清明的狀態。我關掉電視，不再支付有線電視帳單，如此一來就不會禁不住誘惑，又把電視打開。因為我意識到自己花了太多的時間和精力在看電視，已經影響到我順利畢業的能力——雖然後來我還是差一點就不能畢業。

一旦習慣了不看電視，我才知道我從來就沒有真的那麼想看電視。二十多年來，一直到今天，我仍然維持著不看電視的習慣。這讓我省下了好幾千美元，也絕對省下我好幾千小時的時間，讓我可以去做更有價值的事。每天省下三、四小時看電視的時間，我用來閱讀、寫作，錄製了上千集podcast節目，還開了公司，和我的孩子一起玩。而這一切，都是從原本只打算做兩年的電視斷食計畫開始。

當時我並沒有意識到，但是在我放棄電視的時候，其實是運用了生物駭客技術。大食品工業能夠在你的大腦中植入對飲食的渴望，娛樂工業也發展出技術，能夠在你的腦中輸入對感官刺激的渴望。經過特別設計的聲音、節奏，還有說故事的技巧，為的就是激起你腦中的多巴胺。經過設計之後，吃垃圾食物會讓你有安全感；看網飛（Netflix）追劇或上YouTube嗑影片，同樣也會讓你有安全感，因為它能讓你暫時避開腦中盤旋不去、造成壓力的思緒和感覺。難怪在防疫隔離期間，大家會瘋狂地沉迷於這些東西。稍微放縱一下不會有害，有時甚至有其必要，在壓力特別大的時候，反而有助於保持頭腦清醒。但是這種安全感可能只是一種幻覺。一不小心，原本有益身心的小小放縱，就會變成自我毀滅的因應策略。至少它一定會分散你的時間和精力，而這些時間和精力原本可以用來做你生命中想做的事情。

為此，心理學家卡麥倫．塞帕提倡多巴胺斷食，幫助你擺脫這些渴望的桎梏。藉由多巴胺斷食，解除大腦的癮，以降低對看電影和電視節目時產生的情緒波動的渴望。身體少花一點精力在代謝垃圾食物上，就可多分配一些資源進行細胞自噬和細胞修復；同樣的，當你的心思不必處理那麼多的垃圾文化，就可以多分配一些資源在創造力和創意思考。

這也是為什麼我建議你嘗試間歇性社群媒體斷食。我不是說社群媒體不好——社群媒體讓我們和可能永遠都說不到話的人產生連結；幫助我們維持或強化生命中的許多關係；雖然它可能煽動社會分化，但也能夠審查有用的健康資訊。但我猜你花在社群媒體上的時間，應該超出你的預期，還好我不愛打賭，要不然和你打賭，我一定會贏。每傳一條訊息、每發一次臉書、每滑一次推特，都是對大腦打了小小一劑多巴胺，令人難以抗拒。

多巴胺斷食也一樣可以調節，可以增減強度。試著在中午之前都不要去碰手機。間歇性社群媒體斷食？你會發現那種感覺超級棒，但也比你想像的難多了。我一貫的做法是在至少在一開始間歇性食物斷食時，同時進行社群媒體斷食。睡覺前，我把手機轉成飛航模式，隔天早上醒來時就沒有網路連線。我不會看到任何訊息，也上不了任何社群媒體。我規定自己要等到把孩子送到學校，或是像現在疫情期間在家遠距上課，在我和孩子一起坐下來陪他們吃早餐之前，都是我的間歇性社群媒體斷食期間。兩年前，我開始在我的ＩＧ帳號上發布消息，讓關注我的人知道我正在進行媒體斷食。大家對此的反應非常正面，讓我意外驚喜。他們很支持我的想法，也很尊重我消聲匿跡的那段時間。不一定要刪掉你的臉書帳號，只需限制自己使用它的時間，就像你不必放棄進食，只需限制進食的時間。

剛開始社群媒體斷食時，感覺不太自在。對於這個，我沒有什麼生物駭客的妙法可用，沒有數位化的MCT油和膳食纖維。我的感覺比較像是走進洞穴，進行一場休克療法*。但是，很快地，我對自己過度使用手機的情況有了更多的自覺。然後，媒體斷食開始變得很自然。現在，如果因為工作關係，不得不在早上用手機上社群媒體，我反而會覺得不自在。

關於斷食有一個很美好的悖論：它可以讓人覺得平靜。聽起來不太可能，是不是？怎麼可能把帶給你安全和滿足感的東西拿走之後卻覺得**更安全**？事實上的確有可能，祕密就在於斷食可以改變習慣——捨離某些事物之後，你會發現自己其實不需要這些事物。斷食確實可以改變你的身體，重新設定你的大腦；可以讓你更強壯；可以啟動先天的能量製造和自我修復機制。你將感到更有自信，更能自給自足。總之，就是更好。

但是，一定要開始去做才有可能。而且，如果你的斷食初體驗很悲慘、很痛苦，就不太可能撐很久。因此，懂得如何運用一點MCT油或是益菌生纖維泡出一杯好咖啡當早餐，才會如此至關重要。好好運用接下來幾章我要告訴你的破解密技，你既能跳過這些痛苦，又能得到斷食的種種好處。除了可以讓你更強壯，斷食還可以讓你看清是誰在控制你的身體——就是你自己。一旦你開始對自己的飲食方式

*休克療法（shock therapy）：以一定電流通過患者頭部，導致全身抽搐，達到治療疾病的目的。

展現更多掌控力，就更容易對社群媒體的使用，以及其他生命中不由自主的渴望，展現同樣的掌控力。

斷食就像瑞士刀，功能之多，絕不僅限於幫你減重而已。透過斷食，你能體驗自主的感覺，而自主的感覺會讓你對吸入的空氣、吃下肚的食物，以及出手購買的物品，做出更好的決定。

所有的行動都會有它的投資報酬。在商業上，看的是投資報酬率ROI，可以快速判斷你運用資源的方式夠不夠聰明。斷食的ROI極高，相較之下，吃薯條的ROI實在很低：鹹香美味的薯條，帶給你一劑短暫的多巴胺效應之後，隨之而來的卻是壞脂肪造成身體發炎長達二十四小時。只要想想斷食帶給你的好處，對照吃下劣質食品帶給你的傷害，一切就不言而喻。喝下一杯酒的ROI雖然高於薯條，但是看到喝酒對睡眠的影響，就知道它還是負面的；社群媒體幫助你和朋友維持連結，讓你知道世界正在發生的事，但它也讓你受到你喜歡的社群媒體演算法的控制。面對每一種渴望，先想想你得到的ROI好不好。如果不好，試著捨離它半天，看看會發生什麼事。

斷食可以強化你的覺察力，讓你看清楚該做的選擇；讓你掌控自己的生理；讓你自己訂規則，而這正是生而為人最核心的部分。我說的自訂規則，適用於任何事物，包括斷食本身。在本書中，我將陸續和你分享一些對我最有效的斷食方法，但是別忘了決定權在你手上——**你創造自己的斷食方式**。自己的生命，要用自己的方式來過。現在，選定你要想捨離的事物，開始行動吧。

第二章

啟動你的分子機制

粒線體是「細胞的發電廠」，
我們體內大部分的化學能量都由它負責製造，
貯存在一種叫做三磷酸腺苷的分子裡。

粒線體是新陳代謝背後的主要推手。
想要維持精神奕奕、專注集中、快樂的狀態，
需要大量的粒線體，還要提供它充足的燃料。

現在回想起來，我成年後的人生似乎都是為了到洞穴裡進行一場靈境追尋而準備。身為工程師之子，從小身邊都是不折不扣的科學家，我卻一直偷偷地探索著。我會閱讀靈性方面的文獻資料，也非常熱中於哲學探討，就是做些不太像我這樣的理性主義者會做的事情。一開始是出於好奇，我心中熱切地想了解那些在我看來很可笑、很不可能的主張，為什麼會有人相信。大學時期，我修了很多宗教相關課程，多到後來在大四的時候，我發現只要再修一門課，就剛好可以拿到一個宗教研究的副修學位。有一次在一場講座中，一位睿智的教授問全班一個問題：世界上最極端、最暴力的宗教狂熱團體，有什麼共通點？年少輕狂的我回答：「都很不理性。」教授回答：「不。他們都非常理性。只是他們有和你不一樣的信念與假設，並採取相應的行動。如果你也有同樣的信念，在你眼中，他們的所作所為就很理性。」

教授的那番話真的讓我走上了一條新的道路。我一直以為自己很理性，殊不知我對這個世界的大部分信念，都不曾檢驗過。我已經學到，自己對該吃什麼來維持身材的假設有很多錯誤。教授的話讓我開始懷疑，我對這個世界如何運作的假設到底有多少是正確的。

三十出頭的時候，我特地到西藏向當地的大師學習冥想。我見證過好幾位靈修苦行僧（sadhu）把斷食當作他們苦行生活的一部分。在修克己的時候，他們並沒有因此奄奄一息，甚至不會感到痛苦。我才意識到自己對人體忍受力的信心實在有限。從那之後，我把自己看成實驗室裡的天竺鼠，一旦發現任何令我害怕的事物，就跳下去嘗試。我愈是這樣，愈是發現，面對恐懼才能免於恐懼。我以前有懼高症，於是我故意上到高樓的樓頂，並倚靠在邊緣往下看，我打算持續練習，直到我能克服心中的恐懼。每一次我都很害怕，直到有一天，我發現恐懼消失了。那時候我是不是在練習捨離心中的舒適感呢？是的，沒錯。我沒有因此而死掉，雖然我曾經怕得要死，但是透過練習，我變得更有力量了。

我要說的是，這些年來，我已經很習慣挑戰自己的界限，因為我知道這樣做會讓自己成長。這些經驗內化之後，給了我力量，我才會上網申請、排定我的靈境追尋之旅，然後才會有我和薩滿黛利拉在電話中的對談。黛利拉的個人特質似乎有點超出我的舒適範圍，談話中我可以感到自己的懷疑心態和恐懼感在旁虎視眈眈。太好了！我的恐懼開關被啟動了。對話中，黛利拉和我分享了一些故事，聽起來就像我在書中讀到，能讓人脫胎換骨的那種薩滿經驗。於是我想：這是一個言行一致的人。於是，我們決定合作，並設定了一個日期，然後我就搭機前往亞歷桑那。

黛利拉的牧場臨近塞多納，坐落在一座國家森林的中心地帶。塞多納擁有堪稱地表上最壯麗的景觀。那裡的土質是飽滿的紅色——就這點而言，明信片的確沒有造假——極目所至，盡是奇形怪狀的尖峰和峭壁，這些都是古老的河流與風在質地柔軟的岩石上侵蝕出來的景觀。在沙漠原住民族的眼中，這塊土地稀疏的植被裡充滿了生命。我注意到周遭有長滿刺的仙人掌、有毒的響尾蛇，還有許多小型的鳥類，各自以其獨特的方法去適應這個壯麗但嚴酷的環境。在那裡，天空是種不一樣的藍，日落的顏色尚未有人命名，就算在孩子夢寐以求的超大型蠟筆盒裡，也找不到可以描繪的色筆。

我到達黛利拉的家時，她讓我先喝西瓜汁。西瓜汁雖然升糖指數很高，但是可以穩定血糖，因此很適合作為斷食的開始。她提醒我，隔天早上我將被帶到荒野中丟包——這還需要她提醒嗎？這趟靈境追尋的主要目標之一，就是要承受絕對的孤獨。在我的內心深處，我很清楚自己害怕孤獨、害怕飢餓、害怕覺得孤獨的時候又沒有東西可吃。是時候把這些恐懼攤開在陽光下了，我要直視它們，面對它們。

我原先預計的是一個人單獨進行靈境追尋，但薩滿同時卻接待了另一名追尋者，也是為了同樣的靈性之旅而來。當下我氣到幾乎要打道回府。你知道那種感覺嗎，就是當你很想很想要某種東西，突然間卻發現你根本得不到？到現在我還不確定，當時我是恐懼，還是真的憤怒。我只知道，我的靈境追尋好像被打了折扣，不可能找得到我想追尋的自由和重生的感覺。

事實證明，我錯得太離譜了。

擺脱發炎的方法

不論是哪一種形式的斷食，從**捨離**的角度來看，最大的益處就是讓你的身體有機會休息，徹底進行細胞的自行清理。向來忙於處理消化功能（包括消化你根本就不應該吃進去的東西）的生理機制，現在被轉換成自我照顧模式。死掉的細胞和組織、庫存的脂肪、腫瘤，還有其他妨礙身體發揮最佳功能的障礙物，都會被當作燃料燒掉，或是綁在一起當成廢料消除掉。

進行清理作業的另一大好處，就是可以減少你體內最險惡、最具破壞性的過程——發炎。

每個人都有過發炎的經驗，但是科學家至今仍未能完全破解細胞發炎的原理。基本上，發炎是一種副產品，是免疫系統因應身體受到創傷或受到威脅自行啟動時所產生的物質。舉例來說，當你扭傷腳踝，傷處會紅腫發熱，這就是發炎反應，表示身體準備開始修復與療癒的過程。身體正在把傷處附近的組織擴大，讓攻打疾病的免疫細胞和蛋白質灌進來，凝成血塊，縫合受損組織。這整個配套措施被稱為**急性發炎**（acute inflammation），算是一種好的發炎。

急性發炎是身體為了摧毀入侵的微生物、移除死細胞，以及修復細胞損傷的緊急求援機制，持續時間大約幾小時到幾天，然後就退回體內，恢復平衡狀態。在西元一世紀時，羅馬的醫生奧勒斯・凱爾蘇士（Alaus Celsus）編纂了第一部醫學百科全書*De Medicina*，[1]他在書中根據急性發炎的明顯症狀下的定義是：dolor，rubor，functio，laesa，tumor，以及calor。對應的現代術語是疼痛（pain）、發紅（redness）、不能動（immobility）、腫脹（swelling），以及發熱（heat），合起來簡稱PRISH，至今仍被用來作為醫生訓練時的速記，而且完整描述了扭傷足踝時的症狀。沒有急性發炎的機制，我們應該活不了那麼久。發炎是為了治療傷口，重建肌肉，避免感染。

然而，另外還有一種比較令人不安的發炎，有可能是因為我們吃的東西而被引發。除了具備肌肉和大腦運作所需的能量之外，許多食物同時也含有破壞性的分子，會對我們的細胞產生類似身體受傷的壓力，因此引發類似的發炎反應。只是在這種情形下，並沒有具體的傷口需要修復。但是，只要那些具破壞性的分子仍在體內，發炎的反應就會持續。如果你不改變飲食習慣，發炎情況就可能持續數個月、數年，甚至一輩子。結果就成了**慢性發炎**（chronic inflammation），也就是身體的自我修復系統失控了。

其實光憑直覺很容易就能知道，哪些食物讓我們感覺很好，那些感覺不好。兩千年前，古希臘人從靈性的角度來詮釋這些感覺：他們相信邪靈可以經由飲食進入人類的身體，因此把斷食視為遏止邪靈入侵、淨化身心的方式。這在現代社會聽起來可能有點無知，卻有幾分道理：有害的物質的確能藉由飲食進入我們的身體，也就是我們今日所說的**毒素**。如果這些物質引起了發炎，就被稱為炎原（inflammogen）。

慢性發炎代表身體正在努力地想治癒根本無法治療的傷口，身體等於是被鎖在經常性的分子壓力狀態。當發炎作用開始對自身產生反應，情況就會每況愈下：腸道黏膜變得躁動，細菌和未被消化的食物碎屑會跑進血管。這時候，免疫系統按照正常程序把入侵血管的東西都視為問題分子，並發動更強的發炎反應。受到腸道裡的毒素刺激，身體會開始釋出負責細胞訊號傳送的蛋白質，一般稱為細胞激素（cytokine）。這種激素會進入大腦，造成發炎。雪上加霜的是，品質不佳的飲食會打亂克氏循環（Krebs cycle）。克氏循環是人體非常重要的連鎖生化反應，負責代謝細胞裡的碳水化合物、脂肪，以及蛋白質，並且製造能量。有毒物質會對克氏循環產生干擾，讓電子流失，身體將因此而失去珍貴的能量。到處游離的電子又會促使惱人的帶電分子自由基數量上升，成為另一個引起發炎的主要因素。

這狀況聽起來已經很糟了，但醫學上的現實情況更糟。在慢性發炎期間，免疫系統會派出白血球大軍，包括淋巴球（lymphocyte）、單核球（monocyte），以及巨噬細胞（macrophage），大舉進入周遭組織，清理累積的損傷。時間一長，這些細胞往往轉而攻擊健康的組織和器官，導致自體免疫疾病。發炎已經被認為是癌症、類風溼性關節炎、心臟疾病、糖尿病、阿茲海默症，以及氣喘等疾病的潛在致病因素。另外，肥胖、脂肪肝、慢性腎臟疾病，也和發炎有關。而且，慢性發炎會讓你的思緒不清，並加速老化過程。

但你從來不曾把這些會造成傷害的東西吃下肚裡，對嗎？壞消息是，你可能一直都在這麼做。

超市和便利商店（也包括許多餐廳）的架上，擺滿了用玉米油、芥菜籽油，或是其他容易引起發炎的低品質油脂製成的食品。為什麼？因為價格便宜。大食品工業不屈不撓地送出最符合市場銷售條件的產品——不貴、好吃，又好看。這些年來，食品工業有計畫地把價格偏高的高品質油脂下市，因此草飼奶油、椰子油、酥油，以及包括豬油在內用健康動物提煉而成的油脂（自古以來，豬油都是人類飲食的一部分，然而心臟疾病卻是直到近代才變得普遍），已經退出市場主流。你的長期健康並不是商業計畫的考量因素。大約要經過兩年的時間，你吃進的油脂才會和身體半數的細胞膜融合，到那個時候，你將完全不知道為什麼自己的體力和腦力會大不如前。其實，大食品工業也完全沒想到。

想要避開使用這些油脂製成的加工食品真的很困難。你只要看看食品的成分說明，就會知道我在說什麼。你可能會決定從此之後要吃得健康，避免或減少明顯具有毒性的食物，包括高果糖玉米糖漿、糖、反式脂肪，以及任何容易導致發炎的添加物。但是，想要拒絕化學惡魔入侵談何容易。植物性飲食中的麵包，甚至連甜椒和羽衣甘藍這類的蔬菜，都可能引起發炎。

容易引發渴望，使斷食變得困難的促炎性食物

- 高草酸鹽（oxalate）食物（能誘使身體製造難以消除的鈣結晶）：芝麻、大豆、生的羽衣甘藍、菠菜、甜菜、甜菜根
- 高組織胺（histamine）食物（含有引發過敏和食欲的神經傳導物質）：魚露、隔餐的魚、

隔餐的豬肉

- 植酸（phytic acid，抑制蛋白質消化）：豆類、穀物、小麥、豆科植物
- 焦酥和烤焦的肉類、穀物，或蔬菜：高溫烹調下會產生毒性化合物，包括AGE（advanced glycation end product，糖化終產物）、HCA（heterocyclic amine，異環胺），以及PAH（polycyclic aromatic hydrocarbon，多環芳香族碳氫化合物，在煤煙中可發現）[2]
- 防彈飲食中尚可接受的高凝集素（lectin）食物（不建議但偶爾可接受）：番茄、馬鈴薯、甜椒、辣椒、茄子、豆類、鷹嘴豆

和常見的假設剛好相反，由於演化性質的根本原因，大部分誘發炎症的副產品不是來自動物，而是來自植物或微生物。動物如果不想被吃掉，大可跑走或藏起來。身為植物，就必須原地自保——有些會像核桃那樣，長出堅硬有保護力的外殼；有些像仙人掌那樣長出尖刺；有些就讓體內充滿毒藥。毒藥策略相當常見。你想想看，如果你到你家後院或是附近公園，從第一眼瞧見的植物上摘下一片葉片，然後就吃下肚去。拜託，**千萬別這麼做！**你很可能會因此痛到直不起腰來。

植物的世界裡充滿了促炎的毒素，很可能就存在於你的食物裡。就連番茄、南瓜這些常見的農作物也是一樣，少量的幾片葉子，就可以讓你慘兮兮。我的女兒兩歲大的時候，摘了兩片我家後院種的南瓜葉片吃下肚，接下來的一整天就在不停地排氣，以及因抽筋痛到大哭中度過。這是因為她的身體對一種叫做凝集素的蛋白質做出反應。許多植物的葉片中都含有這種凝集素，目的是為了嚇阻昆蟲、

掠食者以及草食性動物。凝集素因為具有如此惡劣的誘發發炎效應，因此有時候也被稱為抗營養素（antinutrient）。

毒性最強的植物最不討人喜歡，所以價格也最便宜——因為價格便宜，就成了大食品工業採購單上前幾名的材料。只要有辦法把它弄得好吃，又能延遲不良反應，不會對你的健康產生立即、明顯的負面效應，就有資格成為垃圾食品。近年來，你會發現低品質的植物竟然被市場行銷包裝成健康食品。就拿鷹嘴豆泥來說，其中的鷹嘴豆飽含凝集素，但和酪梨醬比起來，是比較便宜的卡路里來源，所以市面上到處都是，即使大家都知道酪梨醬比較健康（也比較美味）。

許多人總是自願地，甚至急切地，放行其他發炎的來源進入自己的身體。其中一種非常普及的食物毒素，想必你也不陌生，那就是酒精。回想一下自己宿醉時的感覺。是不是很痛苦？是不是控制不了自己的行動？你可以把宿醉看成是身體受到酵母裡常見的發炎性維生物毒素入侵而做出的發炎反應。就算你在飲酒方面頗為節制，飲食方面也盡量避免發炎性的食物，但是如果飲食習慣缺乏自律，仍然有可能對你的身體造成傷害。光是在錯誤的時間進食，或過度進食，就可以導致身體發炎。進食的分量和時間可以決定食物對身體產生什麼影響。

我知道這聽起來很令人氣餒。前有生物和演化的機制作祟，後有食品工業虎視眈眈，我們怎麼可能有勝算？的確，如果你放任不管，發炎絕對會讓你好受。但是，你有一個祕密武器，能夠讓你突破毒素和發炎的重重包圍——斷食，它可以對付**發炎**。只要不讓任何可能致炎的東西進入身體，消化器官就能有休息和重新開始的機會，就像我們重訓之後會給肌肉時間復原一樣。

斷食的時候，身體會挪用平常用來消化食物的能量進行自癒和修復。你的細胞需要養分和氧氣才能成長茁壯。但是，久坐不動的生活方式、飲食過量，或是吃進富含毒素的食物，都會產生消化上的問題，加快細胞衰退的速度。生物學家說得很優雅，把這稱為**細胞凋亡**（apoptosis），我們直白一點說，這就是細胞死亡（cell death）。

低品質的飲食、缺乏活力的生活方式，會慢慢地殺死你的細胞，還有你。斷食可以給你的身體一個新的生命。開始斷食後你會感覺比較好的主要原因之一，是因為你停止攝取抗營養素；你停止吃進壞油；你停止吃進大食品工業放進食物裡的炎原。

你會開始納悶：自己怎麼變得那麼有活力、頭腦變得那麼清楚。是因為酮類止住了發炎嗎？正確。是因為你不再吃進垃圾食物，止住了發炎？正確。以上兩種力量結合起來，是否威力加倍？正確。攝取不含任何毒素的高脂肪飲食，是不是也能達到同樣的效果？再次正確！我已經這樣飲食超過十年以上，並且指導數十萬人成功地做到了。

斷食可以很有彈性。避開促炎性食物可以很簡單，也很享受。關鍵是要知道把哪些食物從你的飲食中剔除。我把這類的食物稱為氪石（kryptonite）。不管是出自於大自然，或是出自化學實驗室，只要是氪石，就應該敬而遠之。我會協助你。你可以上網，在daveasprey.com/fastingroadmap的網站上找到比較詳細的名單，我把它稱為防彈斷食地圖（Bulletproof Fasting Roadmap）。[3]我建議你把名單印出來貼在冰箱上。以下是氪石食物的簡短名單：

- 豆漿、果汁、低卡飲料、汽水、運動飲料
- 玉米、大豆、甜菜根、甜菜、羽衣甘藍、芥藍、菠菜、茄子、甜椒、番茄
- 乳瑪琳、基因改造油品（GMO oil）、工業製豬油、蔬菜油、種籽油、芥菜籽油、花生油、棉籽油、葵花油、紅花油
- 奶粉、脫水牛奶、大豆蛋白、小麥蛋白
- 包裝沙拉醬料、酪蛋白酸鈣、水解小麥蛋白、味精、水解酵母

實際上，就算吃了上述的食物，你還是可以從斷食中獲益，只是過程會變得困難很多，因為你會經常感到飢餓。如果你可以擺脫氪石食物，就可以變成超人類。身體在進行生物化學清理過程的時候，你的腸道、重要器官，甚至血管，都能得到淨化。生病的細胞會被健康的組織取代。你不只會因此感覺好多了，有可能連**看起來**都好多了，因為嶄新、健康的組織會讓你的外表看起來更年輕。

大衛和他的食物歌利亞*

在這裡，我想先分享一些我自己尋找健康的經驗，因為其中有很大一部分，都牽涉到我和發炎，以及我和靠不住的新陳代謝之間的搏鬥。老實說，剛開始的時候，我的健康狀況簡直是一場爛秀（這是我

對它的科學定義）。但是如果連我都可以搞定我的身體，你也做得到。你經歷的過程很可能會比我輕鬆許多。

五歲那年，我和家人從加州搬到新墨西哥。當時我們完全沒有預料到，新家房子的牆裡會含有有毒的黴菌，也沒有意識到附近廢棄的金、銀礦區裡會有很多鉛、汞之類的重金屬毒素，我還很喜歡在那裡練習射擊（那時沒有電動遊戲）。我只知道自己漸漸變得不對勁了。到了我十四歲的時候，我的身體狀況已經是一團糟：兩邊膝蓋都有慢性關節炎、經常性流鼻血、一再復發的咽喉炎。二十出頭的時候，我胖得只能勉強把自己擠進XXL的T恤，褲腰就算打了三褶，也遮不住腰間的脂肪。我試了好幾種飲食法，每天花九十分鐘健身，連續十八個月不曾間斷，但是體重還是減不下來。最讓我害怕的是揮之不去的疲勞和腦霧，我總是覺得精疲力盡，難以專注工作。

將近三十歲時，醫生幫我做了檢查，說我處於糖尿病前期（prediabetic）階段，是中風和心臟病的高風險族群。此外，我還患有甲狀腺功能低下症，這是一種自體免疫疾病，意謂著我的免疫系統會攻擊我的甲狀腺，導致甲狀腺素分泌不足。甲狀腺功能失調使我的新陳代謝速率變慢，引起的症狀包括疲倦和體重容易增加。還不到三十歲的我，身體崩壞的程度已經像六十多歲的人。

我的疼痛、昏沉、肥胖，根本的原因就是發炎。發炎很早就找上我，也讓我受了很多苦，但其實每個人或多或少都受到發炎的影響，尤其當我們年歲漸長之後。每天早晨，如果你留意的話，你會發現腹

* 大衛與歌利亞（David and Goliath）：《聖經》故事，描述大衛對抗巨人歌利亞，以小搏大，贏得勝利的故事。

部有時好像隔了一夜就變大了一點——這就是發炎。在你的大腦裡也會發生同樣的腫脹，只是你看不到而已。這些變化是由一種叫做細胞激素的細胞信號分子所引起。研究學者在一九五〇年代就發現了細胞激素，但一直要到過去一、二十年，才開始了解細胞激素和發炎之間的關聯。說得具體一點，就是有一群促炎性細胞激素（inflammatory cytokine）在我們的體內四處游走。4

身體內部的狀況頻頻，正常生活對我來說也變得遙不可及——身體被彷彿沒有盡頭的病痛折磨，情緒因為各種健康問題而變得沉重。但是，情況也愈來愈明顯，如果我不試圖做些什麼來扭轉我的健康情形，一切都會沒完沒了。是時候做出行動了。我採取的第一步，就是承認一個事實：所有應該能幫助我減重的方法（包括低脂飲食和持續的有氧運動），都不會對我發揮任何作用。

於是，我花了四年埋頭研究。我第一個找到的是阿特金斯飲食法（Atkins diet），比較為人所知的稱呼是生酮飲食：強調完全斷除糖和澱粉，只攝取蛋白質和脂肪，讓身體能夠進入酮症狀態，是現代生酮飲食的前身。正因為如此，現代的生酮飲食也面對了許多阿特金斯飲食法面對的限制，關鍵就在於兩種飲食法都沒有根本解決發炎的問題。但是，它至少帶我走向比較正確的道路。我進行了現在標榜為「懶人生酮」（dirty keto）的飲食法，並在短短三個月內減掉了二十三公斤，簡直有如奇蹟。

然而，減掉另外的二十三公斤，卻花了我十年的時間。為什麼？因為最早的那二十三公斤是脂肪，但是減脂飲食並沒有辦法解決更棘手的發炎問題。在不知不覺中，我吃下的生酮飲食，同時也是致炎食物。那時，沒有人告訴我氪石這回事。所以，藉著斷食消除體內的發炎問題，對我就像是一趟全新的旅程。（當你**完全不進食**，就**完全不會吃進任何發炎食物**。）

即使到了今天，許多現代生酮飲食的傳教士，仍然緊守著和阿特金斯飲食法一樣的錯誤觀念。懶人生酮飲食允許，甚至鼓勵大家吃高度加工、高度包裝的食品，只要能讓身體保持酮症狀態。按照這種定義，只要不是碳水化合物，就是生酮，那表示小麥麩質（一種蛋白質）也算是生酮食物。植物油也是。理論上一點也沒錯，問題是小麥麩質和植物油會讓你變胖；麩質還會導致發炎，有一些證據顯示植物油也會；兩者都會讓你感到飢餓。種籽油確實會造成發炎，就像我前面提過的。一般對生酮飲食的認知，以為吃任何種類的油脂作為燃料都是健康的，但如果吃進的是會致炎的油脂，就前功盡棄了。

斷食提供了一個簡單的原則，教你何時吃、吃什麼：你可以在早上喝加了MCT油和奶油的咖啡；你**不能吃**含有麩質、植物油，以及加工過的食品；你**必須**讓身體有時間修復發炎和其他相關的健康問題。發炎和心臟疾病的關聯其實比膽固醇指數還大。根據世界衛生組織（World Health Organization）的統計，全球大約31%的死亡率是因為冠狀動脈疾病。[5]資料顯示，長時間不進食，除了能夠降低發炎，還能夠降低血壓和三酸甘油脂，從而降低罹患冠狀動脈疾病的風險。

因為很重要，所以再次重申：**不論你偏好哪一類的養生飲食**，斷食都可以幫助你降低發炎，改善健康，提高你的自制力。就算你吃的是懶人生酮飲食；就算你吃的是蔬食；就算你吃披薩和玉米片過活。當然，如果你想維持酮症狀態，我建議你還是吃得乾淨一點。你會看到更好的效果，發炎也會盡可能地降低，你一定會感覺更棒。

要怎麼樣判斷身體是否發炎了？簡而言之：如果你吃的是以大量加工食品為主的現代飲食，肯定會有某種程度的發炎。最危險的幾種發炎，包括腦部、心臟，或是肝臟發炎，很難用肉眼辨識，但是有些發炎從外表就看得出來。你可以照照鏡子。腰部是不是一直都有游泳圈?那就是發炎。皮膚是否浮腫，還長滿痘痘?那就是發炎。手的握力是不是有點弱，或者起床時關節、膝蓋是否會痠痛?那也是發炎。

減掉重量之後，我必須找到方法避免復胖，這表示我必須戰勝發炎食物。問題是，我不知道哪些食物會讓我發炎，當時能夠給我指引的相關研究又很有限。我盡了一切努力，卻仍然飽受發炎之苦，因為從腫脹的鮪魚肚，我看得到發炎;從起床時關節痠疼，連走路都會痛的感覺，我知道發炎還在。

我決心要找出讓我發炎的因素。我很仔細地審視我吃進的每一樣食物，研究它對我的身體有何影響。必要的時候，我會逐日在自己身上做對照測試。我學會了藉著**不**吃某些食物來關掉飢餓的感覺，這些知識後來就成為《防彈飲食》的基礎。漸漸地，我發現了間歇性斷食法。

其實，間歇性斷食並不是當今世界任何人的**發明**。早在人類存在之時，就已經是我們這個物種的一部分。我只是發現這個方法對自己有用，還發現加了奶油和MCT油的咖啡可以產生很強大的效果，比我一開始單純只靠斷食的效果更好。不過我很肯定，從古到今，沒有其他人試過這種奇怪的組合。

開始間歇性斷食之後，彷彿有一盞燈被點亮了。那個時候，還沒有任何部落格或書籍提到這種斷食法。我知道阿特金斯飲食建議以「脂肪斷食」來產生生酮效果，但這種飲食以乳酪為主，也會使用人工甜味劑，所以我用生物駭客技術加以破解。我已經知道防彈咖啡對我很有幫助，所以我把它當成生酮飲食的早餐。光是靠著不吃早餐，並把早上的咖啡做成防彈咖啡，我又減掉了更多重量，甚至不會想吃午餐。我試過不吃早餐，也不喝防彈咖啡，但是在大約十一點半的時候，我就餓到精神渙散，沒辦法好好工作。只要一個簡單的行為改變，任何人都做得到的改變——連續十六個小時，不要吃進任何發炎食物——就好像變魔術一樣，體內防止發炎的機器就會立即開始工作。（當然這不是魔術，而是身體經過演化，原本應該運作的方式，只是過去被你干擾了。）現在，你的身體可以暫時不受發炎食物毒素的傷害，同時間，你的身體又會轉成酮症狀態，讓你的代謝功能得以重建。

對你來說，基本的一六八斷食應該就能讓你感受一下，生活中沒有新的發炎是多麼美好的感覺。和我一樣，或許你已經意識到自己對某些食物上癮。那並非只是一種情感上的依賴，而是在生理上確實對某些分子或食物成癮。千萬記住：這種癮是很難戒掉的。如果在生理上成癮了，要戒掉牛奶蛋白會像要戒掉尼古丁一樣困難。你的身體會反抗。大食品工業會讓你注意到無所不在的廣告；走進超市或藥局裡，隨手就能買到。但是，一旦開始斷食，就等於開始對它們宣示主權。

最常見的兩種生理成癮就是對小麥（麩質）和乳製品的上癮。你可能會以為自己不必擔心，因為你對這兩種食物都不會過敏。事實上，你可能只是不知道它們對你有何影響。想想自己是否曾經連續三天以上完全不吃小麥或乳製蛋白？（奶油含有極微量的蛋白質。）麩質和乳製品已經證明會引起發炎。然而，你不會知道它們對你的身體有何影響，直到你戒癮成功，而這個過程絕對比想像中困難。

麵包裡的麩質蛋白，還有牛奶和起司中的酪蛋白，通常會在體內分解成穀嗎啡（gluteomorphin）和酪嗎啡（casomorphin）。注意到名字裡的嗎啡字眼嗎？這兩種分子都類似嗎啡，能夠觸發大腦中的鴉片類受體（opioid receptor），也就是大腦的快樂中樞。換言之，當你吃進一塊烤起司三明治時，經過身體處理，產生快感，過程就和你打了一劑海洛因一樣。當然，兩者引發的興奮程度有所不同，但是都足以產生令人上癮的滿足感。這就是為什麼當你吃下一塊麵包，隔天和隔天再隔天都會想再吃一塊。你每次到餐廳用餐，餐前總是有滿滿的一籃麵包，不是沒有原因的。你的身體會渴望這種類似吸鴉片的快感。當你腦中浮現香脆的法國麵包時，表示你該試試斷食了。

如果多年以來，你的身體已經養成習慣，在早上會得到固定的東西——可能是奶油吐司、鬆餅蛋糕，或是加入牛奶的早餐穀片——當你開始進行間歇性斷食，不讓身體得到這些東西的時候，很可能會感到有些焦躁不安。沒關係。這種渴望是可以對付的。

當身體開始發出疑問：「我的麩質強心針呢？」你可以回答：「嘿，兄弟，我要送給你珍貴的十六小時，讓你修復自己。就像春天大掃除的時間。反正你沒別的事做，不用像平常那樣，和我給你的食物造成的發炎對抗，而你省下來的精力，不如用來製造更多的酵素吧。讓我們來進行系統升級。」

充滿喜悅的實驗過程

大約就在我了解到發炎的重大影響，並且開始進行斷食實驗的時候，我去了西藏荒涼的西部地區，參加一場靈性僻靜。在整趟旅程中，我幾乎都在斷食，也沒有吃進什麼對我不好的東西。其實不是出於自願，主要是因為食物的選擇實在太少了。在前往岡底斯山的山徑上，有人給了我一杯酥油茶，據說這種茶可以幫助旅人預防高山症（當時我的位置在海拔約五千五百公尺）。出乎我的意料，我喝了之後感覺棒極了。後來我發現，混合奶油和茶，能夠消除炎症、提升體能，效果非常神奇。

原來，短暫地遠離食物，並不一定會產生「我快死了」的感覺。我在岡底斯山上的時候，想的是「哇！原來所謂的精力無窮、感覺良好，就是像這樣。」這應該是降低發炎之後，最讓人驚訝、最立即可以感受的好處吧。

然而，啟動斷食的力量，並不像說的那麼容易。如果真有那麼簡單，每個人應該都已經在斷食了。如果你做的是長時間斷食，特別是不喝水或任何液體的「乾」式斷食，興奮的感覺很快就會過去。就算只是短時間斷食，如果沒有準備好就貿然開始，也可能非常難受，到時候你會以為自己對斷食的恐懼果然成真了。你的超能力消失，取而代之的是糾纏不休的飢餓、疲勞，以及易怒。問題就會變成是：「要怎麼管理這些感覺？」，或者「**有辦法**管理嗎？」。

我找了好久都找不到答案。我想要再次體驗我在岡底斯山上時，那種全身能量突然湧現的感覺，卻始終找不到方法。我親眼見到西藏人每天除了喝幾杯酥油茶之外，即使連續十二個小時都不進食，或吃得很少，也能在天寒地凍之中生存，而且還能扛著比我多的東西。雖然他們並未執行斷食，但其實也差不多了。我開始研究各式各樣的斷食法，並且以規律的方式一一嘗試。我試過連續斷食四天，二十四小時斷食，只喝咖啡、茶和奶油的斷食，或連咖啡、茶和奶油也不吃的斷食。我持續實驗，直到我發現藉著生物駭客技術創造出來的能量，竟然多到我不知道該怎麼使用。

答案的第一部分是防彈咖啡，這是在西藏喝的那杯酥油茶給我的啟發，也是防彈斷食和一般斷食的差別。它不但可以讓你體驗不發炎的欣快感、幾近於零的飢餓感，還能將大部分人在斷食時都會面臨的體力流失速度降低。

答案的第二部分是原來斷食不是只能有一種方式。斷食可以有很多方式，間歇性斷食可以有很多種節奏，但是都可以達到防止發炎和其他的好處。如果斷食容許多一點彈性，就比較可能配合你的生活型態。以我來說，我有孩子，又是一家規模不小的公司的執行長。進行一次長達四十八小時的斷食，有時並不容易。有時要等到我的妻兒去滑雪或是做別的我不做的事，我才能好好地斷食。（我的膝蓋裡有螺絲釘——那又是另一個故事了。）有時我會趁出差的時候做。每次斷食之後，我的狀況就會改善，會有一種回春的感覺。原因就在於發炎消失了。

第三部分是建立你的社會支援網絡，尤其是第一次進行間歇性斷食的時候。當然，有很多應用程式或網路社群可以幫你，但是我非常建議你能找到一個夥伴一起斷食。其實，社會連結也是另一種降低發炎的方法。二〇二〇年，由英國薩里大學（University of Surry）和倫敦布魯內爾大學（Brunel University London）聯合組成的一個研究團隊發現，社交孤立和身體發炎的程度有關：受到孤立的人體內C－反應蛋白（C-reactive protein）的指數會升高。這種蛋白在肝臟裡生成，通常在身體受創時會大量湧向受傷部位的組織。孤立也會使纖維蛋白原（fibrinogen）的數量增加，加快凝血反應。研究團隊也發現，孤立和發炎之間的關聯在男性身上比在女性身上明顯。[6]有關斷食的性別差異，在第九章將有更多的說明。

第四部分回到我先前提過的：不要把斷食看成是為了減重，或為了健康才做的苦差事。你是有可能減重，也絕對會變得比較健康，但如果斷食把你搞得慘兮兮，堅持不下去，到頭來還是兩頭空。正因如此，所以朋友、彈性，以及適時的防彈咖啡，才會這麼重要，因為它們可以讓你體驗不受發炎惡魔束縛的自由感受。你是**選擇**斷食，不是**必須**斷食。

如果斷食帶給你的是快樂而不是悲慘，你就能持續下去——不是因為你發了誓，而是因為你想要這種舒服的感覺繼續下去。等到你的狀態愈來愈好，就更可能做出其他可以降低發炎的改變，並改善你的身心健康，包括選擇更好的食物、經常運動、戒菸、減少或是戒除飲酒，以及充足的睡眠。暫時不進食只是整個計畫的一部分，終極目標是讓你從自我摧毀的途中掉頭回來。

把斷食看成是一個決定，決定做自己的主人，決定展現最好的自己。斷食能讓你的身體運作得更好，讓你更強悍，更有韌性。它能讓你有堅強的意志，去面對世界發生的一切。每個人都想要長命百歲，對吧？但其實我們真正想要的是**高品質的生活**。藉由斷食，兩者可以得兼：既能活得老，也能活得好。

數十年來，許多居領導地位的生物學家一致主張，人類壽命主要受基因控制。比方說，如果你的父母、祖父母，和他們的祖先都活到九十幾高壽，很可能你也會這麼長壽，因為你的家族有「好基因」，不管那指的是什麼。反之，如果你的祖先都活不過五十，那麼，算你倒楣。好幾個主要的研究小組後續又繼續針對百歲人瑞組的基因進行研究，試圖找出他們在DNA上是否有任何共通點。目前，參與新英格蘭百歲人瑞研究計畫（New England Centenarian Study）的研究人員，已經找出超過一百種在最長壽的人瑞身上特別常見的基因變異。[7]

然而，大部分類似的研究都顯示，決定健康和長壽的因素很多，基因只是其中之一，或甚至算不算一個因素都還不能確定。飲食、生活型態，以及其他日常中的選擇也一樣重要，影響的方式也可能和你原先想的不一樣。紐約水牛城羅斯威爾公園癌症研究所（Roswell Park Cancer Institute）的老年醫學專家米凱爾．布拉格斯克洛尼（Mikhail Blagosklonny），率先支持過去曾經備受爭議的理論：包括斷食在內，某些類型的輕微壓力，能夠啟動身體的自我修復機制，有助於延長生命。他發表了一份深具影響力的報告，指出：「壽命的延長，可以從一、延緩老化，『或是』二、提高對老化的承受度，兩方面著手。」[8]在他看來，提高對老化的承受度正是輕微壓力帶給人體的影響，愈來愈多的研究同儕也支持他的看法。

從一項又一項的實驗結果看來，動物在吃不飽的情況下活得比較長；反之，如果食物不虞匱乏，牠們的壽命會明顯較短。在實驗室裡，這種供料不足的技巧稱為**熱量限制**（caloric restriction），算是近來受到眾多吹捧的「卡路里進，卡路里出」CICO飲食法*的極端版本。一般而言，熱量限制的做法是提供給動物大約比基本飲食需求少三成的量。然而，這些實驗並沒有說明減掉的是哪些卡路里、是怎麼減的。有些追求抗老的人士嘗試把這種實驗技巧運用在人類的飲食上，認為只要減少卡路里的攝取就夠了。這和某些計算卡路里的過時飲食方法類似，都是告訴世人，想減重、想維持苗條，就得挨餓，而且差不多一輩子都要挨餓。

難怪執行這類飲食法的人幾乎都撐不了太久。CICO飲食法是悲慘的同義詞，長期限制卡路里的飲食也是，若是不在意吃進的卡路里是哪些食物提供的，更是糟糕。如果它是唯一一種可以讓你大幅延長壽命的方式，或許還值得一試，至少對有些人而言的確如此。但是對大部分的人來說，限制卡路里的飲食，以及伴隨而來的折磨，實在難以讓人習慣，更別說成為自然。因此，間歇性斷食法就格外讓人振奮。以聰明方式進行間歇性斷食，到最後你進食的量很可能會自然減少，不是因為你能強迫自己，而是因為你不像以前那麼容易餓了。我剛開始提倡防彈飲食法的時候，許多人認為它之所以有效，是因為吃得比較少。現在，大家可以看到實際上發生了什麼。不僅是斷食的過程，還包括飲食本身，都可以為人帶來荷爾蒙的改變，以及發炎症狀的改變。而且通常到後來，熱量的攝取也會愈來愈低，又會帶來其他的效益。到頭來，有可能你攝取的熱量，其實和執行限制熱量飲食的人差不多，只是你會額外獲得更多能量，享受更好的健康。歸根究柢，間歇性斷食的做法很簡單：充分攝取優質食物，然後斷食一段時間。一再重複這個循環，然後享受更好的生活品質。

很可能你享受這種生活品質的時間也會變多。你應該很熟悉經過漫長忙碌的一天之後，大腦精疲力竭的感覺。沒錯，從大腦細胞的角度來說，的確是精疲力竭。神經元不停地燃燒，製造許多必須處理的廢棄物。這時，至少十二小時（理想上是十八小時）的斷食，等於向你的細胞發出大掃除的訊號。此外，你的粒線體（mitochondria）也需要經常有空檔可以休息、修復和再生。教科書上形容粒線體是「細胞的發電廠」，雖然是老生常談，卻也是事實。這些小小的膠囊狀結構，幾乎在我們體內所有的細胞裡都找得到，我們體內大部分的化學能量都由它負責製造，貯存在一種叫做三磷酸腺苷（ATP）的分子裡。可以說，粒線體是新陳代謝背後的主要推手。想要維持精神奕奕、專注集中、快樂的狀態，需要大量的粒線體，還要提供它充足的燃料。

粒線體功能降低，和我們最恐懼的老化症狀息息相關，其中包括疲勞、體脂增加，以及認知能力衰

＊CICO飲食法（calories in, calories out）：想吃什麼就吃什麼，只要吃進去的熱量少於消耗掉的熱量即可。

退。研究人員已經發現，粒線體功能障礙幾乎和所有老化相關疾病都有關聯，包括阿茲海默症和心血管疾病。最近一項由劍橋大學醫療研究人員主持的研究中，把所有的線索兜在一起之後發現，粒線體就像一個小小的開關，操控著我們體內的發炎反應。[9]健康的粒線體能夠比較有效地調節發炎和抗發炎系統。當粒線體運作順暢的時候，身體其他的生物系統也能發揮比較好的功能來保護你。

重要的是，斷食可以降低發炎，提升細胞再生，讓你感覺更年輕，更有活力，更有耐力。更重要的是，斷食給了你更多生存的理由。

真相時間：斷食的理由

斷食可以解決生理上的各種疑難雜症、增強體力，還能夠斷除致病風險，效果實在驚人。我希望你能夠得到這些好處。但是，我是個現實主義者，畢竟我曾經指導過很多人進行間歇性斷食，卻看到他們因為無法堅持而失敗。若要完全斷除發炎、強化克氏循環，唯一的方法就是讓斷食變成一種滿足的過程——不僅僅在細胞的層面上，從你個人的角度來說也應該如此。重點不是科學。重點是**你**，你比科學重要。

許多人都說自己很重視健康。但是只要有人遞給你一個貝果，或是給你看一張性感尤物的照片，或是告訴你一個賺大錢的機會，這些新的動機立刻躍升到你的選擇排行榜首位，而健康的概念瞬間被抛到九霄雲外，完全不放在心上。渴望的力量極為強大，能讓我們忘記目標和優先順序。就算你試著好好照顧自己，也很難時時留心自己的健康。要不然，照顧健康大概應該會在你的「伴侶交辦事項」（honey-do list）上排在第七順位。

與其和現實對抗，不如誠實面對：你不會只是為了健康而斷食。如果斷食讓你痛苦，你更不會去做。你根本不應該把**健康**當成指導動機。這話聽起來可能很奇怪。你在書報雜誌上讀到的，和在電視節目上看到的訊息，不斷地轟炸你：「你必須做這個運動、吃這種超級食物，或是遵行這種複雜的飲食方法，才能變得比較健康。如果你想好好照顧自己，一定要這麼做！如果不，就表示你不夠在乎自己。」

以上全都不是真的，根本不符合我們身心運作的真相。就生理上而言，你對健康的渴望，絕對比不過你對安全、滿足、與他人連結，甚至對權力和成功的強烈需求。這不是我的成見，我只是描述深植於人類心中的共通現象——你知、我知，所有人都心知肚明。

以食物的社交功能為例。我們喜歡外食，是因為需要和他人連結。這是一個強烈的動機。當然，你可能有很高的自制力，會提醒自己正在為健康而斷食，這個提醒也的確能讓你在一個社交場合裡保持斷食；但是，可惡！這時如果有人遞給你一盤香酥炸物，就很難拒絕了，是吧？吃就吃，反正這又不會讓你顯得懦弱或失敗。食物是人類藉以產生連結的關鍵方式。把自制力用在否認自己對人際連結的需求，實在是用錯地方了。

這種對連結的需求，讓人想起有一段時間許多人為了健康開始瘋跑馬拉松。許多剛加入的跑者都嚴重過重，狀況不佳。其中很多人並非運動員，連在附近街區慢跑也跑不了多遠，卻一下子就要挑戰全長超過四十二公里的全馬，簡直離譜。然後，他們呼朋引伴，一起報名參加、一起訓練，目的是為了體驗同袍情誼。很神奇的，他們之中有許多人還真的達標，跑完全程——只是成功的原因並非他們想的那樣。大部分的人以為自己是為了健康而跑；事實上，他們是為了滿足內心深處對連結的渴望而跑。

如果你曾經參加過類似的耐力測驗，並且撐到終點線，應該會知道心血來潮決定參加的馬拉松對你沒什麼好處。只進行這一趟四十多公里的跑步，絕不會是有效的健康計畫。你可以看看參加比賽的跑者，或許都完成了挑戰，但如果仔細觀察第一次參加的跑者形形色色的體型，就會知道許多新陳代謝的問題，光靠馬拉松是解決不了的。

可以肯定的是，你可能會因為完成了像馬拉松這樣重大的體能挑戰而自信心大增，因為你證明自己有能力跑這麼遠。我們經常覺得有必要參加極限運動，證明自己是身體的主人，可以做到任何事。但請記住，參加長程賽跑的人，有八成曾在第一年經歷嚴重的受傷。古代希臘人海克（Heck）初次參加馬拉松，在跑完四十多公里的時候突然死亡，可見馬拉松對健康並不一定是好事。我不是說長途跑步對你的身體沒有好處——確實可能有好處——但我們往往是因為某種錯誤的理由才參賽。我們是把它視為成就的象徵，而不是以創造、維持一個健康的生活型態為目標，而做的其中一種努力。

做自己的主人，有更好的方法。

如果你想改善自己的狀況，得到（gain）控制自己意志的能力（我不會用「賦權」〔empowerment〕這個說法，因為它暗指這個力量要靠別人才能給予），斷食就是答案。你可以循序漸進。首先，從不吃早餐做起。我保證你一定會感到明顯的成就感。如同一名跑者持續增加馬拉松的里程數，你也可以逐漸地執行更進階的斷食技巧。你可能以為自己辦不到，但你絕對可以。你每成功完成一次斷食，就會發現它並沒有想像中困難，成果也很值得。你會很有成就和成功的感覺，就連衣服也會變得更合身。

更何況，斷食比跑馬拉松要健康得多。比鐵人三項，或是任何其他大型跑步競賽都健康。**無論在生理層面或心理層面，斷食都對你比較有益**。與其找一群朋友一起到附近公園跑步，不如邀請他們加入你的斷食行列。這句話看起來有點怪，可能是因為第一次有人向你提出這樣的建議。一起斷食比一起進行耐力運動重要，但你要兩種都做也沒問題。

與人產生連結，對彼此說：「嘿，我們一起來做這件事」，是一種很美好的感覺。我提倡的斷食方式也能提供這種連結的機會。你仍然可以和朋友相約吃「早餐」，避開鬆餅，只喝咖啡（你可以把省下來的錢，點一杯真正的好咖啡犒賞自己！）。下班之後，與其到酒吧喝得醉醺醺，泡在會讓你發炎的酒精裡，你可以和朋友相約去健身，打一場壘球或玩一場飛盤，做真正對身體有好處的活動，比乾杯和吃玉米片更能連絡感情。

這麼一來，不但不會有社交互動被剝奪的感覺，還能改寫社交互動的規則，讓它更符合你的需求。你正在創造一種新型態的人際互動模式。當你們一起實現目標，完成斷食，成就感會非常澎湃，完全超乎你的想像。你不會像限制卡路里飲食的人那樣因為飢餓而變得易怒；相反地，你的身心都將呈現最佳狀態。最重要的是，你的身體發炎會大幅降低，這表示之前傷害你的東西已經不再對你造成傷害。很可能你會發現以前沒注意到的病痛；之所以現在會注意到，是因為症狀消除之後，你會突然感到舒服很多。

注意到了嗎？其實你根本不用過度關注自己的健康。畢竟，你的工作是成為一個能高效表現的人類，能充分享受讓生命變得更有意義的事物。要把這個工作做好，你需要改變和食物的關係，要能馴服發炎以及其他在你體內扯你後腿的東西。你必須學會新的技法，征服你的各種渴望，讓你呈現更好的狀態。

掌控渴望很重要的一部分，是要習慣和他人相處時，他們在吃東西，你可以不吃。很快地你會發現三件事：首先，就算你盤中沒有食物，還是可以和別人說說笑笑，享受人際互動；第二，你和別人為身體補充燃料的時間不一定要完全一致。如果你不在意自己沒吃，很可能你的朋友也不會在意；第三，有些人看你在斷食，會發揮「人飢己飢」的精神，用盡一切手段勸你進食。對此，我唯一的建議就是堅持你的計畫，用誠實和愛回應那些心存疑慮的人。

和朋友、家人一起坐下來吃頓飯，是非常有意義的儀式，我絕不會建議你放棄。但是，如果你的身體不想吃，或是吃了對身體沒有好處，即使和朋友一起用餐，也不是多好的經驗。所以我的建議是，如果真的要共餐，你就好好享受，只是如果你知道哪些東西對你的身體有害，就不要勉強吃下去。

你可以打破模式，但不要打斷斷食。享受伴隨斷食而來的所有禮物，例如腫脹發炎的情形變少了、能量和自信提升了。然後，專注於那些讓你的人生更美好的事物上吧。

第三章

斷食的各種方式和階段

我之所以不再那麼胖，是因為我不再那麼餓。
並不是因為我減少了熱量的攝取。
我的確學會了如何拒絕食物，
但是，是用正確的方式。

與其和體內的生理系統對抗，
我選擇在適當的時間和適當的時間長度裡捨離食物。
這就是間歇性斷食的原理。

當你要出發前往一場靈境追尋，有時候要懂得放手，讓該發生的自然發生。你要保留發現意外的美好的空間。黛利拉把發現意外的美好這個道理當成對我的測試，她告訴我，我要和另一個追尋者在同一個山洞裡，學習獨處（獨處！）。薩滿向我保證，只要我們倆都能夠遵守規則就可以了。規則第一條就是：在山洞裡，我們倆不可以交談。這樣啊？好極了。

我決定按照她的計畫進行，但是我心中一直有個疑問，不知道到底要如何才能達成此行的目的，進入超然的境界。山洞裡還有另一個人，卻能體驗真正的獨處，這個概念就和斷食期間仍然能夠進食一樣，令人難以置信。由於我心中產生懷疑，於是在出發前，差一點要把能量棒塞進包包裡（我對自己說：「以防萬一」）。一直到最後一分鐘，我才把能量棒拿出來，留在薩滿的家中。那時，我突然感到一股自制的力量流過全身，把心中的誘惑帶走，於是我可以全心全意遵照薩滿的指示。更何況，當時是二〇〇八年，能量棒難吃死了。

黛利拉用一輛骨架好像快散了的老舊載貨卡車，把我們載到山洞。穿著工作服的她看起來有點像電影裡的牛仔，再加上歷經風吹日晒後的褐色皮膚，以及頭戴一頂牛仔帽，就更像了。分開之際，她提醒我們兩人要保持距離，那時候社交距離這個名詞還沒有蔚為風潮；她也提醒我們將手機關機。不准使用手機的規定只有唯一的一個例外，就是我們每天早晨要開機一分鐘，就一分鐘，為的是要接收來自她的訊息，讓她知道我們一切安好。幸好，那時還沒有智慧型手機，所以在山洞裡的我們沒有其他干擾自己的方法。除了說話，或是打手勢。

薩滿語帶玄機地說她會「遠距離稽查我們」，不知道那代表什麼。我問她那是什麼意思，她給了我一個微笑，說：「我會知道你們在做什麼。」儘管我旁敲側擊，想得到更多的解釋，但她堅持不肯再多說什麼。我找過了，但是並沒有在洞穴裡發現任何隱藏式攝影機。

我走進了那個山洞，走進了斷食世界中最廣大無邊的層面。這個經歷，也成為促使我寫這本書的起心動念。

別理會那些卡路里警察

世人在追求力量和健康的過程中，經常把斷食和節食混為一談。兩者的確有共通點：都與**捨離**有關；都可能讓你減掉體重，攝取少一點熱量。但是兩者在根本上有極大的差異，就好像一個人走進山洞，或是和另一個人一起走進山洞，就是不一樣。斷食是針對牽絆你的渴望對症下藥；節食則有可能火上加油，讓渴望更炙烈。

無所不在的節食文化是讓人不敢嘗試斷食的主要障礙，或是導致大家用無效的方法斷食的主要原因。我二十多歲時耗費那麼多心力和我的體重對抗，體重卻總是去而復返，也是因為這個原因。我的身、心狀況已經很糟糕，節食根本幫不了什麼忙。千辛萬苦才減掉的十幾公斤，不到幾個星期就又都回到身上，還多送給你五公斤，還有什麼比這個更讓人覺得挫敗的事呢！節食的目標只會讓你覺得更好的自己是那麼遙不可及。這也是為什麼強調「卡路里進，卡路里出」，人稱CICO的飲食法，理應被丟進無效科學垃圾埇裡去的眾多原因之一。節食對待你的身體有如對待一個肉身機器人，但實際上我們的身體是一個強大的系統，因應熱量的來源、攝取的時間，以及每個人獨特的生理構造，都會產生不同的反應。但是這個迷思經久不衰，肥胖、羞愧，以及苦難，也總是尾隨而來。

CICO背後的科學理論也有些可疑，追本溯源，這些理論受到生理學家安塞爾・基斯（Ancel Keys）的影響很大。一九三〇和四〇年代，基斯非常熱中於飲食和飢餓的研究，試圖找出一套嚴密的飲食原則。他的其中一個成果，是研發出二戰時期成為美國海軍口糧的**K-ration**（K代表Keys）。基斯相信，過量攝取熱量是造成肥胖的直接原因，因此他提倡低脂、限制卡路里的飲食。奇怪的是，他並未說糖有問題，甚至當其他研究人士舉出糖對人體的可能危害時，基斯還對此激烈抗辯。一直到十多年前，他的主張才終於被明確地推翻。但是，在一九七〇年代，基斯的主張受到大力宣揚。當時，由喬治・麥高文（George McGovern）主持的美國參議院，依據基斯的論點，訂定了聯邦飲食建議，以及錯誤的「食物金字塔」——食物金字塔的用意是以圖形方式，建議健康的飲食選擇。1

CICO飲食以及因此衍生的類似理論，同樣是出自基斯對熱量和肥胖的死板看法，包括他認為所有卡路里都一樣的論點。因為這些論點的盛行，造成臨床醫學上對過重人士缺乏同理心的態度。一直到現在，這樣的態度仍然是卡路里計算派人士——我喜歡把他們稱為「卡路里警察」——的核心思想。這派人士主張一個說法：你胖，是因為你吃太多，因為你太懦弱了。就是這樣。但是，實際上的數據還有我親身的體驗卻告訴我：你胖，是因為你的身體不能有效地把食物和空氣轉換成能量，反而把脂肪貯存在你的細胞組織裡。（事實上，究其根本，發炎一**直都是**一種生物化學問題，關鍵在於身體能否有效將空氣和食物轉化成電子。）出問題的是你的新陳代謝，而不是你的意志力。

如果陷入卡路里的迷思，一旦無可避免的飢餓感開始向你襲來，你將變得灰心喪志。每一次你向腦海中叫你吃東西的聲音說不之後，聲音仍將捲土重來，而且愈來愈大聲；而且，每一次鼓起精神與之對抗，都是在消耗你珍貴的能量。實際上，當你努力想要少吃一點食物的同時，你是在消耗電子，消耗你好不容易啟動的克氏循環消化食物之後得到的化學能量。更何況你用來打敗仗的這些時間、精神和意志力，本來可以用在生活中其他更重要的事物上。這完全沒有道理，也不可能長期堅持下去。之所以無法堅持下去，是因為沒有人告訴你，什麼東西都只吃一點點（而且專吃自己愛吃的那些），比完全不吃更容易讓你覺得餓。

最後你就會選擇放棄。你的意志力會耗盡，再也沒有能量可以對抗飢餓。這就是為什麼大多數藉由刪減熱量攝取來減重的人，幾乎都會復胖，而且通常復胖的速度都很快。有一些人藉著CICO飲食成功地減掉體重，這些純屬異數的故事被張貼在各種新聞故事和廣告版面上大肆宣傳，直到後來減掉的體重又回到他們身上。為了成功，他們嚴格遵守限制卡路里飲食法的規定和過程，甚至把食物鎖在櫥櫃裡，以鞏固自己的意志力。但是，實驗結果顯示，長期執行低熱量飲食的人，整體而言都非常不快樂，甚至變得憂鬱。他們迷戀上被飢餓啃食的感覺，很容易覺得冷，這是身體在因應飢餓時，為了保存能量降低核心溫度的一種反應。

令人不安的是，長期限制飲食熱量的結果，和知名的明尼蘇達飢餓實驗（Minnesota Starvation Experiment）的結果非常類似。二次世界大戰接近尾聲時，由三十六名因為宗教信仰或道義等因素而拒服兵役的人士組成的一群受試者，遵照嚴格的飲食限制，目的是將他們的體重減掉四分之一。主持這項實驗的不是別人，正是我們的朋友安塞爾．基斯。實驗的目標是要了解戰時因為飢餓而產生的效應，和戰後復原的情況。實驗的結果可作為例子，證明極端的熱量限制對人體會造成什麼影響——包括憂鬱、易怒、精神萎靡、對周遭漠不關心、畏寒、缺乏性欲、暈眩、落髮、耳鳴、肌肉痠痛、笨拙、難以專注，以及（可預見的）對食物無止境的癡迷。[2]

絕大部分的讀者讀到此處，大概都會說：「我寧願死，也不要過這樣的生活。」我也這麼想。證據顯示，長期限制熱量攝取可以延長壽命。但是，有誰想要終日在畏寒、痠痛、腦霧中度過，受時時來襲的飢餓感干擾，還要說服自己相信這些感覺都很正常，對自己多少有點好處？

不管用什麼名稱或噱頭包裝，CICO飲食法就是對你沒好處，因為這類飲食方法不能幫助你和食物之間建立健康的關係。說白一點，它們根本建立不了任何關係，因為它們把食物貶低到只是隨便幾個卡路里組成的東西。大食品工業喜愛CICO，因為它給了大食品工業一個藉口，把廉價劣質的垃圾成分包裝成健康的食品，只要確保是低熱量的產品就可以了。CICO不會訓練你去注意你吃進的食物是什麼，什麼時候吃，以及對你會有什麼影響。它們不讓你做自己人生的主人。相反的，斷食需要你先學習，進食是因為真正的飢餓，而不是因為熱量計算或渴望。

如果你仔細想想，就會發現只執著於卡路里、聚焦在卡路里上，一點都說不通。我向你保證，一百大卡零食芝多司（Cheetos）的熱量，和一百大卡來自汽水的熱量，對你身體的影響，絕對和一百大卡來自新鮮椰子的熱量，或是一百大卡來自草飼牛肉的熱量不一樣。一個簡單的實驗就可以證明我說得對不對——這個實驗可以只是個思想上的實驗，但是你也很容易就可以實際做做看。先試試CICO飲食，攝取你需要的熱量。如果你分配給自己一天兩千大卡的熱量，就充分攝取這個數量，只是你所有的熱量都只能來自汽水，連續喝個幾天，看看自己有什麼感覺。如果你沒有感覺任何異樣，那你肯定是超人，是「糖國隊長」，因為沒有任何正常人可以通過這樣的測試。時間點也很重要。試著連續兩個星期都只在深夜攝取所有規定的熱量，然後看看體重會增加多少；然後，攝取同樣的熱量，只是把時間點換成中午。結果的差異絕對能令你震驚。

你不需要知道卡路里並不完全一樣的生物化學解釋。你只需要具備常識，就可以破解卡路里的迷思。

到頭來，CICO連它聲稱的唯一目標——讓你變瘦——都辦不到。卡路里警察堅稱：「只要注意吃進去的熱量，和消耗掉的熱量，就真的可以減重。」只是，當我自己照著做，完全遵守低卡、低脂的飲食規定，甜點也是吃恩滕曼（Entenmann）的低脂蛋糕，每天做一個半小時的健身運動，一週六天，連續十八個月——我還是很胖。我那條打了三摺，腰圍四十六吋的長褲，並沒有因此就變得太大而不能穿。

CICO之所以沒有效果，是因為我們的身體有一個預定體重（set-point weight），和前面提到過、控制飢餓感的荷爾蒙飢餓素相關，同時也和控制飽足感的荷爾蒙膽囊收縮素相關。當血管裡的膽囊收縮素濃度高，飢餓素的濃度低，你會感覺舒服，完全不覺得餓。如果你是個體重將近一百四十公斤的胖子，你的飢餓素和膽囊收縮素指數——也就是你先天的飢餓點——就會以體重一百四十公斤的人的需求來設定。雖然你因為減少熱量攝取而減掉了體重，但你的飢餓點**依然**維持一百四十公斤的設定。你靠著挨餓來維持九十公斤的體重，但是飢餓感會以一百四十公斤的設定力道來折磨你。飢餓最終會戰勝你的自制力。這是一定會發生的事。

當然，你可能可以撐個幾天。或許，你可以撐到十天。但是，你絕對無法拖延飢餓和所有因為挨餓而產生的症狀到一年半載。因為它們不會放過你的。這實在不是學習**捨離**的好方法。如果你以為戒菸和戒酒的過程很痛苦，你可以試試永久戒除食物。其實，當你進行CICO飲食法的時候，你的身體就會得到這樣的印象。這麼做，不會讓你變成更好的自己。**什麼都只吃一點，只會讓你更餓一點**。

我是以一個已經擺脫肥胖的資深胖子的身分來說這些話。我之所以不再那麼胖，是因為我不再那麼餓。並不是因為我減少了熱量的攝取。我的確學會了如何拒絕食物，但是，是用正確的方式：與其和體內的生理系統對抗，我選擇在適當的時間和適當的時間長度裡捨離食物。這就是間歇性斷食的原理。防彈間歇性斷食就是特別為了讓你的酮類濃度升高而設計的，比起盲目刪減熱量，生酮狀態下的你感覺會好很多。C8 MCT油含有熱量，但可以幫你拉長斷食的時間，就更可能減掉重量。斷食期間產生的酮類能夠關掉飢餓感開關，同時又能按照你現有的體重，重新設定你的飢餓預定值。

要說節食和斷食之間還有什麼明顯的差異，這裡還有一個例子，是根據我在自己身上做的實驗所得的結果。十年前，我正在為我二〇一四年的著作《防彈飲食》（第一本介紹間歇性斷食和生酮反應的大書）進行相關研究。我認為斷食的效果會比消耗卡路里的效果更強大，並且決定要測試我的理論。我故意和卡路里計算派的所有基本原則背道而馳。我每天攝取高達四千五百大卡的熱量，連續一個月，但是早餐只喝防彈咖啡，還加了**許多**奶油以提高它的熱量。我減少睡眠時間，每晚只睡五小時，據說這樣會導致肥胖。我停止運動。但是，做上述這些事情的同時，我仍然持續進行我的間歇性斷食計畫。

按照CICO飲食法和安塞爾．基斯式的計算方法，我應該會增加將近十公斤的體重。當時我只希望自己不要胖超過一．五公斤，就足以在CICO的理論上戳出一個大洞，還我一個公道了。然而，結果比這個還要令人驚訝：我的體重竟然變輕了。實在太神奇了。我發現我可以保持高熱量飲食好幾個月，再好幾個月，直到我實在厭倦了要一直吃東西。一天要吃進四千五百大卡熱量，其實還滿難的，經常得狂嗑大塊牛排，還得在各種食物上面都多加奶油。一段時間之後，我漸漸厭倦吃那麼多東西，但是我的狀況很好。就算你的身體可以承擔，過度的熱量終究不是什麼好事。

這項實驗證明了間歇性斷食的威力，配上防彈咖啡，運用在你的日常飲食上，不管你平常吃些什麼，都能有很好的效果。你一天應該吃不到四千五百大卡熱量。就算有，間歇性斷食也絕對能對你有所幫助。如果你不想限制卡路里的攝取量，或是你嘗試過但後來失敗了，斷食會是你的密技。降低熱量攝取只會是附加價值，因為你的終極目標是改善你的飲食方式。如果你已經在做熱量限制飲食，請記得，間歇性斷食可以讓你得到同樣的效果，但是方法比較健康，也比較快樂。

節食和斷食還有一個關鍵性的差異：CICO飲食迫使你依循死板的規定來建構你的生活，你必須受到卡路里警察監督；間歇性斷食鼓勵你巧妙運用自己的一套方法，不僅安全，也很有趣，你是自己的主人。

有些時候，你可能會說：「我打算要斷食，但是今天的成效好像不太好。我很餓所以放棄了，吃了一包洋芋片。」當這種時刻來臨，你可能有兩種反應。如果按照CICO的邏輯，你應該會處罰自己：「今天我失敗了，所以我要在跑步機上懺悔十二分鐘，來『償還』卡路里。」這種反應對你沒有任何好處，只會讓你對自己不滿。更何況，沒有什麼方法真的可以抵消一包洋芋片對你的影響。

如果按照間歇性斷食的邏輯，你會把這次的失敗轉變為成功之母。與其視自己為失敗者，沉浸在失敗的悔恨之中，你可以說自己正在進行一場洋芋片斷食。一整天下來，你只吃了一包洋芋片——就那麼一包！那就是你當天吃的食物總量。原來，你**可以**只吃一包！只吃一包，比起吃下十包，感覺也**沒那麼**餓了。

我的一個可愛的家人，疑似是我的妻子拉娜博士，有一次進行五天的斷食，卻在第三天吃了一茶匙冰淇淋。兩天之後，當她完成五日斷食，這次體驗仍然算是五日斷食。她已經獲得所有的好處，而且感覺棒極了。不要輕忽每一個人重要的成功時刻。斷食的力量超乎你的想像。用正確的生物駭客技術打造專屬於你的斷食計畫，包括吃什麼，何時吃，斷食多久，如何睡眠與運動，你會發現自己什麼瘋狂的事情都做得到。這股超能力一直存在你的體內，等著你將它釋放。死板板地守著卡路里計算表，絕對無法釋放這股力量。

不同年紀、體重，以及體質上的敏感程度，對斷食的反應也會因人而異。即使如此，人體新陳代謝對一段時間不進食會有什麼樣的反應，還是有可預期的共通之處。在基本的生物化學層面上，斷食可以帶給你的結果和CICO飲食完全不同，而這些結果就是你的超能力的源頭，也是催生超能力的生物駭客技術的源頭。這是一條通往最好的自己的精微通道。

斷食的不同階段

斷食的起始階段：從結束進食後開始

你可以把從用餐結束的那一刻起，到之後的三小時內，想成是斷食的「起始階段」，或是「反斷食」（anti-fast）階段。以下是大多數人平常的進食模式：吃早餐；三小時之後，吃午餐；幾小時之後，吃晚餐。在起始階段期間，你會感覺一切如常，因為你的身體還在忙著消化你剛才吃的東西。但是，即使在這個「反斷食」階段，你還是可以做一些事情，訓練自己為斷食做好準備。最明顯的，就是避免在兩餐之間吃點心（尤其不該吃家裡或辦公室裡隨手可得的劣質加工食品）。兩餐之間可能有很多機會吃到點心，這時你應該避到一旁，讓你的新陳代謝好好工作。

剛用完餐的前幾個小時，你的身體正在消化食物裡的各種碳水化合物、蛋白質和脂肪，把它們轉化成胺基酸、脂肪酸，還有最重要的葡萄糖。胰臟會分泌胰島素，負責把新生成的葡萄糖輸送到各個細胞，其中有些會被立刻用來製造能量，以及肌肉裡的蛋白質合成。這段時間一般被稱為成長期（growth period）或是合成期（anabolic period），因為身體需要的各種營養素都已就位。**合成**（anabolic）字面上的意思是「建造」（building up）。你的身體正在從被消化的食物中徵召能量和原料，以建造身體中不可或缺的分子。多出來的葡萄糖，有些會和水結合，然後成為肝醣貯存起來，肝醣是一種澱粉類的分子，可以很有效率地貯存能量；有些則轉化成脂肪組織。壞消息是：每一個葡萄糖分子都帶有兩個會引發腫脹的水分子，能夠有效地把你的腹部藏起來。看到雜誌上健身房廣告的模特兒了嗎？他們一直都在斷食，所以身上沒有肝醣和水形成的游泳圈。

這個時期，也是飢餓荷爾蒙進場的時候。飢餓素是最主要的飢餓荷爾蒙，它啟動時是來告訴你的身體是時候吃東西了。相反的，瘦素是反飢餓荷爾蒙，它會告訴你身體已經吃飽了。進餐時，飢餓素濃度會降低，瘦素濃度則升高。進食之後，膽囊收縮素會製造短暫的飽足感，放慢胃部淨空的速度，以幫助消化。

許多飲食計畫會建議你，每隔三小時進食一次，讓你的新陳代謝以飛快的速度持續運作，這樣就可以減重。如果你遵照這種建議，三小時的期限一到，開始覺得有點餓，你就會回應飢餓素的訊息，找些東西來吃；如果這時你不吃東西，渴望就會介入，你的血糖會開始下降，你會開始對身邊的人大吼大叫，因為感覺糟透了。（你在發「低血糖瘋」！）這三小時內，你最在意的問題，不是到底要不要再多等幾小時再吃東西，而是下一餐你打算把哪一種卡路里送進你的身體裡去。這不是好事，因為你的身體將永遠得不到休息，而且經常補充點心會讓血糖濃度居高不下，加快老化速度。

如果用餐之後三、四小時左右就會覺得餓，是因為你吃的是氪石食物；你沒有吃到好的脂肪，吃得不夠；或是你的新陳代謝還沒有被訓練好，不能夠在燃燒糖和燃燒脂肪之間輕鬆轉換。最可能的答案，是以上三者皆是。這時，你有兩個選擇：你可以趕快吃點東西，但要確保吃完之後好幾個小時之內不會再餓；或是，認清現實，忍受強烈的不適，繼續斷食。用完餐後就斷食，是開始斷食最難的一種方式，所以我不建議你這麼做。其實，每天晚上你都會斷食八個小時，因此從早上開始斷食最容易成功。

斷食第一階段：距離上一次進食四小時到十六小時之間，斷食開始發揮作用

這是斷食的入門，或稱一六八間歇性斷食。現在，你開始打破典型的一日三餐進食模式。有一句古老的諺語說：「溫水煮青蛙。」這其實很適合用來比喻人和斷食的關係。對斷食新手來說，很可能連一整天不進食都很難做到。貿貿然就開始斷食，又沒有正確的方法，你可能會發現自己連做夢都在想著吃東西，然後就會完全放棄。但是，如果給你充足的時間，斷食一整天其實一點也不難。只是你要懂得怎樣慢慢加熱。

整個間歇性斷食的過程，就從這個四到十六小時之間的階段開始。前一餐產生的能量該用的都已經派上用場，這個階段的身體將轉換成貯存能量的模式。葡萄糖還是主要的燃料，但現在你會把它轉換成肝醣，未來如果要使用它，必須從你的肌肉或肝臟中提取出來。

如果不吃早餐，從前一天晚餐之後的三小時，一整夜的好眠，一直算到今天早上十一點鐘，也就是中午正式結束斷食之前的這段期間，就是所謂的一六八間歇性斷食（連續十六小時不進食，接下來八小時為進食期，然後重複此循環）。這是間歇性斷食最常進行的節奏。在這時候，你的體內會發生許多化學變化。

在一六八斷食期間，血糖濃度會下降，胰臟會因此減少胰島素的分泌。你可能會開始覺得有點餓、頭暈，還有經常伴隨低血糖而出現的焦躁不安，如果你之前從來沒有斷食過，不適的情況會更明顯。經過十二個小時的斷食，血糖濃度會下降大約20%。這時，身體會默默分泌一種叫做升糖素（glucagon）

的荷爾蒙，啟動肝醣分解，以提供身體更多的葡萄糖。當肌肉裡的肝醣都用光了，身體會分泌腎上腺素和皮質醇*，把蛋白質裡多餘的能量釋放出來應付緊急狀況。這時候，你需要的睡眠比較少，精神也會比較振奮，但可能也會比較易怒。

等到你完全適應了斷食的第一階段，你會發現，就算到了早上十一點，也不會有餓的感覺。之前一直折磨你的感覺消失了。就算工作期間同事再把貝果放在你眼前，你也不會有想抓一個來吃的衝動。你就是不會想吃。大部分的人進行一六八間歇性斷食，一週數天，連續一個月之後，會發現自己很容易就可以再進一步，調整一天的進食期，在下午兩點到八點之間吃兩餐。

斷食第二階段：一天一餐斷食法（one-meal-a-day, OMAD）

一旦你通過了十六小時的里程碑，身體會發現葡萄糖已所剩無幾，因此便開始全面啟動脂肪的燃燒。一連串複雜的荷爾蒙和化學反應將被啟動，讓你的身體能夠運用脂肪作為燃料的來源，而這個步驟正是訓練身體新陳代謝彈性的關鍵。

基本上，OMAD就是二十四小時斷食——用餐之後，一直到隔天的同一時間才會再度進食。用OMAD來稱呼這種斷食似乎比較有格調，就好像有著刺青和酷炫髮型的斷食版本。OMAD念起

*皮質醇（cortisol）：腎上腺分泌的一種荷爾蒙，又稱「壓力荷爾蒙」。

來像是「歐麥德」，如果你喜歡把二十四小時斷食說成OMAD，那就直接說OMAD吧！「我今天在OMAD。」這樣說好像還滿性感的。你可以學電影《名模大間諜》（*Zoolander*）裡的招牌動作，甩動你的頭髮，增加一點戲劇效果。

斷食二十四小時，會讓你的身體啟動脂解作用（lipolysis），也就是把肝臟裡的脂肪分子分解成脂肪酸。這個生理機制受到一種蛋白質控制，叫做過氧化物酶體增殖物活化受體－α（peroxisome proliferator-activated receptor-alpha），簡稱PPAR－α，它負責在必要的時候，啟動關鍵的基因機制，製造、運送，以及使用脂肪酸，並經過一個稱為β－氧化（beta-oxidation）的過程，將這些脂肪酸轉換成富含能量的酮類（嚴格來說，是轉換成**酮體**〔ketone body〕）。酮類有三種：丙酮（acetone）、乙醯乙酸（acetoacetate），以及β－羥丁酸（beta-hydroxybutyrate, BHB）。在酮症狀態，也就是身體靠燃燒脂肪來運作的狀態中，這三種酮類都扮演非常重要的角色。最終，肝臟會把這些酮體送到血管裡。如果這時你因為在斷食期間做了運動，提早將肌肉裡的肝醣燃燒掉了，酮症狀態發生的速度會更快。這也是為什麼在斷食期間的生物駭客計畫中，運動是很重要的一環。關於這點，後面還會有很詳細的說明。

除了上述這些化學變化，你的心跳和血壓也會下降，因為身體會切換成節約能量的模式。整體而言，你的基礎代謝率（basal metabolic rate），也就是BMR會變得更低、更有效率。事實上，近來已經有許多針對OMAD斷食效益的科學研究，只是目前已經公開和進行對照研究的還在少數。其中，由美國農業部（US Department of Agriculture）的大衛．貝爾（David J. Baer）帶領的研究小組發現，在減少用餐頻率的健康中年人士的血液中，三酸甘油脂的指數較低，而HDL（好的）膽固醇指數普遍較高。[3]

OMAD為我的間歇性斷食養生法奠定了基礎，它也應該是你的基礎。然而，接下來我要告訴你的，可能會讓你很驚訝：OMAD不適合每天做。對斷食一絲不苟的人如果聽到這句話，恐怕要勃然大怒。但是，這十年來，我在部落格上回覆了不知多少有關斷食的提問，早已數不清多少次有人因為做了OMAD間歇性斷食之後感覺很棒，就發誓要每天做，兩個月或四個月之後卻開始反悔，認為自己給自己挖了一個健康的洞跳進去。**間歇性就是間歇性**。如果你每天都做OMAD，除了會看到自己的性荷爾蒙下降（男人女人都一樣），你的睡眠品質也會下降、頭髮會變得稀疏。雖說在年紀超過三十五歲的人身上，這些效應會比在年輕的斷食人士身上出現得早，但不論年紀多大，只要時間到了，都是無法避免的。

如果想得到最大的效益，我建議不僅是斷食的時間長度，連斷食的模式都要經常變化。你可以在週一嘗試高脂高蛋白的早餐，週二OMAD，週三間歇性斷食，週四又是OMAD，週五再一次間歇性斷食。週六想吃什麼就吃什麼，週日又回到OMAD。重複在脂解作用和酮症之間來回，你的身體會變得更強壯。基本上，一般的二十四小時斷食是只吃晚餐，但如果你做得到的話，也可以自我挑戰，偶爾連晚餐都不吃。這時候，等到你再度進食，和前一餐的間隔就可以拉長到三十六小時，那表示你的斷食已經進到另一個階段了。

斷食第三階段：（三十六到一百二十個小時）適合已經掌握斷食技巧，能夠安全、自在地執行短時間斷食的人

想像你因為在進食之前睡著了，一不小心就斷食了三十六個小時。如果你之前從來沒有拉長過斷食的期間，應該會覺得難以置信。但是真的做到時，你會發現其實沒有那麼難。事實上，斷食三十六小時是我最喜歡的斷食方式。

斷食超過二十四小時之後，酮體會成為體內主要的燃料來源，代表你已經完全進入酮症狀態。然而，大腦的運轉靠的是葡萄糖，不是酮類，因此出現了糖質新生（gluconeogenesis）這個過程。我們的身體會巧妙地把脂肪、酮類，以及胺基酸轉換成葡萄糖，讓我們的心智保持清明。藉著這個過程，有時候一天最多可以製造八十克的葡萄糖。

就在你以為你的飢餓將要再創新高的時候，因為體內的飢餓素荷爾蒙下降，所以你不會感受到飢餓之苦。當身體進入脂肪反轉的階段，那些經常伴隨著脂肪分子被貯藏起來的毒素，也會在此時被清理出來。你的身體會因為新陳代謝的變化而振奮，歡呼著要你繼續下去。如果你感受到鼓舞，就能很輕易地再跳過幾餐，延後再次進食的時間。當你達到了三十六小時的里程碑，決定再勇敢地向二日斷食挺進，你會聽到自己的身體問道：「我真的可能做到連續四十八小時不進食嗎？我想我沒問題。」

三十六小時斷食是我的最愛，因為它簡直是輕而易舉。我上床睡覺（這裡就有八小時的斷食），隔天早餐喝一杯防彈咖啡，讓我的能量高、血糖低。午餐時間到了，但我不覺得餓。我告訴我的身體，我

打算吃晚餐，所以身體就不再惦記著食物。但是，到了晚餐時間，我對自己說：「嘿，少吃一頓晚餐吧，去睡個覺。於是我又得到另外八個小時的斷食——全部加起來就是三十二小時。」隔天早上起床，我會發現自己並不想吃早餐。我一點都不覺得餓。一直到中午吃午餐之前，整段過程中，我其實只省略掉了一餐，就是前一晚的晚餐。三十六小時斷食，不用抗拒什麼，甚至不會覺得很餓，完全有可能。

覺得狀況還不錯？那麼你可能已經準備好挑戰一百二十小時的斷食。五天，或是整段工作日期間。這是進階程度，讓你為下一個階段的靈修斷食（我們會在第七章針對這個部分多討論一些細節）做好準備，但是要慎重，要等到你斷食經驗夠豐富時才能進行。

在這個時間點，大部分的人會進入完全的酮症狀態，也就是你的身體會分解自身的脂肪以產生能量。同時，身體也會透過糖質新生這個過程，分解一小部分的肌肉轉換成葡萄糖。有些長期執行生酮飲食的人說這種狀態很舒服，而且能夠持續一陣子，身體會先分解舊的蛋白質。問題是，要把蛋白質轉化成葡萄糖在生理上難度比較高，而且你不會想長期這麼做。

到了這個階段，你的身體已經進入延長斷食模式。你可能會感覺有點輕飄飄的，但是精力充沛。如果覺得餓得有點不舒服，就喝加了一點海鹽的水、咖啡或茶。飢餓感很快就會過去。你的葡萄糖和胰島素的濃度持續偏低，減少你得到代謝疾病的風險。與此同時，細胞對毒素和壓力的抵抗力也加強了。你的飢餓素分泌量持續下降，飢餓感逐漸消失。酮體的生產量因應身體的需求而提高，連帶發生一個令人開心的副作用——酮體有助於抑制飢餓素，所以這個階段的斷食也變得不像你想的那麼恐怖。

延長版的斷食對健康有很重大的益處。你的身體會啟動細胞自噬，進行細胞、粒線體，以及細胞垃圾的循環再生。你的肝臟會減少分泌類胰島素生長因子1（insulin-like growth factor 1），或者簡稱IGF-1。IGF-1是一種構造和胰島素類似的荷爾蒙，雖然對身體能否正常運作有關鍵性的影響，但如果濃度過高可能有引發癌症之虞。完成一次長時間斷食的時候，有幾件事要特別注意：如果你剛完成好幾天甚至一整週的斷食，開始進食的那一餐裡，食物的種類應該要包含蛋白質、脂肪、蔬菜（碳水化合物），還有大量的纖維。這樣的食物組合有助新陳代謝達到好的平衡，也能維護腸道微生物群的健康。

斷食第四階段：沒試過的人，聽起來可能難以置信

斷食超過一百二十個小時，或五天？可能嗎？可能。我們的確可能在酮症的狀態下多活一段時間，但是要非常謹慎關注自己身體的需求。

到這個階段，你已經進入斷食的邊緣地帶。斷食一旦超過一百二十小時，除非你有非常嚴重的代謝問題，否則體重一定會減少。但是，這時候的體重減少往往伴隨著一個問題：當身體的脂肪快速減少，體內的毒素——來自大食品工業、大自然、重金屬、殺蟲劑、黴菌毒素，以及貯存在脂肪裡的毒素——將同時釋出。你會感到頭痛、眩暈無力、情緒失控。所以，要做好心理準備。

在斷食的第四階段，你將進入一個不同的狀態，你的身體在這時候會轉變成只燃燒脂肪的模式。有人會用「斷食嗨」（fasting high）來形容這個階段呈現的身心狀態。身體的新陳代謝完全進入酮症狀態，你很可能不再需要防彈咖啡了，因為體內的能源爐將火力全開，加速製造酮體。在這個階段，除非之前

受過很好的斷食訓練，否則大部分的人都難以集中精神去執行需要高度專注力的任務，因此如果能夠休息一下會很不錯。

這時，你的葡萄糖、胰島素和IGF-1指數，都已經降得非常低，你已經突破了胰島素阻抗的循環，對擺脫糖尿病會有幫助。你的食欲受到抑制，但是身體的整體能量消耗維持穩定。你不覺得餓，也不覺得虛弱。自噬作用在你的體內全面上演，清除毒素和壞死細胞；粒線體的工作效率提升，排放出來的活性且具破壞性的分子，也就是所謂的自由基，數量也變少了；血管裡NAD^+的濃度上升，有助於延緩細胞的氧化。以上這些機轉都具有抗老化的效益。

儘管有那麼多好處，你還是應該審慎決定是否要嘗試第四階段的斷食。部分研究顯示，長時間斷食可能有助於舒緩高血壓症狀，[4]有可能強化癌症病患接受化療時的功效，[5]但是過度斷食非常危險，甚至有可能致命。心臟會因此變弱，免疫系統也會受到抑制，血壓也會降低。

在長時間的斷食期間，隨著體重減輕，所有的化合物都被釋放出來了，因此加強排毒變得至關重要。我建議你利用活性碳來幫助排毒。你可能需要補充營養素，維持體內的電解質，像是鈣、鎂、鉀，尤其是鈉。如果你進行的是水斷食，或是你只喝咖啡或茶，電解質的補充就格外重要。如果在長時間斷食期間，電解質降得太低，你會非常難受，甚至需要住院治療。進行十天以上的斷食期間，最好能有醫生的監督。另外，我不建議你在進行長時間斷食的期間做運動。

不一致之美

斷食的每一個階段會對身體產生不同的影響，也為身體帶來不同的益處。這也是混合不同階段的斷食比較好的原因。在有些日子裡，你會知道自己就是沒有足夠的能量，無法照你預計的時間斷食。就算這樣，也沒關係。

基於人類的天性，總會以為既然這東西那麼好，當然是多多益善。如果你覺得OMAD斷食很棒，讓你很有力量，你當然會想，**何不**每天都做OMAD呢？這麼說吧：吃一片起司蛋糕很開心，對吧？（如果你不愛吃起司蛋糕，就想想其他你愛的東西，然後繼續往下看。）吃兩片如何？是不是更開心？嗯……好像是。現在，端給你第三片蛋糕，你可能會開始想：「哇，好像有點多了，但是我想我可以試試看。」第四片！你大概會說：「別鬧了！」但是，不，不，不。你剛才不是說多多益善？你得吃下去。

你懂了吧！大家就是用這種心態吃蔬食，吃生酮飲食，也用這種心態斷食。斷食是可能讓人成癮的，任何形式的飲食都可能讓人成癮。我把這稱為「斷食陷阱」（更多細節請見第十章）。說白一點，大部分的人如果每天做OMAD，後來都會破功。那種美好的感覺會維持一陣子，然後你會開始發現：「有點不對勁。」如果你是女性，經期會變得不順；如果你是男性，早上該舉的會舉不起來。這些都是你做過頭了的徵兆。所以，我建議的間歇性斷食週期是：不同的斷食週期，並搭配完全不斷食的中斷時間。

坊間各種有關飲食書籍和斷食指南喜歡加上許多規定。但是，有一條法則幾乎從來沒有被提起過：**身體喜歡一致，因為在沒有變化的世界中求生存，身體要做的工作比較少**。問題是，身體做的工作變少，就容易變懶。如果你傳送訊息給身體，告訴它這個世界**並非**沒有變化，身體才會莊敬自強，積極求生。因此，如果你打破一致性，身體反而會更強壯，也就是說，你可以藉由挑戰自己，來壯大自己。物競天擇對每個物種施加了強大的演化壓力，為了存活，就要學會盡可能地攝取食物，盡可能地減少能量消耗。你的大腦、你的身體，以及體內數千萬億的細胞，甚至那些在幾十億年前就和動物細胞合併的遠古細菌，都在告訴你同樣一件事：去坐在沙發上，拿一包洋芋片，或是隨便什麼樣的熱量來源。因為它們就是如此設定。如果你繼續縱容它們，讓它們處在沒有變化的環境，它們就會一直一直這樣告訴你。

但是，如果你在行為或資源上做一些改變，你的細胞就不得不變得比較有彈性。很久以前，你可能會需要彈性，讓你可以從睡眠中迅速跳起來，逃離掠食性動物的襲擊。你的身體必須夠強壯、夠有彈性，否則將難以生存。今天，情況已經略有不同：你的身體會去適應你吃進的食物和進食的時間，也就是說，細胞會變得有彈性。飲食上的運動其實就類似身體上的運動。長時間的無所作為，對你的新陳代謝同樣不是好事。這再度說明了一成不變的 CICO 式飲食實在不是個好主意。

你愈是混搭，就愈能避免一致性，身體細胞就會更強壯、更有彈性。每一天，因為隨時可能要跳起來立刻行動，所以細胞必須做好準備，要能從任何食物中提取能量。這樣一來，它們就不會被訓練成只渴望某種點心或是某樣零食。

既然你選擇讀這本書，就表示你已經有心迎接變化，讓自己擺脫渴望。這個時候，你最不應該做的，就是用另一種渴望——對某種特定斷食模式的渴望——來限制自己。你需要放自己一馬，混亂一點沒關係。有時候你可能會想：「我不要吃碳水化合物。我不喜歡吃了碳水化合物之後的感覺。再也不吃了。」這時候，正確的反應是：「閉嘴。時不時還是要吃點碳水化合物。」當然，不要去吃加工精製的糖，我也沒有鼓勵你大吃特吃棉花糖和水果軟糖。吃一點地瓜或米飯，甚至不含奶的冰淇淋都可以。沒事的。事實上可能還更好，因為這樣反而會讓你的新陳代謝維持彈性。

你不想被卡路里的限制綁住，當然也不會想被一大堆斷食的規定綁住。幸好，間歇性斷食的本質就是要有彈性。現在看起來似乎不太可能，但是任何時間長度的斷食，你都可以做到。先從簡單的開始，熟練之後就可以嘗試進行時間長一點、更有挑戰性的斷食。時間一久，你會開始享受每一次斷食帶給你的不同感受和不同的效益。如果想延長斷食的長度，一定要先諮詢過你的醫生，尤其是在進行比較長時間的斷食期間，假使開始感覺到很不舒服，就要盡早停止斷食。

你可能不相信，但其實我們到現在都還沒有談到間歇性斷食最驚人的效益。斷食能夠讓你擺脫那些連你自己都沒有意識到，卻一直限制住你的事物，得到自由。繼續讀下去吧。

第四章

斷食延壽

你可以時不時地少吃幾餐；
你可以看起來更好、感覺更好，
而且可以有意識地、從容地、自由地，
充滿活力地做你想做的事。

斷食所做的，
不過是把我們自己設下的飲食障礙移除，
讓演化賜予我們的天賦發揮最大的功效。
藉由斷食，我們掌控了這個長達四十億年的演化過程。

不用進到洞穴裡，我就能感覺自己來到一個特別的地方。洞穴的外面看起來就像大自然的鬼斧神工，巧妙地運用了數百萬年的地質侵蝕和變化，最後雕刻出完美的ＩＧ打卡熱點（但我想大自然應該不怎麼喜歡ＩＧ）。那是美麗的紅色岩層紋理，陽光從洞穴上方一個大大的球狀入口向下照射。洞穴入口處的地面上有一根羽毛，像個符咒一樣躺在那裡。出於直覺，我撿起了羽毛，放在陽光中看它的顏色變化，然後把它插在我的背包上。靈境追尋之旅即將結束之時，我發現那是一根美洲鷹的羽毛。當時我並不知道，除非我是原住民部落的人，否則持有美洲鷹羽毛是違法的，然而美洲鷹的羽毛對靈境追尋具有特別神聖的意義。對許多當地人而言，老鷹是智慧和勇氣的象徵，老鷹的羽毛甚至可以作為治療的工具。不管這根羽毛為什麼會出現在那裡，我很感恩自己能遇到它，並且在回程時把它送給了黛利拉。

儘管一路上發生了一連串沒有因果關係，卻看似有意義的巧合，在我的腦海中一直有個聲音叨念個不停——靈境追尋的重點不是沐浴在燦爛的陽光下，揮舞著手中的羽毛；重點是身體上和靈性上的苦修。我來這裡是要忍受飢餓和孤獨的磨練，將自己鍛鍊得更強大。我一直有股衝動想要另外找一個山洞，一個能讓我獨處的山洞，但顯然這不是命運對我的安排。我現在能做的，就是順其自然，完全遵照黛利拉的指示，保持靜默。

我在洞穴裡選了一處還算平坦、僻靜的角落，打算先靜（獨）坐幾小時，然後再鋪好睡袋，練習（幾乎）完全的靜默。然而，不管我再怎麼努力，還是可以聽見我的肚子和我的大腦抱怨著我有多餓。整個白天和夜晚，我感覺自己快餓死了，但還是盡力地抗拒、克服我的渴望。第一個晚上，我不斷幻想自己打包好行囊，徒步去找黛利拉提到過距離不遠的另一個山洞。我想，在那裡，我就可以真正的獨自面對飢餓。

隔天早上，我抱持著懷疑把手機開機，準備傳訊息報平安。薩滿傳來一則新簡訊：「收拾好你的行囊，早上八點整到小徑的起點。我要帶你去另一個山洞。」黛利拉沒開玩笑，她真的可以遠距離監看我們。

我步行到了小徑起點，黛利拉在她那輛老貨卡裡坐著，一開口就讓我非常震驚：「昨晚你不是一直想要去第一女人洞穴（First Woman Cave）？你想要在那裡做你的靈境追尋是吧！所以，我這就來載你，帶你去那裡。」

根據傳統，真正的薩滿可以讀出你內在的想法和欲望，但是我從沒有親眼見識過這種能力。我什麼都沒有對黛利拉說，也認為自己臉上應該沒有什麼表情變化。整個靈境追尋的過程中，像這樣不可思議的事情還很多。有關直覺的假設很多，也已經有夠多嚴謹的科學研究可以佐證，有些人的確能夠感知他人的想法。或許在我們前往最初的洞穴途中，黛利拉已經注意到了我潛意識裡微弱的遲疑。又或許她真的能夠從遠距離接收到我的能量。科學方法的第一個步驟是觀察，所以我只是把事情發生的實際過程告訴你。

我不想落入經常讓科學舉步不前的陷阱：面對著證據，卻說：「我不相信這種事會發生，所以事情沒有發生。」如果你打從一開始就堅信某一件事是不可能的，你就會對證據視而不見。而在過程中，你就可能會錯失某些可以改變你對世界的看法的重大機會。

你可以說那是自由聯想，也可以說是科學方法，無論如何，只要你願意捨棄偏見和成見，好好觀察，就能夠活出更好的生命。已經有許多證據可以證明，就算連著幾天甚至幾星期不進食，你也不會餓死，甚至不會有任何傷害。當然，大食品工業才不會要你這麼想，你的身體也被訓練成不去相信——同樣的，我的心也不願意相信薩滿真的能夠看穿我的心理。但是，如果把信念擱在一旁，敞開心胸擁抱新的體驗，神奇的事才可能發生。

吃的演化史

人類演化史也是食物的演化史。其實，也是斷食的演化史。我們的身體和大腦天生就會去適應它。現存與智人相關的化石證據，最早可回溯到大約三十萬年前。在那個年代，一日三餐幾乎是不可能的。我們的祖先全都是機會主義型的攝食者，更是狩獵者和採集者，在非洲草原上四處遊牧，尋找獵物，[1]包括瞪羚、羚羊、牛羚、斑馬，還有水牛，植物只是備用方案。他們結成部落氏族，經常長途跋涉，只為了找尋食物。那時候，耐力和智力比移動速度來得重要，因為再怎麼逃，也逃不過天生跑得快的動物。好不容易捕到一隻羚羊、瞪羚或是其他什麼動物，還得和整個部族分享。很少有食物可以撐上好幾天。

當食物用盡，他們就再去獵捕，必要時才找當季、毒性較弱，還算可食的植物頂替。在抓獲下一頓食物之前，大家可能都得挨餓，但是沒有人會因為幾天沒吃東西而死。不論是完全沒有食物，或是靠著植物補充極少的熱量，斷食向來就是我們祖先生活型態的一部分，因為沒有選擇。這種有時進食有時斷食的習性，持續了不只數十年，數百年，數千年——事實上，斷食作為人類的生活常態，已經超過二十九萬年了。甚至可說這種生活型態存在的時間更久，因為大部分的肉食性動物都是這樣生存的。舉例來說，獅子不會坐在那裡一天吃三餐，而是抓到食物就吃，然後可能要等個三、四天，才會再有大快朵頤的機會。

聽過「全肉飲食」（carnivore diet）嗎？它等於結合了只吃草飼肉類的飲食和間歇性斷食。好消息是：全肉飲食的食物內容不包含刺激飢餓感的植物毒素，因此讓斷食變得非常容易。你可以把全肉飲食看成是對蔬菜的斷食。如果你和其他嘗試全肉飲食的人一樣，連續進行這種飲食法幾週之後，你會很喜歡自己的狀態，然後吃不含氪石食物（kryptonite-free）的沙拉。另外，你也會重新認識到，當我們把會造成問題的事物排除之後，感覺會有多棒。試試看斷食時只排除所有會造成脹氣、腦霧，以其他代謝問題的食物。謹守以下的原則：只吃草飼的或野生捕獲的動物，而且吃全食物，包括臟器和富含膠原蛋白的結締組織。還有，就像我說的，不管是什麼飲食法，**都可以**和斷食一起搭配。

人類和其他肉食性動物最關鍵的不同，在於人類會使用工具，尤其是火。現代基因相關研究指出，煮食是人類文明中很重大的發現。有些太硬或太毒的食物，未經過火烤就不適合食用，在經過煮食之後，可以釋放出裡面的營養。藉由煮食，獵物的可食部位增加了，咀嚼時也比較省力。有關烹煮爐床的具體證據，目前科學家發現，最早的證據出現在五十萬年前。但是，任職於哈佛大學的人類學家理查．

藍翰（Richard Wrangham）主張，我們的先人可能早在兩百萬年前左右就已經開始煮食。[2]不管如何，證據顯示，人類煮食的年代甚至比智人的時期還早。回想起來，真希望自己能早點知道，這樣就不用花了將近一年生吃蔬食還吃出病來。

更多的能量和脂肪進入體內，使得人類的大腦得以演化到比其他物種更大。較大的腦需要更多的電力在全身上下運行。因此，雖然大腦占全身的重量不過2%，消耗的代謝能量卻高達15%到20%。需要耗費大量的電子才能啟動這部心靈超級電腦，讓裡面的千萬億個細胞發揮功用。

擁有較大的腦容量是人類得以演化成功的祕密，它讓我們的祖先有思考與解決問題的能力。同樣的能力，你我都有，關鍵在於我們是否好好善用它。當我們的競爭者演化出比較厚的頭骨、比較大的爪子，或是比較長的脖子，以便能吃到高掛在樹上的葉子，我們則演化出較大的腦。語言、文化、科學、技術、大規模的合作，以及對未來的計畫，都是這個變化的副產品。換句話說，人類今日之所以成為地球上生命的優勢物種，是因為大腦的尺寸和精密程度。

這樣的大腦最大的貢獻之一，就是讓我們有能力透過思考解決挨餓的問題。然而，即使發明了長矛、網子、弓箭等狩獵工具，人類還是持續著斷食的生活。蓬勃發展的不只我們，也包括我們的大腦。早期人類的大腦容量持續增大，尤其是在前額葉皮質（prefrontal cortex）這個部位。幾過數萬年的演化，這個位於我們額頭正後方的區域，發展成大腦做決定、計畫、認知行為、社交互動，以及個人特質的發電廠。

斷食不但不會對身體的演化和適應造成阻礙，反而有加強的作用。實際上，斷食一段時間後，**再**吃富含脂肪的動物作為食物，讓我們變得更聰明了。當你還要再等六個小時以上才能吃下一餐時，你可能會有點慌，但是你的身體比你還清楚這樣沒什麼不好。一段時間不進食，你的大腦會自動從提取葡萄糖改成提取酮類作為能量。當你連續未進食的時間達到十四個小時，切換開關就可能會被啟動，但是最常發生切換的時間點是二十四小時到四十八小時之間，而且是在難以察覺時自動切換，尤其是在你的新陳代謝已經習慣了這種切換模式之後。如果之前沒什麼燃燒脂肪的經驗，可能會需要兩到四天才會進行切換，而且在這段時間裡，可能會不怎麼好受。我在本書中將提供你一些須知，幫助你跳過這段痛苦時期。其中有些是我們山頂洞人祖先辦不到的，因為他們還未像我們一樣，具備調理食物的能力。

斷食能夠將我們潛藏的演化力量釋放出來。比起葡萄糖，酮體每公克含有更多的電子數，也就是原始能量密度更高。把酮體往細胞裡倒，就好像你到加油站裡，加的是高辛烷值（優質）的賽車汽油。另外，因為脂肪的每克單位熱量比糖高，你的身體代謝酮體所生成的單位熱量，自然會比代謝葡萄糖高。打個比方：不吃糖吃脂肪，就像不喝啤酒喝伏特加（不同之處在於，吃了脂肪還是可以開車！）。脂肪的能量比糖高出許多，因而產生的效果也不同。

動物受傷的時候會斷食，是有原因的。不知你有沒有發現，其實人類也是這樣。想一想，上一次你病得很厲害的時候，有胃口吃東西嗎？當我們生病的時候，身體會自動降低我們對食物的需求，以便把能量運用在修復而不是消化，並且讓身體在沒有毒素進入的環境下自行療癒。當你拉長兩餐之間的時間距離，也會發生同樣的反應。也就是說，斷食可以啟動身體內建的適應性復原過程（adaptive healing process）。

下次，如果你擔心少吃一頓午餐會讓你餓死，就想一想這件事吧。

一日三餐？為什麼？

繼煮食之後，人類飲食另一次革命性的改變，發生在距今大約一萬年前，當智人開始學會耕種的時候。人類不必再徒步於熱帶草原上梭巡、尋找食物，在未知的餐與餐之間熬上一大段時間；我們開始和土地，還有我們飼養的動物拴在一起。我們在固定的地方落腳，如果離開，就代表要放棄我們的農田。在農田周圍發展出來的村落，需要從事不同工作的人力，然後，很快地，我們就不再移動，坐下來的時間也愈來愈多。歷經超過二十五萬年的斷食常態之後，新的食物供應型態產生了，一小塊一小塊的耕地，表示我們可以一天一餐，每天都有東西吃。等到農耕的技術進步了，甚至可以規畫一天兩餐。事實上，當今早、午、晚，一日三餐的慣例，還不超過兩百年的歷史。[3]再後來，我們又在兩餐之間加進了玉米片、洋芋片，當作看電視時的零食。

充足的食物讓人類搖身一變，成為創意天才。從某個角度來看，這些早期的農夫也算是為CICO飲食法埋下了種子。人類原本從動物的肉和脂肪獲取熱量，經他們一改，變成從植物攝取大量的碳水化合物，一舉扼殺了人類斷食的機會，高營養價值的食物也被玉米和小麥取代。這是一個了不起的系統——對小部分金字塔頂端的幸運兒來說確是如此。心智平庸的人在田野裡辛勤勞動，成就了菁英，讓他們有時間探索藝術、科學、化學，不必花時間去狩獵，就能夠享有最好、最昂貴的食物——草飼的動物。但如果你是屬於在田裡勞動的大多數，過的卻是枯燥、營養不足的生活。新的飲食型態甚至導致人類平均身高降低，因為我們大部分的時間都得和自己的生理對抗。

十九世紀初期，工業革命來臨，西方世界的人也開始按著差不多的時刻表進食。在那之前，時間的概念並沒有被這麼嚴格管制。大家不需要知道準確的時間，農人在乎的不外乎日升和日落。然而，在工業革命之後，懷錶變成了極具價值之物，因為它可以告訴你火車何時抵達，何時離站。火車按照精確的時刻表運行。然後，工廠和商店也按照精確的時刻表運作。為了配合火車的時刻表，我們和時間產生了新的關係，我們開始為每天設定特定的進食時間。換句話說，我們的進食型態，是以火車時刻為考量，而不是以身體的需求為出發點。

讓我們再看看之前提過的為車子加油的比喻。如果有人說，你應該每週二和週四，下午三點，把車開到加油站，加十加侖的汽油。為什麼？沒有解釋。你只知道每個人都這麼做，所以這麼做應該是很正常的。至於你的車去過哪裡，什麼時候開過，開了多遠，並不重要。甚至，油箱是空的還是滿的，也不重要。每週二、週四，下午三點，你就是得去加油。照做就對了。

有時候你到了加油站，油槍才剛接好，油箱就滿了，但因為每次都固定加十加侖的油，所以你就只好讓汽油流到地上，或是先用後車箱的一個容器分裝。你看，是不是愈聽愈奇怪。但你還是覺得傳統必然有它的道理，是吧？很快地你的後車箱就會裝滿多餘、用不到的汽油，這時候你可能會說：後車箱裝滿了垃圾。其實，每日定時定量，就和按照死板板的時間表進站加油一樣，根本沒有道理。一不小心，真的會讓後車箱變成垃圾箱。然而，只因為傳統上是這樣做，所以我們不經思考就沿襲下來了。

我們的演化起源和我們的現代文化傳統之間存在著衝突，因此我們對食物也產生了許多奇特的態度。進食是生存的關鍵，但它不僅在生理上不可或缺，同時也是一種感官經驗和集體儀式。為彼此烹煮食物，餵養彼此，是一種親密的行為，心靈上的行為。把燃料和營養送進體內的同時，壓力也被釋放出來。我們的大腦袋需要很多能量，也需要可以斷食和再生的空檔。但是由大腦創造出來的社會結構和食品工業卻不斷告訴我們，不論我們餓不餓，都要定時定量進食。因此，我們也時時渴望得到食物。

你我都知道，除了能量和營養之外，食物也會帶給我們毒素。然而，我們學會把焦點放在如何滿足營養需求上，其他都沒那麼重要，因為以前我們就是這樣（現在依然是）才能活下來的。再後來，我們學會把焦點放在風味，因為口味好是代表食物營養和品質的指標（有些時候還是這樣沒錯）。但是，我們還沒有完全學會如何避開毒素，除非這些毒素會很快地毒死我們或讓我們行動不良。食物裡隱含的慢性毒素並不容易察覺。而且，老實說，從古至今，到底是要忍受飢餓，還是選擇吃下兼具熱量和毒性的食物，我們通常寧願承受毒素的攻擊，更何況，這些食物有時候還滿好吃的！

舉一個可能會令你意外的例子——米飯。糙米比白米含有更多的熱量和纖維，但是在米食文化悠久的國家，大家只要負擔得起，就會選擇吃白米。長久以來，糙米都被視為農民食物。為什麼？大家都知道糙米吃了並不舒服，因為它難以被腸道消化。今天，我們知道糙米富含凝集素（lectins），這是用來讓動物討厭吃它的毒素。此外，糙米含有的砷比白米高八十倍左右。這就是白米存在的原因：將糙米碾磨，去除帶有毒性的硬殼。然而現代科學卻來攪和，忽視毒素存在的事實，讚揚粗糠中含有的纖維和微量的維生素。健康食品專家勸告我們吃糙米，因為它含有更多的營養。於是，凝集素對腸道的刺激、砷中毒的危險，以及引發渴望等種種隱藏性的成本，統統不在考慮之列。你可以留意看看，吃了糙米之後，是不是有「food baby」——胃部有點鼓鼓腫脹的感覺？

身體有發炎症狀，表示本來應該為身體提供能量的電子發炎了。這時候，你的身體會要你吃更多的食物，補充失去的電子。你可以自己試試。糙米因為不好消化，所以可以讓飽足感維持得久一點，但是在那之後，渴望就會大舉來襲。白米消化得快，但不會有渴望尾隨而來。我們的祖先知道，糙米裡多出來的那些營養不值得我們為了它承受伴隨而來的毒素。如果你覺得稻米的例子有點令人困惑，可以想像當你走在超市裡，各式各樣的資訊有如排山倒海而來，超過你的感官負荷，彼此又互相衝突的感覺。你可憐的大腦還沒有演化到可以處理這些資訊。

你的大腦會說：現在最重要的事，就是確保我能夠得到大量的能量，因為我不知道下一餐何時會出現。我們往往還來不及思考，這個奇怪的內建程式就已經啟動了。除非，你能夠藉著斷食，讓大腦回到它的基準線。

再舉一個例子好了——餅乾。身體有一個自動的系統，目的是確保我們永遠不會用盡能量。如果你能夠掌控這個自動系統，能夠用意識讀出這個系統的變化，換句話說，當你看著餅乾的時候，能夠像電影《駭客任務》（*The Matrix*）裡的尼歐（Neo）那樣，看見代表人體運作系統的 0 與 1，你就可以看出餅乾含有很高的能量。你現在需要能量嗎？不一定，但是你的大腦知道餅乾裡的能量會讓你感到舒服。餅乾裡有營養嗎？可能有，可能沒有，但沒關係。想要營養的話，可以攝取補充品，你吃進的其他食物也可能會互相平衡。即使你的營養補充品預估的攝取量不高，也不可能用盡身體的營養。

但是，餅乾裡會不會也有毒素？大腦不會知道。就算是你，在還沒有讀到或解碼餅乾的成分之前（除非餅乾是你自己做的），大概也不會知道。在缺乏資訊的情況下，經過演化磨練的大腦傳給你的訊息會是：吃吧！很快的，你將發現身體會教你什麼東西都吃，包括含有毒素的食物，或是含有超過你的身體所需能量的食物。一旦你吃進的毒素造成粒線體的反應變慢，又會導致你對食物產生更多的渴望。

這時候，你會自問：「為什麼身體要我吃那些餅乾？」因為非理性的衝動，絕大部分是受到情緒因素的作用。還記得嗎？我們都需要安全感，都想有被愛的感覺。天底下沒有比小嬰兒在母親懷裡受到哺餵，更能感受到被愛和安全。線路依然在我們體內，潛藏在我們的意識之下。難怪斷食會觸發警鈴。

我們和食物之間都有情感上的關聯。有些人更進一步，把食物當作一種慰藉或是一種熱情的象徵。我之所以走進那個洞穴，這也是其中一個原因。我想要確保自己能夠在那趟旅程中，處理我和食物的情感連結。我想要弄清楚，自己為什麼老是想把食物放進嘴裡，即使我知道自己不想或不需要吃，即使我的身上布滿了歪歪扭扭的肥胖紋。對我來說寫下這樣的剖析告白並不容易，我相信對你而言也很難想像，但這卻是千真萬確的。你必須先對抗它，才能擁抱它，最後，才能擺脫它。

哺餵別人是一種親密的舉動，哺餵**自己**當然也是一種親密的舉動：你從周遭環境取得某樣東西，送入體內，透過消化道吸收其燃料、養分，甚至毒素，把食物變成身體的一部分。人類和進食行為之間，存在著各式各樣的情感包袱，大部分是屬於前意識*的行為，因為體內的每個細胞都要你吃東西，也就是並非受到你的意識支配，而是身體真的想吃。在現代社會中，食物選項如此豐富，以至於這種想望隨時可以啟動，除非你能訓練自己啟動**捨離**的感覺，同時仍能感到安全和被愛。

你經常會聽到自己的生理系統對你說，如果你不吃就會死。你的思想、意識、演化的人類大腦，不停地告訴你它們需要食物才能感到安全。但是，你不必相信。你應該不停地告訴自己：那些訊號沒有一個是真的。

豐饒的代價

當今的社會食物富足，這意味著地球上大部分的地區，不必擔心歷史上一再重演的饑荒會再度威脅到人類這個物種。然而，這樣的富足是用很高的代價換來的，是用斷食和斷食所帶給我們的相關利益換來的。

馬克·邁特森（Mark Mattson）是約翰霍普金斯大學（Johns Hopkins University）神經科學家，美國國家研究院老年研究所神經科學實驗室（Laboratory of Neurosciences at the National Institute on Aging）前任主持人，他在二〇一四年的評論文章〈不時自我挑戰，以改善健康狀況〉裡，為上述左右為難的困境做了結論，這個結論和我在山洞裡得到的結論大致相同。他認為：「現代人『沙發馬鈴薯』**的生活型態，使得環境的變化，以及對人體健康產生有益影響的機會皆減少，人體對疾病的抵抗力也降低……缺乏挑戰的生活型態導致疾病的流行。唯有靠全體社會共同努力，讓世人重新了解間歇性斷食、運動，以及食用植物的正確觀念才能避免。」[4]

農耕時代開始之初，擁擠的工作環境、與飼養動物的近距離接觸，以及村落人類排泄物的集中，導致因為寄生蟲和感染而死亡的人數前所未有地高。在人類最早有歷史紀錄的這段期間，出現包括霍亂、傷寒、痲瘋病、天花、瘧疾、肺結核，以及疱疹等許多疾病。我們把疾病傳給飼養的動物，不久之後動物又回傳給我們。最終，智人的足跡離開了非洲，來到我們現在稱為歐洲的土地上，和早已移居到那裡的近親尼安德塔人（Neanderthals）混種繁殖，也因此互相感染疾病。有一些證據顯示，我們身上的傳染病可能是造成尼安德塔人滅絕的部分原因。

早期的農人並沒有每天定時進食。我們的飲食習慣主要還是受到工廠、火車，以及工業革命的影響才形成的。人類開始一日三餐之前，因為高血壓、胰島素阻抗、心臟病及癌症而死亡的機率，遠比今日更低；過度飲食和肥胖的問題，多少年來更是聞所未聞。然而，到了今日，這些疾病都已堪稱全球性的流行病。心血管疾病每年奪去大約一千八百萬條人命。根據世界衛生組織的統計，全球有超過四億人口飽受糖尿病之苦。[5]

間歇性斷食是重新找回平衡的一個方法；它可以調停你體內的緊繃情勢，讓演化的你與現代的你和諧共處。

---

* 前意識（preconscious）：介於無意識和意識之間；儲存在這裡的訊息，當下無法被察覺，但是處在一種準備狀態，因此比其他訊息更容易被覺察和提取。

** 沙發馬鈴薯（couch potato）：指長時間窩在沙發上追劇或使用 3C 產品的人。

我發現許多人以為間歇性斷食是一種有爭議的新觀念。事實上，它比較像是被遺忘已久，需要重建的人類智慧。人類刻意進行斷食的做法，可以回溯到數千年前，而且一直以來都和健康、長壽、個人成長息息相關，絕不像現在被全然地否定。三千年前在印度發展出來的阿育吠陀（Ayurveda）醫學系統，正是以斷食作為核心元素。古希臘哲學家畢達哥拉斯（Pythagoras）把斷食視為啟迪心智的途徑。根據記載，他會要求學生在接受考試之前，先斷食四十天。十六世紀瑞士醫師帕拉塞爾蘇斯（Paracelsus）是文藝復興時代醫學革命的領袖人物，他主張斷食是「內在的醫生」。十九世紀後半葉，美國醫師愛德華．杜威（Edward H. Dewey）在他的暢銷著作《正確的生活科學》（*The True Science of Living*，中文書名暫譯）中，試圖藉由推廣「不吃早餐計畫」，復興斷食的觀念。他認為，幾乎所有的現代疾病都「或多或少是由過度的慣性飲食」造成的。[6]我同意。

同樣的故事發生在許多美國的原住民文化。美國的原住民部落會在私人和公眾的儀式中進行斷食。第一民族*中有些部落在進入青春期時會進行一個儀式：連續獨處一至四天，進行斷食和禱告。至於成人，則會在狩獵或戰爭之類的重要活動之前進行斷食。有些特殊的情況下，甚至會全體一起斷食以凝聚整體的團結。柴羅基部族**的一位精神領袖對斷食的解釋是「一種工具，藉由節制地面上的食物，使人性昇華至靈性，加速精神視野的呈現。」[7]

自古以來，世界各地的宗教幾乎都和斷食有類似的關係，斷食經常被視為提升靈性發展的工具。不管是基督教、猶太教、伊斯蘭教、佛教，還是印度教，都有提倡斷食一段時間以進入靈性覺醒境界的做法。在《舊約聖經》裡，摩西和但以理也曾藉由斷食強化他們的信仰。在那之後，耶穌甚至在沙漠之中斷食四十個晝夜。傳統上，天主教徒會在聖灰星期三（Ash Wednesday）和聖週五（Good Friday）這兩天，以及大齋節***期間，戒斷肉食。至於猶太人，則是在贖罪日****這天斷食，藉此重新審視自己和群體，以及和上帝之間的關係。另外，斷食也是伊斯蘭教徒在齋戒月（Ramadan）期間的基石，在日出到日落期間，虔誠地禁斷對食物的欲望。

在宗教界，許多修道者皆以過午不食，作為苦修生活的一環。其中影響最重大的，就是二十世紀印度的政治和精神領袖甘地（Mohandas Gandhi），他為了政治訴求曾經斷食至少十四次，其中有三次斷食時間甚至超過二十一天。斷食期間，他只靠水和鹽來維持生命。他說：「用眼睛看外在世界，用斷食看內心世界。」

高度演化的大腦，不必再為食物的來源煩惱，又有富含能量的酮類作為燃料，自然可以轉而探索認知能力的最高境界。對於斷食在靈性上的影響，一直要到近代的腦神經科學運動時期才有比較深入的科學研究。其實，即使沒有貼著電極，經常靜坐冥想和斷食的人就可以證明，斷食期間比較容易進入不同的意識層次，其中一個比較高深的境界，叫做三摩地*****。在印度瑜伽中，三摩地是一種深度狂喜和超

* 第一民族（First Nations）：現今加拿大境內的北美洲原住民及其子孫。
** 柴羅基部族（Cherokee）：北美印地安人其中一族。
*** 大齋節（Lent）：又稱四旬節，紀念耶穌在沙漠中斷食四十晝夜，面對試探的事蹟。
**** 贖罪日（Yom Kippur）：猶太新年過後第十天，是猶太教一年中最神聖的一天。
***** 三摩地（Samadhi）：佛教術語，又可譯為「止」、「定」、「禪定」。

意識感知的境界，人在此時可以感受到自己和宇宙合而為一，與神合而為一。斷食可以加速這個過程的發生。

換句話說，當初我決定進入洞穴進行斷食，不算什麼瘋狂的行為。歷史上許多聖人為了尋求開悟和自我實現，都做過類似的事。雖然我和那些歷史上的聖人層次相差十萬八千里，但也的確能感覺到在洞裡斷食靜坐真的有好處。有多少好處是因為山洞裡的空間環境？有多少是因為獨處？又有多少是因為斷食？我說不清，但是當我走出山洞時，的確感受到自己的轉變。

所以，為什麼到了現代，除了部分宗教儀式（或是在進行以自我否認為核心、悲慘的卡路里限制飲食的時候），大家變得很少斷食了呢？主要還是因為伴隨著斷食而產生的恐懼感，尤其是在斷食的第一階段期間。你可以歸咎於你的祖先，或甚至歸咎於打造基因的演化過程。儘管在現代的已開發世界裡食物如此豐足，但你的大腦中仍然存在著內建的程式，在向你發送訊號：「不要斷食，斷食就等於危險，等於痛苦。」

請你回傳一個訊息給大腦：「胡扯。」

斷食和進食一樣重要。聽起來很瘋狂，是吧？為了生存，你必須進食；但是，為了好好生存，你必須斷食。進食很輕鬆容易，然而，一旦你學會了本書教你的技巧和心態，完成一次斷食也可以一樣輕鬆容易。你**可以**時不時地少吃幾餐；你可以看起來更好、感覺更好，而且可以有意識地、從容地、自由地，充滿活力地做你想做的事。

大腦的食物

斷食可以讓你更敏銳。那是理所當然。試想，當動物沒有吃東西的時候會怎麼樣？牠們會以全副精神留意周遭環境，以便找到食物。這也是另一個普遍而基本的演化壓力，這個演化壓力大致上形塑了今天的智人。

為了說明，我要告訴你一個老朋友的故事，故事的主人翁叫做克里斯（Chris）。他在軍隊服役時，擔任在敵方領域從事特種部隊之類的遠程巡邏。在訓練期間，他的小組必須背著沉重的裝備，穿越崎嶇的地區，期間大約兩到三天沒有食物供應。訓練的重點是要看看他們能否做到看似不可能的任務——在斷食期間，拖著重達約三十六公斤的裝備上山。訓練的用意在於讓團隊體驗挨餓的感受，從中學習到這種感覺並不真實；另外，為了讓團隊體驗斷食如何使他們的知覺更敏銳，訓練人員還會在目的地的樹上高掛起司漢堡。

克里斯告訴我，他在三公里之外就可以聞到起司漢堡的味道。不相信？一開始我也不相信，但他發誓絕無虛假，而且他是個誠實的人。他說：「千真萬確，我們每一個人都可以聞到那個起司漢堡的味道。沒有人告訴我們那裡會有起司漢堡。我們是聞出來的。知道它就在那裡，我們是被吸引過去的。」

當你的身心一致，齊心協力的時候，就能產生神奇的力量。整整二十四小時斷食之後，你的感覺變得敏銳，專注力也提升。你血管裡和淋巴系統裡的毒性物質愈少，你的推理能力就愈強。這是因為原本內臟器官需要用在消化的大量能量，現在被轉送到你的大腦。等到毒性被消除之後，大腦就開始接受健康無毒的血液，讓它運用資源時變得更有效率。你能夠更專注在想專注的事物上，因為大腦不必再為食物分心。你可以專注於工作、感受或冥想——只要是你想專注的事物都行。之前看似錯綜複雜，讓你糾結的問題，現在可能有如撥雲見日，可以輕鬆解決。

許多人反應，斷食能夠幫助他們內省，帶給他們前所未有的感受。進行長時間斷食期間，情緒上的穩定和欣喜，甚至可以改變生命。要不然，你想為什麼每一種偉大的宗教儀式都會包含斷食的程序？為什麼全球各地彼此沒有關聯的文化，都把斷食視為靈性開悟的途徑？因為，當你的大腦變敏銳，所有的能力也會跟著變敏銳了。

現在，很重要的是，你得先調整你的期望值。第一次斷食的時候，你可能不會有心力去關注更高的開悟層次。如果事情有那麼簡單，人類就不會像現在一樣不再斷食了。相反的，你必須訓練自己不去生出對餅乾或者任何其他事物的渴望。你要記住，光是念頭就可以消耗能量，消耗電子。就像你手機上的任何一個應用程式都會耗掉電池的電力，你腦中的任何念頭都會耗費你的**腦力**。

研究顯示，我們每一天反覆出現的念頭中，大約有15%和食物有關。「晚餐吃什麼？現在需要吃東西嗎？」[8]如果你在節食，比例甚至可以接近五成。人類對食物的依戀是一種演化的遺跡，當初的必要性已不復存在，就像我們的智齒或是闌尾。（事實上，闌尾有可能還擔負著維持體內微生物活力的功能，[9]所以相較之下，你對食物的渴望比你的闌尾還沒有用處！）透過斷食產生的酮體，可以提升新陳代謝，為神經元充電，教大腦不要把時間浪費在對食物的執念上。

如果你按照本書的技巧，完成基本的斷食，我保證你花在思考食物相關問題的時間一定會減少。如果進一步戒除會讓你發炎的食物，你會發現自己能夠非常迅速地把那些念頭完全拋開。有一個流傳已久的迷思，說人類一般只開發了大約10％的大腦（絕對不是事實），從而衍生出許多神奇的故事，要我們相信只要能夠深入挖掘這個現代、演化的大腦，充分釋放它的潛力，我們就可以成就許多神奇的事。呃，這裡說的可不是迷思，而是真真確確，可以驗證的事實。光是透過間歇性斷食，就可以減少腦中與食物相關的念頭，釋出更多的時間和能量，去做別的事。

提到思考，大腦裡有兩種主要的細胞，都操控著我們和食物以及飢餓之間的關係。其一是神經元細胞，它可以說是大腦界赫赫有名的搖滾巨星；另一種是神經膠質細胞（glial cell），或稱膠質細胞（glia），數量雖然也高達一千億，和神經元差不多，卻沒什麼知名度。膠質細胞為神經元提供結構性的支持、絕緣保護、管理，以及營養。特別重要的是，膠質細胞還為大腦提供了免疫系統的作用——它們負責大腦神經元的修剪和維護。如果膠質細胞受到干擾，大腦就會發炎。受到干擾的膠質細胞會觸發痛感，刺激過度進食。[10]

這可不是什麼好事。

神經元和膠質細胞都可以把葡萄糖或脂肪當成燃料，但是前後兩者的口味大不相同。當你的體內有葡萄糖可用時，膠質細胞最活躍，血糖濃度太低時，則會對它們產生壓力；當你體內有從脂肪轉化而來的酮體作為燃料時，神經元最活躍，但是它們也樂於把糖作為後備資源。在自然的狀態下，在斷食期間，你會因為高酮和快樂的神經元而感覺良好；如果你吃進任何碳水化合物，神經元雖然不那麼活躍，但是快樂的膠質細胞會好好地維護大腦的環境。哪一種較好？

請記得神經元是極度需要能量的。它們需要大量的化學燃料，你的思考能力才能夠火力全開。當你真的、真的很餓，血糖很低，而且又不在酮症狀態，可能發生的情況是：你將無法仔細思考，反應速度變慢，感覺遲緩，因為你的神經元缺乏足夠的原料，來不及製造電力。但是，如果你的大腦和身體有足夠的酮體，不必靠葡萄糖來運作，神奇的事就會發生：酮體能對膠質細胞產生鎮靜發炎的作用，因為酮體本身就具有防止發炎的特性。透過斷食，體內會產生酮體，就可以鎮靜膠質細胞，提高神經元的工作效率，讓你的思考更敏捷。

至少，那是一個目標。如果在你進行多日的斷食期間，身體需要葡萄糖來發揮腦力之類的緊急功能，你將會進入**糖質新生**狀態。有些支持原始人飲食和懶人生酮飲食的人士，對糖質新生作用特別熱中；進入這種狀態的時候，身體會提取體內的蛋白質，用來製造身體所需的碳水化合物。基本上，這個概念是真的——在挨餓或是在長期斷食期間，肌肉會流失，因為身體會自動從肌肉分解出蛋白質，來製造碳水化合物。問題是，把蛋白質轉化成糖，要付出很高的生理代價。在這過程中，也會在體內留下許多廢棄產物，像是氨*。這些廢棄物會導致發炎，進一步引發渴望，產生鮪魚肚。

崇尚懶人生酮的人士自有一套理論，支持糖質新生對人體有益的說法。沒錯，短期的蛋白質剝奪確實有促進自噬作用的效果，但即使是好東西也不能過量。如果無止境地把斷食和生酮結合在一起，會因為你的細胞無法好好處理碳水化合物，使得新陳代謝失去彈性。最好的辦法，就是偶爾斷食，偶爾生酮（斷食澱粉），偶爾進入碳水化合物燃燒模式。

最好的就是盡快啟動糖質新生作用，然後盡快進入酮症狀態——這正是間歇性斷食的目標。防彈間歇性斷食正是設計來幫你們達成這個目標的。燃燒酮體的時候，膠質細胞可以很有效率地進行大腦維修和抗發炎的任務，也就是演化賦予它們的任務。

調整你的記憶機器

間歇性斷食不但有助於當下的神智清明，對大腦長期的健康也至關重要。有關斷食對人類大腦健康的效益，目前要取得明確的臨床資料的確相當困難。相關的研究必須耗費很長的時間，而且需要把飲食習慣的影響和我們做的其他事務區分開來。然而，近來已經有許多令人振奮的動物實驗證據。

以齧齒動物反覆進行實驗之後發現，間歇性斷食能夠提升記憶、學習，以及神經新生（神經細胞的再生）。二〇一九年，根據新加坡國立大學（National University of Singapore）一個研究團隊的報告，間歇性斷食特別有助於海馬迴內神經元細胞的新生，而海馬迴正是大腦內部掌管學習和短、長期記憶轉換的部位。[11]另外，約翰霍普金斯大學神經科學家馬克．邁特森注意到，斷食和運動似乎能夠促進一種稱為腦源性神經滋養因子（brain-derived neurotrophic factor, BDNF）的蛋白質分泌。它能提升海馬迴內負

＊氨（ammonia）：蛋白質分解代謝的產物，對中樞神經來說是有毒物質。

責能量生產的粒線體的數量，促進神經新生。[12]有趣的是，邁特森及其團隊同時也發現，斷食能夠提升另一種蛋白質SIRT3（Sirtuin 3）的濃度，它有助於提升海馬迴內粒線體的運作效率。[13]果然，進行間歇性斷食的老鼠，在學習和記憶上都有比較好的表現。

上述的研究結果適用於人類嗎？我相信可以。當我用功能性磁振造影（fMRI）機器測量我的海馬迴體積，結果落在我這個年齡族群中的第八十七個百分位。由於海馬迴會隨著年紀逐漸萎縮，檢測結果證明，我的海馬迴不但沒有萎縮，甚至還長了回來。既然我在二十多歲時，大腦曾因化學物質引發的有毒黴菌而受到損傷，能有這樣的數值，很高的機率是現在又長回來了。我相信是這樣。

如果大腦裡出了狀況，斷食似乎也能幫得上忙。我們的朋友邁特森教授和他的團隊還以齧齒動物進行了另外一項研究，發現斷食有助於縮短中風的恢復期，這顯然是因為斷食抑制了大腦的發炎，並且加速受損神經元的修復。[14]

究竟斷食是否能有效對抗阿茲海默、帕金森氏症等神經退化性疾病，目前尚無明確定論，然而在二〇一八年南韓的一項齧齒動物實驗，已有令人充滿希望的發現。[15]其中一個可能是因為酮體不會像葡萄糖那樣，在大腦內形成有害的斑塊堆積。南加州大學（University of Southern California）老年學研究學者瓦爾特・隆格（Valter Longo）正在設法找出更多證據。根據他的研究，斷食可以降低心血管疾病、癌症，以及糖尿病的生化標記*，而糖尿病是阿茲海默症的風險因子。根據他的結論，斷食可以重新設定大腦的代謝，加速清除故障細胞，其中包括會自行毀滅，導致多發性硬化症的免疫細胞。[16]腦源性神經滋養因子的指數若比較高，罹患帕金森氏症、阿茲海默症、亨丁頓舞蹈症、以及多發性硬化症的風險就相對較低。除此之外，藉由抑制大腦的發炎，斷食似乎也有助於改善血液循環，進而維護認知功能的健康。

一個又一個的健康功效似乎讓人難以相信。斷食怎麼可能對我們有那麼多的好處？答案很簡單：你的身體原本就配備了完整的修復和恢復活力的機制。數千年來，不，數百萬年來；不，**數十億年**來的演化，已經在我們體內建構了這些機制。我們的祖先已經通過了死亡和滅絕的嚴酷考驗；你和我都是難以想像的殘酷篩選過程之下的倖存者。如果沒有這些維持健康的細胞和分子，我們不可能存活在這個世界上。

斷食所做的，不過是把我們自己設下的飲食障礙移除，讓演化賜予我們的天賦發揮最大的功效。藉由斷食，我們掌控了這個長達四十億年的演化過程。

在眾多效益之中，斷食讓我們得以掌控大腦最重要的方式，就是讓我們**對自己有更好的感覺**。一直以來，我們把食物和一天之中的特定時間、家族聚會，以及舒緩情緒連上等號（要不然我們怎麼會有「安慰食品」〔comfort food〕這個詞彙？），我們賦予食物對我們的控制權。漸漸地，我們開始對吃進肚裡的食物，以及我們吃東西的方式，睜一隻眼閉一隻眼，原本應該帶來安慰和營養的行為，變成適得其反。食物也能造成宿醉，這是千真萬確的事。我們放任自己吃進劣質、致炎、摻有毒素的食物，只因為我們受到設計，對這些食物產生渴望，或只為了從這些食物得到短暫的安慰。

＊生化標記（biochemical marker）：指可在病人或被研究者體外觀測到的客觀指標。

試試進行以下的食物覺察實驗：挑出一天，仔細留意自己在用完每一餐之後，身體有什麼感覺。一定要仔細觀察。自己是否在吃過某些食物之後變得特別懶散？或是振作？腹部是否感到些微不適？或者更糟一點，感到**極為**不適？實驗期間，留意自己是否有情緒波動和焦慮的情形？這些感覺通常不會和食物聯想在一起，但卻是食物常見的影響。想想看，你的大腦和身體又是如何回應這些感覺。

自有人類歷史以來，遇見這樣富含糖分、能夠讓體內熱量瞬間飆高的食物，是很不尋常的事。現代飲食中的許多成分出現在人類的耕地裡，也不過就是近幾百年的事，根本沒有充分的時間讓我們的身體去適應。現代的小麥裡充滿澱粉；現代的水果和野生的酸蘋果比起來根本就是糖果；現代糖分爆表的玉米，也是一直到近代才出現在地表上的許多地方。市面上常見的芥花油，原本的名稱是「芥菜籽油」（rapeseed oil），原本不可食用，一直到被刻意經過工業化的去毒性程序處理之後，才變成可食用。當然，並不是說所有現代的水果、蔬菜，或是穀物都不好，但研究顯示，現代作物的糖分往往太高，其中有些（像是玉米、大豆、小麥）的確對腸道微生物或代謝系統有害。不管你吃哪些食物，間歇性斷食都可以幫助我們降低受到這些傷害的風險。

因為吃進加工食品而導致的身體發炎，也會大幅影響大腦對情緒健康的感知。一杯還原濃縮的柳橙汁其實就是一杯糖水——含有營養的糖水，但還是糖水——可以在忙碌時快速提高你的血糖，但下降得也很快，隨之而來的往往是怒氣和更強的飢餓感。不用說，含糖的汽水也是一樣，只差它連營養也沒有。但是，你知道無糖汽水可能導致憂鬱嗎？現代的人工甜味劑已經能夠模擬糖的口味到非常逼真的程度，以至於你胃裡的受器也難以分辨一般汽水和無糖汽水的差別，只好一視同仁，釋出胰島素。

所謂的輕食沙拉醬也有樣學樣，捨棄了糖和高果糖的玉米糖漿，改用人工甜味劑阿斯巴甜（aspartame），卻有導致憂鬱的傾向；番茄醬含有很高的糖分；義大利麵和白麵包的主要原料是精製麵粉，吃了之後會快速轉換成血糖，造成能量飆升、憂鬱和焦慮。油炸食品、披薩餅皮、蛋糕、餅乾，甚至連鹹的餅乾都可能導致情緒沮喪，糖果、糕點、加工肉品和精製穀片亦然。這些食物和我們的飲食演化並不同步。你愈常練習斷食，面對來自大食品工業的劣質食物，就愈能抗拒誘惑。

大腦除了具有細胞修復的機制，也具備有更進階的情緒修復機制等著被啟動。人體後方的下半背部，腎臟的頂端，有兩個小小的三角狀腺體，叫做腎上腺。斷食一段時間之後，大腦會指示腎上腺釋出兒茶酚胺（catecholamine），這是一種神經傳導物質，可以激發專注的神經反應。從前當我們的祖先還是主要以狩獵為生的時候，經常連續數日不得進食，兒茶酚胺就擔負著人類生存的重要功能：幫助獵人維持樂觀情緒，做好繼續追求獵物的準備。兒茶酚胺裡包含了好幾種能夠調整情緒、提升能量的化學物質，包括為人所熟知的腎上腺素、正腎上腺素、皮質醇，以及多巴胺。你可能聽過這些化學製劑或是化學標靶，因為在醫師的處方裡，它們經常被用來對抗憂鬱和壓力。在斷食期間血糖如果降得太低，身體會用這些化學物質來穩定血糖。

斷食期間，你的身體會自然地製造這些物質，提振你的情緒，這不是很美好的事情嗎？這正是在我完成靈境追尋（很快我們就會對此有更詳盡的描述）的時候，感受到的「躍躍欲試的狀態」。同樣的快樂和幸福的感覺，可以在任何人身上、任何時間產生，不必借助任何藥物。

你的演化史決定了你該吃什麼食物。掌控自己在食物上的攝取，或許就掌握了未來幸福的關鍵。

第五章

斷食有助好眠；好眠有助斷食

太晚吃晚餐會導致胃酸逆流，
進而形成鼻涕倒流，導致咳嗽、呼吸道刺激，以及發炎。
咳嗽又是另一個造成打鼾的因素，等於雪上加霜。
由此可知，壞食物加上壞時機，等於壞睡眠。

終於可以踏上我一開始就嚮往的孤獨之旅。黛利拉把我載到一條新的小路起點，指示我前往第一女人洞穴的路徑，往峽谷裡走不到一公里，就是洞穴的所在位置。

黛利拉語氣嚴肅地提醒我，那個洞穴是個聖地，近萬年以來都是舉行祭典儀式的地點。洞穴被稱為第一女人，是根據亞歷桑那州亞瓦派（Yavapai）部族的神話傳說。亞瓦派部族相信他們是一位名叫Kamalapukwia的女人的後裔，和《聖經》裡亞當夏娃的神話類似，Kamalapukwia的後代就是發源於亞瓦派的這個山洞裡。此外，洞口的形狀像一個巨大的陰道，也是它得此名稱的另一個原因，開車上山時可以清楚看出的確頗為神似。（提醒：這個山洞不開放觀光用途。我刻意略過一些細節不提，以維護得到允許的人士使用該地點的正當權益。你不會在網路上找到這個山洞。）

那是我第二次在山洞裡為我的靈境追尋做好準備，卻是第一次有真實感。那時是十月，索諾拉沙漠白天炎熱、夜晚寒涼。我很高興帶了睡袋。那樣的天氣讓我想起了小時候在新墨西哥的秋天，要不就滿頭大汗，要不就冷得發抖。頭一天，我走出第一女人洞穴四處晃盪，站在烈日下，脫掉了襯衫，我知道不會有人看到我身上令我難堪的肥胖紋，而那正是我和肥胖苦戰的標記。

進入靈境追尋的第二天，同時也進入我長時間斷食的第二天，我背著背包在山裡走了將近兩公里的路。對我這種菜鳥來說，斷食的第二天是感到最餓的時候。我就是這樣。第二天也是可能進入狂喜狀態的時候。我也是這樣。感謝你，兒茶酚胺！

漸漸地，我對周遭環境細節的感受變得很敏銳。感覺就像我的眼睛可以清楚聚焦於山洞裡的每一粒灰塵，同時間又可以感覺到空氣中瀰漫著肉眼不可見的泥土顆粒。我往山洞的盡頭探尋，思索著要在這一大片崎嶇不平的地面上的哪裡紮營。山洞裡是一片沙岩地，長約九公尺，寬約三．五公尺。上方岩層低矮，手幾乎碰得到。歷史的痕跡隨處可見。要幾萬年的營火，才能在洞穴上方積累如此厚的煤灰？誰曾經在這裡？他們是否曾和我思索過同樣的問題？漸漸地，我的心思安定了下來，於是我在洞穴中央一塊平坦的岩架——有可能是幾千年前從洞頂掉下來的——搭了一頂小小的營帳。我放下水和睡袋，然後走出洞外四處收集生火用的樹枝。

然後，除了不知道會不會有蠍子、響尾蛇，或是其他大型的野獸來造訪之外，就沒別的事可做了。我獨自一人——完全獨處——在洞穴裡，形單影隻，孤立無援。營火跳著舞的影子有種魔幻的效果，我一邊感受飢餓，一邊進入冥想狀態。我想著有多少人在這個幾萬年來作為祭典儀式場所的山洞裡，在同樣一塊岩壁上凝視過跳著舞的火影。然後，我的思緒開始到處遊移，甚至進入埋在深處的恐懼和孤獨的角落。

獨自在一片伸手不見五指的闃黑之中，儘管幾乎是不可能的任務，我還是試著闔眼休息。我試著聆聽身體發出的節奏，試著讓自己從對食物和同伴的渴望中釋放出來。我腦海中不斷出現一條龐然大蛇向我蜿蜒而來，張口要吃下我的畫面。直到最後，睡意戰勝，意識敗退。

睡得清淨

想強化斷食對你的影響，一夜好眠是最強有力的方法。從簡單的損益平衡角度來看，兩者之間的關聯也是顯而易見——睡著了就不可能吃東西，所以睡眠可以幫助你讓一六八斷食變得簡單很多。但不只這樣。和斷食一樣，睡眠同樣對全身上下的細胞和生物化學過程有很大的影響。如果能結合間歇性斷食和健康的睡眠模式（研究人員稱為「好的睡眠衛生」），將能得到相輔相成的效果。

即使不清楚睡眠如何影響我們，每個人都知道睡眠有多重要。平均來說，我們一生中三分之一的時間都在沒有意識、靜止不動、對影像和聲音沒有反應的狀態下度過。現代人可以安安穩穩地睡在舒適的房間裡，但想想這些睡眠時間對我們祖先的意義：那表示他們有三分之一的時間對外來的攻擊毫無招架之力。睡眠看起來像是糟糕的生存策略，照理說應該很快就會被演化淘汰，但是每個人還是照睡。不只如此，所有現存的動物都會睡覺，而且根據科學家現有的研究，[1]早在五億年前地面上開始出現動物之時，也就是在埃迪卡拉紀*的時候，已經是這樣了。[2]演化既冷酷又有效率，而睡眠能這麼普及，意味著它對生命的必要性，甚至超過了躲避想要吃掉你的掠食者的能力。因此，我們必須慎重看待睡眠這件事。

你是否曾經有一整天未曾闔眼，覺得自己累得快死掉的經驗？人的確可能因為缺乏睡眠而死。一九八九年一項著名的研究中，[3]芝加哥大學（University of Chicago）的研究人員確實目睹了一組實驗室老鼠發生這樣的情況。（由於完全不合乎道德，類似的實驗不可能以人類為對象，但是可想而知同樣的情

---

*埃迪卡拉紀（Ediacaran period）：距今約八億年至五．七億年前，又稱震旦紀。

況絕對有機會發生在人類身上。）人類因為缺乏睡眠而死的速度，要比缺乏食物而死還快，然而大部分的人寧願選擇累，也不願讓自己餓著。

反之，你應該知道，好好睡一覺之後思緒敏捷又專注的那種感覺吧？幾乎每天都有新的研究報告出爐，新的科學數據為一夜好眠的效益掛保證。夜間的休止狀態提供人體修復再生的機會，不管是在生理或心理上都是如此。在這段時間裡，你的潛意識將解決問題，你的肌肉得到休息，並且提高蛋白質的製造量，變得更強壯。在睡眠期間，近來才被發現的類淋巴系統（glymphatic system）會清理大腦中的發炎，[4]其中的膠質細胞會打通一條垃圾通道，把脊髓液裡的細胞廢棄物移除。研究發現，類淋巴系統的清理行為似乎能降低罹患阿茲海默症和其他大腦功能失調疾病的風險，也可能延緩大腦整體的老化現象。每晚睡六個半小時到八小時，似乎可防止高血壓，進而降低罹患心臟病的風險。此外，還有證據顯示，好好睡一覺可以促進各種機制，包括提高褪黑激素濃度、降低發炎和促進蛋白質消化酶引發的細胞修復，這些都能降低罹癌機率。

然而，根據美國疾病管制中心（Centers for Disease Control and Prevention, CDC）報告的統計數字，高達三成五的美國人經常一個晚上睡不到七小時。[5]很可能你也是這樣，而且我保證，就算是睡眠時間超過七小時的人，疾病管制中心也沒有問過他們睡得**好不好**。所以，在我們談到睡眠和斷食之間緊密的關聯之前，先看看睡眠本身的重要性：

- 睡眠可以減低壓力。

- 睡眠可以降低發炎反應。
- 睡眠可以加速復原。
- 睡眠可以提高認知功能和記憶力，讓人敏銳而警覺。
- 睡眠可以提升性欲。
- 是的，睡眠也可以幫助你減重。

除非你睡在叢林裡，夜幕降臨之時隨時可能遭到掠食者的攻擊，否則熟睡可說是一點負面的效果都沒有。而斷食就能夠幫你一夜好眠。

嚴格說來，睡覺的時間其實就是斷食時間。這正是英文的早餐（break-fast，字面上的意義就是中斷斷食）這個字的由來。如果你起床後選擇放棄早餐，在不睡覺的狀態下繼續好幾個小時，其實就等於展開了間歇性斷食。早上起床維持不進食狀態數個小時之後，身體就會明顯降低胰島素的分泌，同時增加人類生長激素（human growth hormone, HGH）的分泌。這點很重要，因為人類生長激素有助於細胞修復，增加脂肪燃燒率，並且能幫助發育淨肌肉量（lean muscle mass）。

為了讓整個過程的效益最大化，你應該在起床至少六個小時之後，才吃一天中的第一餐。你的睡眠循環，同時也決定了你應該在一天中的什麼時間停止進食。如果你很晚才吃東西，尤其是在接近就寢的時間進食，在躺下準備睡覺的時候，你的身體還在忙著進行消化工作。腸道裡有食物等於在向你的晝夜節奏系統*發出訊號，讓系統誤以為仍然是白天時間，因為人類並不是夜行性動物。那麼多的代謝能量被用在消化工作上，將使你更難以入睡。比起在日間進食，晚上進食就表示你的血糖和胰島素濃度停留在高點的時間比較長，罹患葡萄糖耐受不良、第二型糖尿病，以及高血壓的風險將因此增高。過去幾年來，我一直進行特別為糖尿病設計的血糖監測，並且持續地注意到，如果用餐的時間較晚，隔天的血糖指數就會較高，即使是在間歇性斷食期間也是如此。所以，不要太晚吃晚餐。

即使睡著了，高濃度的血糖和胰島素也可能使你頻繁地醒來，因為身體還在進行著消化作業。因為處於半睡半醒之中，你當下可能不會注意到自己在夜裡醒來這麼多次。你會注意到的，是隔天真的起床後，神智不夠清明、不夠專注的狀況。若想了解自己的睡眠品質，一個簡單的方法就是買一個品質不錯的睡眠監測儀器。在這本書出版之際，市面上最好的睡眠監測器是Oura ring睡眠戒指，包括NBA在內的許多專業運動選手都會用它來偵測睡眠狀況；最好的手機專用睡眠偵測軟體則是SleepSpace。這些設備可以測出你在夜間醒來的次數。偵測結果，應該會讓你三思是否還要在深夜吃零食。好的睡眠衛生和好的斷食習慣絕對是相輔相成的。

理想的狀況，晚餐和睡前**至少**要間隔超過三個小時以上。最近，加州大學聖地牙哥分校（University of California San Diego）健康研究學者魯斯・帕特森（Ruth Patterson）和桃樂絲・西爾斯（Dorothy Sears）針對飲食和睡眠之間的關聯，進行了徹底的文獻研究。[6]根據他們的結論，在一天之中的最後一餐和就寢時間之間，每增加三個小時的間隔，對於降低血糖濃度，以及降低發炎反應指標C－反應蛋白的指數，有顯著的效果。除此之外，研究也顯示夜間值勤會引發和睡前進食一樣的負面生物反應，而斷食有助於抵消這些負面作用。

在此重申，好的睡眠衛生和好的斷食習慣絕對是相輔相成的。至於箇中道理為何，那又是一個引人入勝的故事了。

身體裡的時鐘

晝夜節奏是我們的內在時鐘，我們的身體就是依照這個時鐘運作。它決定我們何時入睡、何時清醒；它也主導細胞何時應該啟動不同的化學路徑，製造能量，包括在我們睡眠期間燃燒脂肪，而不燃燒糖。進食的時間太接近就寢時間，容易因為和內在的晝夜節奏衝突，造成代謝失調。到時候，罪魁禍首不只是你吃的食物，還有你自己的身體——確切地說，是大腦的一小塊區域，位在眼球後方的視交叉上核（suprachiasmatic nucleus）。視交叉上核是時間管理大師，它會發出化學訊號，指示我們該睡覺或該起床的時間。

廣義來說，讓人體睡眠清醒的時間與日升日落的時間同步，是晝夜節律演化的重點。西元前六四〇年，帕洛斯島（Paros）的希臘詩人阿爾基洛科斯（Archilochus），是第一位注意到晝夜節律的人。他發現晝夜節律不單只是對白日和夜晚的反應，而是內在的時鐘，他還提醒世人「看清掌管人類的是哪一種

* 晝夜節奏系統（circadian timing system）：又稱生理時鐘。

節律」。（阿爾基洛科斯寫過一個發人深省的格言故事〈狐狸和刺猬〉〔The fax and the hedgehog〕，他說「狐狸知道很多小事，而刺猬只知道一件大事」。比起狐狸總是容易被許多小事分神，刺猬把注意力放在基本的事實上，顯然更有價值。）

然而，在阿爾基洛科斯之後隔了意外的久，世人才對這個內在的時鐘有更多的認識。距離阿爾基洛科斯的時代超過兩千年之後，一七二九年，法國太空人尚・雅克・德歐圖斯・德馬蘭（Jean-Jacques d'Ortous de Mairan）推論出在植物身上普遍存在規律的生物節奏。至於在動物身上發現類似的節奏，則要到二十世紀初期。相關研究的進展相當緩慢，所以當生物學家傑弗里・霍爾（Jeffrey C. Hall）、麥可・羅斯巴什（Michael Rosbash）、麥可・揚（Michael W. Young）因為「發現掌握晝夜節律的分子機制」，獲頒諾貝爾生醫獎的時候，竟然已經二〇一七年了！[7]

現在我們知道這個晝夜時鐘廣泛調節了各種代謝過程，讓這些過程在每天最佳的時間點重新啟動，以利生物的運作和生存。日光有助於重啟這個節律，但是就算我們沒有看到日出日落，體內的時鐘依然會持續運行。然而，現代的生活型態並不一定能符合這個節奏，就像現代人的飲食模式也常常和人類物種演化後的模式互相衝突。我們的內在時鐘很容易受到外在刺激的影響，包括各種社交活動、使用3C產品的時間，以及就寢前十分鐘你往嘴裡塞的宵夜點心。

睡眠研究人員有時候把這些刺激稱做「zeitgeber」（定時器），這個字的意涵不像它念起來那麼粗魯，在德文的意思是「時間給予者」。在夜裡應該關機的時間，定時器可以讓你的肝臟、肌肉和脂肪組織活躍起來。這時，你的大腦一方面根據一天的時間和你的睡眠模式，試圖讓身體為就寢做好準備，一方面又發現體內某些器官或組織進入高度運轉狀態，因此將感到混亂。晝夜節律受到干擾的結果，可能引起發炎，甚至改變免疫系統的反應方式。這些改變又會反過來干擾晝夜節律，形成惡性循環。

根據二〇一七年澳洲雪梨大學（University of Sydney）所做的一項研究，晝夜節律受到干擾可能造成的後果，包括因發炎而衍生的呼吸系統疾病，像是慢性阻塞型肺部疾病*、過敏性鼻炎，以及哮喘。[8]簡單說，就是「麻煩」。

幸好，即使追劇、滑手機、吃宵夜之類的行為正在用它們的定時效應蹂躪你的身體，只要你為進食的時間設下限制，就可以把身體調回比較穩定的睡眠規律。建立規律會使你比較容易入睡，也可以讓你不必依賴鬧鐘尖銳的叫聲，就可以自然醒來。另外，斷食期間身體釋放的腦內啡**，又可以強化自然模式，從此你不必再往身體內裡塞任何藥物，不需要靠安眠藥或是其他藥物，輔助你達到深層的自然睡眠。你只需要讓你的晝夜節律順利運作即可。

我知道，「只要」這個詞太輕描淡寫這個挑戰的難度了。生活裡如果沒有了網飛，沒有了社群媒體和療癒零嘴，怎麼過得下去！記得嗎？**捨離**並不代表要**捨離一切**。記得嗎？我說過我有一整套的生物駭客工具要和你分享，可以強化你的控制力，帶你遠離折磨痛苦。你還是可以享受你的蛋糕，只要你清楚身體怎麼運作，你可以在任何時間吃這塊蛋糕！

---

* 慢性阻塞型肺部疾病（chronic obstructive pulmonary disease）：包括慢性支氣管炎、肺氣腫及慢性哮喘。

** 腦內啡（endorphins）：一種荷爾蒙，分子結構與嗎啡相似，具有幫助放鬆、控制情緒，增加幸福感的作用。

睡得好，斷食更輕鬆

間歇性斷食是一種生物駭客技術，有助於提升睡眠品質；反過來，充分的睡眠也是一種生物駭客技術，有助於斷食的執行。是不是很酷？

通常，斷食到了第二個晚上（或者再久一點），你就會發現自己需要的睡眠時間變短了。一般說來，進行間歇性斷食，或是僅僅因為少吃促炎性食物，我們就會發現在連續多日的斷食期間，每一天需要的睡眠時間會比平常少一個小時。斷食期間，刺激大腦、維持大腦清醒狀態的神經化學物質，會在日間增加產量，到了夜間則通常會降低，為進入深度睡眠狀態做好準備。健康的睡眠曲線會是在前半夜進入深度睡眠，在後半夜進入快速動眼期（rapid eye movement），或稱 REM 期睡眠，在這個階段你會做大量的夢。如果在斷食期間，你比平常早起一小時，就少一個小時的 REM；晚一個小時就寢，就少一個小時的深度睡眠。不論是前者還是後者，比起還未開始斷食之前，你起床之後的精神都會恢復得更好。

斷食就像一個禮物。沒有用在睡覺的那一個小時就像你賺到的，可以用來讀書、寫作、靜坐，或是享受和朋友、家人相處的時光，也可以做你想做的事，善待自己。一天一小時，以二十四小時計算，一年就可以省下整整十五天；以每天八小時的工作計算，等於多出六週額外的工作時數。為了宵夜，放棄這樣的時間禮物，值得嗎？

設定一個固定的進食時段（eating window），可以幫助你得到這份時間禮物。實際執行起來會比說的更容易，因為我們的社會原本就有共通的用餐時間，為你的計畫提供了基礎架構，你只要依此架構打造出屬於自己的進食時段。冬天因為天黑得早，我的進食時段是從中午起至傍晚六點；夏天則是從下午兩點一直到晚間八點。愈早愈好。入夜之後，做什麼都不是那麼理想。如果你說：「我打算只在上午十點到下午兩點之間進食。」也可以，只要這個時段適合你的生活型態。關鍵在於挑選一個適合自己的時間表，讓你可以輕鬆地持續下去。如果你因為工作必須在較晚的時間聚餐，可以參考我的做法：我通常會按時間吃我正式的晚餐，然後在商務聚餐時點一份沙拉，讓別人心安理得地吃他們的晚晚餐。

另外，就算是在進食時段，也不表示你可以隨便想吃什麼就吃。我們要做的不是懶人版的生酮，不是可樂和多力多滋飲食法，也不會是什麼蔬食版的可樂和多力多滋飲食法。吃得簡單、健康一點，會讓你快樂得多。好吧！就算你真的奉行什麼可樂和多力多滋飲食法，只要你做到適量，並且做到在睡前的三個小時之內完全禁食，還是可以減重，並且睡得更好。

如果要設定間歇性斷食的時間表，最可行但也是最極端的，就是省略早餐，只吃午餐和晚餐。這麼直截了當的指導方針，說它是一種「生物駭客技術」似乎有浮誇之嫌，但事實就是如此。建立一個進食的節律，讓它可以配合你的睡眠節律，以及在背後支撐一切的晝夜節律。太晚了就不要進食。省略早餐的斷食方式非常務實。雖然，效果最強、最符合晝夜節律的進食時程，是把進食時段定在早上，也就是吃早餐和午餐，不吃晚餐，但是很少人能夠堅持下去，因為省略晚餐要付出的社交代價實在不划算。

對有些人來說，尤其是和我一樣很難入睡，或是難以準時就寢的人，如果能嚴格遵守「天黑之後不進食」的限制，斷食的效果會特別顯著。對於患有中度或嚴重睡眠呼吸中止症的人，攝取熱量的時間太接近就寢時間，有可能增加夜間發生睡眠障礙的次數（因為喉嚨發緊，造成大腦缺氧而導致的情形），因而無法得到充分的深層睡眠。然而，對斷食新手來說，完全不吃晚餐的確很難。

告訴你一個小技巧，可以幫助你既不會感到飢餓，又能快速入睡：晚餐的時候，吃白米飯和地瓜。你可能覺得我這不是自相矛盾嗎？我建議你吃碳水化合物，但碳水化合物不正是酮症的敵人嗎？你就把它想成是一種微調，讓你的斷食保留一點彈性。只要不過度，晚餐吃少量的碳水化合物對於舒緩生理的焦慮非常有幫助。碳水化合物會製造血清素，這是一種可以幫助我們入睡的神經傳導物質（大腦裡傳遞信號的化學物）。睡前三到四小時，吃一頓含有少許碳水化合物的晚餐，可以讓你在夜裡睡得更沉、更安穩。

如果只是一、兩口少量的碳水化合物，只要搭配MCT油，就算吃了還是可以維持酮症狀態。每週一、兩次，甚至還可以來一點加了少許的糖，或者更理想的，加了少許野生蜂蜜的飯後甜點。你可能會因此短暫地脫離酮症狀態，但只要進行短時間的斷食，就可以恢復過來。我之所以建議野生蜂蜜，是因為它可以提升肝醣的濃度，而肝醣是大腦會優先使用的燃料來源。一夜好眠除了提供一個可讓肌肉重生和修復的機會，其實受益最多的是我們的大腦。大腦需要充分的能量補給，才能徹底進行清理和再生的程序。睡得好，吃得好，腦力好，三者環環相扣，互為表裡。

在此我要做一個重要的免責聲明：斷食期間，尤其是初次斷食的時候，很可能會發生在半夜裡醒來的情形。不要氣餒，你沒有做錯什麼。你仍然在正確的路徑上，不久就能得到更好的睡眠和更好的認知功能。你所經歷的是皮質醇的效應，它在體內扮演的是類似警鈴信號的角色，也就是說，它在傳信號給你，要你攝取碳水化合物，或是暫停間歇性斷食，停個一、兩天。

一提到皮質醇，世人往往如臨大敵。健康檢查報告通常把這種荷爾蒙形容為過度的壓力、咖啡攝取、久坐，以及生活中各種負面情緒的信號。有些人也把高皮質醇指數和腎上腺疲勞畫上等號，那可是個大問題。（我可以作證，因為我有過腎上腺疲勞的經歷。腎上腺疲勞可能導致昏睡、疼痛、睡不安穩，以及消化問題。）然而，就和你體內所有的化學物質一樣，皮質醇的存在自然有它的道理。事實上，皮質醇過低比皮質醇過高的問題還麻煩得多。皮質醇不足時，身體製造能量的能力、控制發炎的能力，甚至思考時需要維持的基礎血壓，都會受損。幸好，因為斷食而受到訓練的代謝系統，能夠在燃燒葡萄糖或燃燒酮之間輕鬆轉換，你可以有更多的能量，皮質醇指數也會因此趨於穩定，變得像童話故事人物歌蒂拉（Goldilock）最喜歡的那張椅子一樣：不會太大，不會太小，剛剛好！

如果斷食讓你的身體誤以為能量被用盡了，尤其是葡萄糖不足了，身體就會釋出皮質醇，快速進行修復，因為皮質醇可以立即升高血糖，這原是一個讓你保命的機轉。就和戰或逃反應的作用類似，在你感受到威脅時瞬間補充你的能量。大腦先是宣告情況危急，接著快速釋出皮質醇和腎上腺素，以製造血糖。你的全身上下進入高度警戒狀態。因此，我把夜間皮質醇的製造，稱為化學警鈴信號。

當你開始斷食，身體的警報系統有可能在極不恰當的時間點啟動，像是在凌晨三點鐘。對大腦來說，這個時間點正巧是睡眠循環中需要動用大量能量，進行重要排毒清理程序的時間。這個程序被稱為類淋巴循環（glymphatic circulation），是大腦鞏固記憶，進而貯存為長期記憶的重要階段。在這個深夜「洗腦」的過程中，神經元會排出水分，把日間累積的有毒蛋白質沖走。接著，大腦會以新鮮、乾淨的腦脊髓液自行補充，好讓你在隔天起床時感覺神清氣爽。

如果整個程序順利展開，會非常的美妙。然而，對於斷食新鮮人，或是對無止境奉行生酮飲食的信徒，很可能會在夜裡遭受大腦戰或逃、能量焦慮的反應突襲。藉著釋放皮質醇和腎上腺素，大腦可以快速地取得類淋巴循環所需的能量，個別的神經元細胞也能很開心，很乾淨。但是，身體的主人——正在讀這本書的你——就不會那麼開心了。夜半三點的驚嚇，伴隨而來的還有停不下來的思緒，睡不回去的痛苦。如果這種情形發生在你身上，試著在睡前吃一點野生蜂蜜，可以幫助你快速解決問題，直到你的身體適應斷食。一點點的甜，可以滿足你的大腦，也可以滿足你。如果碳水化合物對你起不了作用，試試少量的MCT油，藉著提升酮體循環的速度，為大腦提供替代能量，也會有幫助。

尊重生命的節律

你已經開始了接管晝夜節律，拿回生理主控權的程序。接下來，你會需要對你的生理時鐘運作的方式有更多的認識。晝夜節律主導的不只是調節睡眠和清醒的節奏，它還負責促進健康的新陳代謝和免疫系統，所以優質睡眠才會帶給我們那麼多正面的健康效益。

晝夜節律對你體內的三十兆個細胞有著極為精密複雜的影響，而且它的影響力還不止於此。每一個活躍的細胞裡都含有數百至數千個粒線體，這些粒線體負責從你吃的食物裡提取化學能量，驅動新陳代謝。理想的狀態下，體內的每一個粒線體都應該分得出日與夜。同樣也是在理想的狀態下，全部的粒線體應該都能同步運作，因應晝夜節律發出的化學信號，調停一整天的心情變化、能量強弱，以及活動力的高低。

然而，如此精密有如舞蹈的系統，有可能因為接收到與晝夜節律互相衝突的感官信號而分崩離析。其中，影響最大的，正是大腦賴以判別晝夜的信號——光線。我們眼睛裡的細胞會持續地監測周遭光線的顏色、強度和角度，把資料輸送到視交叉上核、大腦的其他部位和更深入的區域。我指的不是你看到的東西，而是那些更細微的，你不曾察覺，卻深深地影響著你觀察的東西。你的晝夜節律會持續地調節和重設，以因應自然的光循環。但是，當你的周遭充滿人造光線，以非自然的顏色，出現在非自然的時間，你的晝夜節律將因此改變。你的粒線體也將因此改變。你那演化而來、精密的生物化學之舞，也可能發生代謝失調的狀況。當這些人造光影響到粒線體的功能，你的血糖濃度同樣會受到衝擊。

因此，我會刻意營造一個最理想的睡眠環境。我在夜間會戴上能夠過濾垃圾光線的眼鏡，睡前將室內光線盡可能地調暗，或是使用友善睡眠的燈泡（後面會詳細說明）。我拉上遮光窗簾，把房間布置成屬於我個人的洞穴。就算你還沒打算做到這個地步，也應該對夜間的照明多加注意。在夜裡，把燈光調暗特別重要，尤其是在斷食期間。如果沒做到這點，之前做的很多工作等於前功盡棄。當然，你也可以進行所謂的「夜間照明斷食」。

另外，如果不打算完全禁止，接近就寢時間的時候，至少減少3C產品的使用。不看電視。不用電腦。不用電話。睡前的一個小時是一個不錯的目標。電子產品的螢幕藍光和正午的光線很近似，因此連你眼中經過精密調校的光學受器也會受騙，誤以為仍是白天。這些受器會觸發荷爾蒙釋放，讓你保持清醒，抑制幫助入睡的褪黑激素分泌。就算你終於睡著了，螢幕藍光的殘餘效應仍會持續影響你的睡眠，你就不能睡得那麼深、那麼安穩了。

早在二〇一五年，倫敦國王學院（King's College London）的保羅・格林格斯（Paul Gringas）教授就曾針對藍光的問題呼籲大眾提高意識。[9]從那時開始，許多電子產品廠商便在他們的手機上加裝較暗、偏紅的「夜間模式」。二〇一八年，我特別訂製了一副能夠隔絕干擾睡眠光線的眼鏡，之後又持續進行研究，申請專利，並且創立了TrueDark這家公司，專門生產特製的燈泡和鏡片，有助於在夜間降低我們受到與日照類似的光線照射的機率。（就算不使用我的鏡片，你還是可以做到這本書裡提到的所有做法，但因為它確實有效，所以我還是和大家分享。）事實上，如果你調暗燈光、戴上這種眼鏡，並且把螢幕光線調得很暗很暗，仍舊可以在睡前繼續使用3C產品。我經常這樣做，還是能睡得很安穩，但重點是你對光照這件事的立場絕對不可以妥協。

當然，再怎麼樣，這些駭客手法都比不上完全熄掉燈光，何況限制看電視或盯著手機螢幕看的時間，也是你進行多巴胺斷食的先決條件。針對這點，我將在第十章裡提供更多資訊。這裡要強調的關鍵不僅僅是隔絕藍光，而是斷除整個對影片、訊息和社群媒體的成癮模式。這是另一種展現你對渴望的掌控能力的方式，也可以幫助你感到更有活力。

為了讓睡眠和間歇性斷食之間相輔相成的效應最大化，我們應該妥善處理所有影響睡眠衛生的因素。睡眠品質不佳的情況下，斷食會變得更困難。因此，在第一次斷食之前，可以先處理睡眠上的問題。如果你和大部分的人一樣，你入睡和清醒的時間將主要取決於習慣和責任，而非身體的需要或你的需要。試著擬定一個計畫，讓自己每晚都能固定有六個半到八個小時的睡眠。好好思考自己想要在何時就寢，何時起床，然後以此為根據，設定自己的「睡眠時段」（sleep window）——讓這幾個小時，成為你為自己選擇的休養生息時段。

有兩個因素會讓你的身體決定關閉睡眠時段，進入清醒狀態：明亮的光線（尤其是陽光）和充分的熱量。你可以做一些實驗，看看是否有其他理想的開始或結束睡眠的時間。如果這些時間和身體目前的晝夜節律不同步，你可以運用斷食和光線等駭客手法加以破解。

重設日夜節律的斷食法

另有一種方法可以駭進經過演化而來的睡眠模式，同時得到斷食的好處，我稱為**晝夜重設斷食法**。你可以用這個方法在短期內快速改變你的睡／醒循環，配合你的生活，調整時差，或者配合排班上的需求。

十四年來，我持續監測我的睡眠。身為一名寫作者，又時常喜歡埋首於研究，我發現在深夜的某一個時段寫作，效率特別高。因為安靜，所以我能夠專注；因為眾人皆睡我獨醒，正是享受獨處的好機會。然而，我有多享受這些深夜時光，要付出的代價就有多大。早晨，我還是得送孩子上學，不能遲到。熬夜到凌晨兩點才睡，睡五個小時後又得起床，日復一日，把我累垮了。任何人都可能累垮。一陣子之後，這樣的作息會讓你在早晨有如行屍走肉，並開始懷疑以此換取在深夜大爆發的創作力，到底值不值得。

於是，按照慣例，我決定研究出一種生物駭客技術，讓我既能按照我喜愛的方式寫作，又能正常睡眠。（我寫到這段時是凌晨三點，正好達到寫作顛峰狀態的時間。）

要駭進睡眠模式，就必須駭進經過數十億年演化而來的機轉。這些機轉早在人類源起之前，甚至早在睡眠本身源起之前，就已經存在。我指的是回溯到地球上最複雜的生命還是在海洋中漂浮的單細胞微生物的那個時代。日正當中的時候，也是營養來源的高峰期。太陽升起，我們的細菌祖先會從冰冷的深海中浮出水面，晃晃盪盪地享受它們的第一道晨光。光線可能是微微的紅色，因為當你漂浮在原始的海洋時，日出看起來就是這種顏色。接著，這些細菌開始吸收太陽的能量，然後以水中的生物為食物，大快朵頤。這個儀式傳承至今，依然存在於你的體內。日出時分享受光線和營養的循環，被寫進你的細胞編碼，延續了億萬年漫長的歲月，因為它讓我們可以和我們居住的星球作息同步。現在，藉著選擇性的**捨離**——捨掉食物、人造光，或是電子娛樂，你可以重新和遠古以來的內在節律達成和諧。

你將結合進食和睡眠的時間，用它們聯手來說服你的大腦，調整你的睡眠時段。想一想能夠對你的生物時鐘產生影響的刺激物質。首先是光，包括它的色調、強度和角度。其次是熱量，準確來說是指被消耗掉的熱量。如果斷食的方法正確，這兩個因素都可以調整。如果你相信自己一天三餐都將挨餓，你的睡眠時段就會沮喪到不受你的控制。雖然目前尚未有鐵一般的研究證據足以為我的理論背書，但我估計光線對晝夜節律的影響力占了大約七成，食物占大約兩成。剩下的一成可能是室內溫度。這些是我們準備破解、重設晝夜節律時，要控制的變數。我研究出來的方法總結重點如下：

- 在新設定的時間起床，可以設鬧鐘，也可以不設。
- 點亮室內照明（鹵素燈尤佳），或是走出室外，不要戴太陽眼鏡。
- 在醒來後三十分鐘之內，喝咖啡（加入奶油和C8 MCT油），並且攝取至少三十克到五十克的蛋白質。
- 正常吃午餐，午餐內容要含有大量的脂肪和草飼蛋白質。
- 從下午兩點開始斷食。
- 在預計就寢時間的前兩個小時起，調暗光線，並且／或是戴上TrueDark眼鏡。
- 如此重複一週，完全不吃晚餐──這就是我稱為「反轉式間歇性斷食」的作息，也就是在白天的進食時段完成所有熱量的攝取。

這個方法的效果出奇地好。過去十四年來，我幾乎都是在凌晨兩點到四點之間才能就寢，因為我就是要到那個時間才會覺得累。運用這個技巧之後，現在的我在晚上十一點就會疲倦、就寢，然後不必設鬧鐘，睡足六個半到七個小時之後就自然醒。真希望在我還有日間工作的時候，就已經知道這些駭進睡眠的方法。

如果情況相反，你剛好是少數在晚上九點入睡，凌晨四點就醒的人，若想重設你的生理時鐘，也可以運用同樣的基本技巧，把睡眠時間調晚一點。

- 天黑後一小時就吃晚餐，攝取大量的蛋白質和一些碳水化合物。
- 日落之後，仍然保持明亮的光線達一個小時（或兩小時）。
- 夜間避免任何含咖啡因的物質。
- 睡在非常暗的房間裡。
- 盡可能睡晚一點。
- 醒來之後，維持低亮度的照明，並且／或者戴上TrueDark眼鏡一到兩個小時。
- 醒來兩個小時之內不要喝咖啡。
- 早上完全不進食；如果覺得餓，可以喝加了奶油和C8 MCT油的咖啡。
- 下午兩點才吃午餐，攝取大量脂肪和草飼蛋白質。
- 如此持續一週。

結合斷食和光線的控制，就可以重新調整你體內的生物時鐘，效果真的非常驚人。

為失調的睡眠建立秩序

目前為止，我們討論的都是普遍的睡眠問題：難以入睡、睡不安穩、賴床、睡眠不足，幾乎任何人都會遇到的問題。透過睡眠時段和進食時段的調整，這些問題大都能有所改善。但是，許多人還因為其他更具體的睡眠障礙而受苦。間歇性斷食和掌控睡眠時間，同樣可以有助於改善這些問題。

最常見的睡眠障礙就是打鼾，或是更嚴重的睡眠呼吸中止症。睡眠調查顯示大約7%的人口有呼吸中止症的困擾。[10]至於打鼾（正式的定義為空氣通過喉嚨時，促使該部位放鬆的肌肉組織產生振動而發出聲響），數字顯然更高。

如果在睡前數小時之內就不再進食，你的身體就能完成消化過程中前面的部分，有助於提升你的整體睡眠品質，也應該可以改善輕度到中度的打鼾問題。問題在於大多數人的生活過於忙碌，無法總是按照理想的模式進食。

假設你到遠方的城市拜訪重要客戶，你們的商務晚餐一直到很晚才結束，因此當你回到飯店，準備就寢時，距離進食的時間才不過一個小時。你知道這不是理想狀態，因為此時你的身體還在忙著把食物轉化成能量，也就是說，新陳代謝正盛的時間，你的晝夜節律卻要你關機度過夜晚。當然，你還是做好本分，不開電視，拉上遮光窗簾，把光線隔絕在這個暫時的堡壘之外。可能你還會使用SleepSpace之類的手機應用程式播放白噪音營造一致性的環境聲音，複製居家的睡眠經驗。

結果你整晚輾轉反側，難以入眠。起床時口乾舌燥，這代表你的嘴巴在睡覺時是開的，很明顯是因為打鼾的關係。早晨當你喝著咖啡，試圖喚醒精神的敏銳度，卻發現自己有點疲累。是哪裡出錯了？

首先，在你就寢時，胃幾乎還是滿的。裝滿食物的胃，代表你的橫隔膜擴張和收縮（或者，像你平常說的「起伏」）的空間變少了。腹腔內的內臟器官受到壓迫，像尖峰時間地鐵裡的通勤者一樣，彼此推擠。飽脹的胃向上壓迫到橫隔膜，連帶壓迫到你的肺部，導致肺部無法完全擴張。有證據顯示，以左側側睡，可以降低胃部的壓力，所以當你胃部飽脹的時候，適合左側睡，但是在其他的時候，右側睡對心臟比較好。

其次，你很可能吃了什麼讓你過敏的食物，可能連你自己都不知道你會過敏，就引發了胃酸逆流（reflux），甚至造成焦慮。這些食物會導致分隔食道和胃的賁門放鬆。酸性食物會刺激喉嚨的內壁，導致胃酸逆流，也就是進入到胃部的食物，又從食道逆流，進入呼吸道。（flux是拉丁文，字義是「流動」，而reflux則是往錯誤的方向流動。）嚴重的胃酸逆流，可能導致鼻涕倒流，過多的黏膜分泌物堆積在鼻子和喉嚨的後方，這也是造成打鼾的一個原因。乳製品、小麥，還有酒精等等，都是容易刺激黏液形成的常見物質。

太晚吃晚餐會導致胃酸逆流，進而形成鼻涕倒流，導致咳嗽、呼吸道刺激，以及發炎。咳嗽又是另一個造成打鼾的因素，等於雪上加霜。由此可知，壞食物加上壞時機，等於壞睡眠。

面對這些造成你夜裡睡不好，早上精神恍惚的因素，你可能以為自己完全束手無策，但事實上有辦法解決。或許你可以重新設定晚餐時間；你絕對能控制自己的點餐內容（酒？碳水化合物？起司條？）還有，你絕對，**絕對**，可以自行決定就寢時間。在這種情況下，晚一點就寢，犧牲一點睡眠的**長度**以換取比較好的睡眠**品質**，不失為一項明智的交易。整體睡眠時數少一點，但睡眠品質比較好——划算。另外，你也可以攝取能夠誘發睡意的補充品，像是褪黑激素、鎂，或是5－羥色氨酸（5-hydroxytyptophan, 5-HTP, 例如oxitriptan），幫助你入睡。

處理慢性阻塞型睡眠呼吸中止症這類比較嚴重的問題，難度會比較高。這種可能致命的睡眠障礙，是因為喉嚨附近的軟組織鬆弛塌陷，塞住了呼吸道。患者一個晚上會因為大口喘氣甚至窒息而醒來十幾次，更典型的是打鼾聲大到讓身旁的伴侶難以入睡。震天價響的打呼聲絕對談不上性感，最終無可避免的便是被要求分房睡，讓彼此之間的關係變得相當緊繃。禍不單行，除了高血壓和夜間盜汗等問題之外，睡眠呼吸中止還有一個主要的副作用——喪失性欲。

當然，光靠斷食無法完全解決睡眠呼吸中止症的問題。如果你有呼吸中止的症狀，應該到可以信賴的醫療院所進行睡眠檢測，尋求治療，戴上止鼾牙套幫助你的下顎往前移，或是配戴正壓呼吸器（CPAP）。但是，斷食可以幫你減重，這會有很大的幫助。造成呼吸中止症的頭號因素就是體重過重，可能是因為脂肪沉積，堆積在上呼吸道。賓夕法尼亞大學佩雷爾曼醫學院（Perelman School of Medicine at the University of Pennsylvania）最近的研究，揭露了一項風險因子：舌頭脂肪過多的人士，患有睡眠呼吸中止症的比例特別高。[11]只是，我們沒有辦法對舌頭進行抽脂。有些研究結果顯示，睡前服用一種叫做屈大麻酚（dronabinol）的大麻素藥物，可能會有用。但是，確定會有幫助的，就是減重。根據研究，體重每減少10％，就能連帶減輕呼吸中止的症狀，最高可達20％。[12]斷食救援再次出動！

另一種常見的睡眠障礙，叫做不寧腿症候群（restless legs syndrome，又稱為Willis-Ekbom症）。不寧腿症候群雖然不像呼吸中止症那樣受到廣泛討論，影響的人數卻也不少，占總人口大約5%，占六十五歲以上人口的10%。[13]顧名思義，這種疾病的症狀就是無法控制的腿部動作。好發在夜間，連續發生小肌肉痙攣，導致休息的品質嚴重受到影響。很多人甚至沒有意識到自己患有這種疾病，只知道自己總是很難睡好，起床後精神常常欠佳。

雖然肥胖和不寧腿症候群之間的關聯，不像和呼吸中止症的關聯那樣明確，卻也確實相關。[14]有證據顯示，不寧腿症候群的起因，有可能是因為毒素、重金屬、環境黴菌，或是吃進致敏食物，導致輕微的神經性發炎和神經系統破壞。如果你正為不寧腿症候群所困擾，可以從一個簡單的方式看出你飲食中的毒素是否為致病原因：進行斷食實驗。斷食一整天，然後就寢。如果你的不寧腿神奇地不藥而癒，代表你飲食中的某種物質很可能就是病因。我以前曾不時發生不寧腿症狀，後來發現只要排除掉會讓我敏感的食物之後，包括富含組織胺*、凝集素，特別是黴菌毒素，我的不寧腿症狀就會消除。藉由斷食，可以幫助你判斷你的不寧腿問題是由食物引起，還是有其他的因素。

你不需要喝一杯

說到毒素，若要真正做到改善睡眠品質、自我飲食控制，就不能不提到一種許多人蓄意且積極攝取的毒素。

喝酒是件樂事，但對你的身體，肯定、絕對是件壞事。就算是每晚一杯，一週數次，都會對你的睡眠產生不好的影響。只要買一個睡眠監測戒指或偵測手環，就可以很快地看清這個事實。不管你多麼不想相信，事實就是擺在眼前。知名精神科醫師暨腦健康專家丹尼爾・亞曼醫師（Dr. Daniel Amen）曾經刊登一系列3D腦部掃描照片，掃描對象皆為每晚喝一杯葡萄酒，一週數次的飲酒人士，結果顯示他們的腦部都有明顯的代謝失調狀況。

不過，如果你知道自己在做什麼，喝酒的確能成為一件樂事。如果真的要喝，就喝上等貨。這樣一來，你可以得到最大的樂趣，喝下的量又會最少。你要很清楚，攝取酒精會打斷你的斷食計畫，而且隔天的血糖值很可能會不太穩定。隔天早上你會比平常更需要做間歇性斷食，但是做起來比平常更困難。我們都會偶爾想要放縱一下，只要能適可而止，想喝就喝吧。我們的目標不是受苦，也不是禁欲。

作為一種飲食，酒精最令人意外的是它會引發壓力反應，促使身體釋出一種保護分子，稱為熱休克蛋白（heat shock protein）。如果你想讓朋友佩服你對喝酒這件事的**見解獨到**，可以提出這個事實：酒精可以短暫地提高身體溫度，增加熱休克蛋白的釋放。正因為如此，雪地救難犬在項圈上經常掛有一小桶的白蘭地，讓失溫的人可以喝下，迅速補充熱能。這種效應或許可以用來解釋具有指標性意義的祖特芬實驗（Zutphen Study）所得到的結果。該項實驗追蹤了一千三百七十三名男士長達四十年間的健康情形變化，結果顯示少量到適量的酒精攝取，對降低因心血管疾病而死亡的風險呈現正向影響。[15]很可

＊組織胺（histamine）：身體受傷或過敏時釋放的一種物質。

惜，壞處還是多於好處。如果想保護你的心臟，還是斷食的效益比較好。真遺憾。

在斷食期間，或是想要降低發炎機率，你可以選擇低毒素、低糖的酒。在daveasprey.com/alcohol網站上，有整頁詳盡的酒類路徑圖，幫助你選擇最適合斷食期間，或只是想活久一點的酒類。它還會教你怎麼聰明地喝。到目前為止，不含添加劑的蒸餾酒精飲料——伏特加、龍舌蘭、威士忌——是最好的選擇。甜度低的法國白葡萄酒為其次，再來才是紅酒。最糟的選項就是啤酒。

我了解。酒能帶給人許多樂趣，並且已經深植於我們的社交傳統。我只是見到太多人喝酒的方式，完全沒有考慮到酒精實際上會帶來的影響。有件事我們應該特別謹記在心：**酒對入睡沒有幫助**。

在夜間喝「睡前酒」的古老傳統，其實會增加睡眠時的干擾。沒錯，喝一杯睡前酒的確可以幫助你快一點入睡，但得到的並非深度、可以提升做夢和重整大腦的快速動眼期的睡眠。等到半夜時分，酒精的效果用盡，又會對你的睡眠循環產生干擾。就像接近就寢時間之前吃了分量太多的一餐，喝酒之後，喉嚨的軟組織會變得更加鬆弛，更難完全閉合，容易因此影響睡眠品質。飲酒的時間如果和睡眠時間太過接近，有可能引起夢遊、說夢話，以及記憶問題。

間歇性斷食期間並沒有針對飲酒的硬性規定，但切記要以填飽肚子為優先。換句話說，不要用喝的把熱量喝進去。此外，不管是酒精還是斷食，都會讓身體需要更大量的水分，因此要確保自己不管是在斷食或非斷食期間，都要喝大量的水。這是為了平衡。如果你想讓斷食成為你生活的常態，應該避免極端的做法。適度的吃、喝，就算做得不盡完美，也不必苛責自己。

值得一提的是，**酒精也不能助「性」**。如果想要更好的性生活，改善你的睡眠品質，執行間歇性斷食，成功的機會要大得多。位在路易斯安那州巴頓魯治（Baton Rouge）的潘寧頓生醫研究中心（Pennington Biomedical Research Center）做過一項有關斷食的長期追蹤研究，兩百一十八名體重控制良好（沒有過胖或飲食失調困擾）的民眾，同意在兩年期間內降低25％的熱量攝取。報告顯示，選擇以斷食作為降低熱量攝取手段的民眾，體重大致減少七．五公斤。此外，這些民眾表示他們睡得更好、更快樂，性生活也有所改善。[16]

關鍵在於斷食期間食物的選擇。在非斷食期間如果攝取高蛋白質和優質脂肪的飲食，性欲往往也會提升；相反地，如果飲食中缺乏健康的蛋白質和脂肪，或根本就是我們前面提到的那種可樂和多力多滋式的飲食，床笫之間的問題應該還是難以避免。就像我經常說的，不管你怎麼吃，間歇性斷食都多少會對你有幫助，不過，是多是少還是有它的限度。

間歇性斷食對睪固酮數值有很大的影響，最高可以比原來成長一．八倍；另外，對於睪固酮的前驅物質黃體激素（luteinizing hormone），則可使其最高增加67％。但是，長時間斷食的效果則剛好相反，三天以上的斷食會使睪固酮濃度降低。[17]此外，我們之前提過斷食能夠降低胰島素的分泌，同時又可以刺激睪固酮的濃度上升，這點對健康的勃起功能至關重要。另有一項在伊斯蘭教的齋戒月期間進行的研究結果，顯示間歇性斷食可以提高脂聯素（adiponectin）的指數，讓你對胰島素更敏感，你的睪固酮濃度自然也會因此升高。[18]

然而，間歇性斷食本身也會帶來複雜的影響。負責刺激食欲的荷爾蒙飢餓素，也會刺激我們尋找伴侶進行性交。飢餓素的濃度愈高，通常性欲也會愈高；反之，濃度越低，性欲也會隨之降低——至少，實驗室裡的老鼠是如此。調整你的斷食方式，降低因為飢餓素分泌而誘發的飢餓感，同時也可以平息你的性衝動。雖然很少有男人或女人表示斷食曾導致他們的欲望降低，但是大多數人都能感覺，在長時間斷食期間對性事比較不感興趣。

撇開生理層面不談，斷食對性欲和性吸引力最大的影響，在於自信。身上太多的脂肪不僅會降低你的睪固酮，減低你的性欲，毫無疑問地，還會啃食你的自信。過去那個重達一百三十六公斤的我可以作證。建立一個結合斷食、睡眠，以及良好晝夜節律的健康模式，可以幫助你減少體脂肪，提高睪固酮和人類生長激素的濃度，還能提高你的性欲。

我們的終極目標，就是能夠達到身心自在的狀態。我們想要掌握控制權；我們想要充分發揮潛力，或者至少是以此為目標。藉由斷食和睡眠，相輔相成，就有可能達成這個目標。

你的睡眠任務

即使你很注意自己的飲食，戒了酒，和電子產品保持適當距離，所有與睡眠衛生相關的習慣也都做得很好，有時還是可能在夜裡輾轉難眠。那很正常。就和斷食一樣，睡眠上的重大改變和改善，不是一夕之間的事。生活中，除了朋友、家人、工作，還有許多讓你憂慮和分心的潛在因素。給自己時間去調整。期望太高，反而會因為壓力太大而使情況變得更糟。

內建在我們體內的程式，讓我們以為如果不吃就會餓死；同樣的，大多數人在深層的無意識裡，也內建了對疲倦的恐懼，而造成我們的焦慮。讓我們重新思考。食物和睡眠確實不可或缺，但是，事實上，你可能比自己以為的還要有韌性得多。

美國海軍的三棲特種作戰部隊海豹部隊（Navy SEAL）必須接受一項睡眠剝奪訓練：讓你睡十分鐘，然後訓練員會把你叫醒，要你起身，背上裝備，開始跑步。訓練的目的是讓你知道，即使在精疲力盡的狀態下，你還是可以做得很好。軍方稱此為睡眠制約（sleep conditioning）：在完全無法休息，連周遭環境都不能符合晝夜節律的理想之下，訓練自己的身體，拿出最好的表現。急診室醫生也有他們自己的睡眠制約版本。我的妻子是一位急診室醫師，所以我很清楚整個程序。從擔任住院醫師開始，急診室醫師就必須忍受睡眠被剝奪之苦，直到他們學會如何迅速從睡眠中清醒過來，立即讓大腦開機，拯救生命。當然，不是每個人的健康都足以忍受長時間睡眠受到剝奪（記住，缺乏睡眠比缺乏食物還可能讓人更快死亡），但是透過訓練，可以讓他們在極少量的睡眠之後，仍然有自信能執行自己的工作。他們對疲倦的恐懼因此降低了，可惜的是，醫療照護上的錯誤率也因此提高了。我們還是希望醫生能有健康的晝夜節律。

不過，就自我改善的任務而言，你既是醫護人員，又是部隊菁英，因此你也必須以同樣的自信去執行你的工作。做好心理準備，即使遭遇睡眠障礙，也要知道它不會對你造成比飢餓更大的傷害，至少在短期內是如此。尤其是在你開始進行延長斷食的初期，睡眠障礙是常有的事。初次發生時可能會讓你不知所措，你起床後可能仍然感到疲倦，甚至不確定撐不撐得了一天。你告訴自己，等到酮體產生，加上足夠的皮質醇和腎上腺素釋出，你的身體就會感覺精力充沛，有如重生出更高規格的自己。但你那不理性的大腦不肯相信你。

和飢餓一樣，在延長斷食期間若發生睡眠干擾，可能會在你的腦海裡製造愚蠢的憂慮聲音。忽略它，甚至控制它。偶爾只睡四小時沒什麼大礙。我設立防彈公司的時候，同時也在一家大公司裡擔任副總裁，每晚只睡四小時，有時甚至更少，一邊進行間歇性斷食，一邊研發防彈飲食。我利用斷食改善我睡眠不足的問題，利用睡眠衛生駭進我的晝夜節律，讓它盡可能維持正常。這些方法，你也都可以使用。

如果可以，就好好睡一覺。如果不行，放輕鬆，放自己一馬。你正試著更完善地掌握自己，尖叫和怒吼不會讓你取得控制權。因此，當那愚蠢的聲音在你腦海中對你大聲嚷嚷：「太難了，花太長時間了。我太累了，太餓了。這辦法沒用。」不用吼回去。只要記得你有任務在身。你辦得到。

第六章

爲健康和體能斷食

在長時間斷食期間，每天應該散步二十分鐘以上。
每日的散步行程可以增加淋巴系統循環。
當身體的消化系統正在休養生息的時候，
會需要一點外力才能啟動這個循環。

雖然此時腸道產生的毒素量已經比平常少，
你的身體仍然需要排出毒素。
藉著散步，可以喚醒免疫系統，
為你的粒線體生合成機制施展魔法。

靈境追尋第三天，我醒來時還因夢見很多蛇而不安，於是下意識地檢查自己身上有沒有被蛇吻的傷口，並在滿布塵土的地面上到處搜尋蛇的蹤跡。被早晨耀眼的陽光照得發亮的地面上，一點蛇行的痕跡都沒有。我還活著，並且開始適應獨處的感覺，還有不知為何變得微弱的飢餓感。呃，至少在那個片刻是這樣。

在我潛意識裡的某處，記住了斯多噶學派（Stoic）哲學家馬可・奧理略（Marcus Aurelius）說過的一段話：「如果你因外在的事物而感到苦惱，你的痛苦不是來自該事物本身，而是你對它的評估，因此你在任何時候都有翻轉它的力量。」世人對馬可・奧理略的認識，大都為從西元一六一年到西元一八〇年間，統治羅馬帝國的一名君王。在好萊塢風格的想像中，他成為電影《神鬼戰士》（*Gladiator*）裡的惡皇帝。然而，在他執掌政權期間，寫過不少發人深省的斯多噶派文章，被收錄在巨著《沉思錄》（*Meditations*）中。我就是在這本書中看到那段話。

根據斯多噶派的哲學，恐懼、嫉妒之類的情緒來自於對周遭世界錯誤、粗淺的認識。一名智者（或是一名薩滿？）已經得到道德和智慧上的開悟，應該能夠看透情緒，讓情緒無法發揮作用。因此，他能夠直接追求有美德的人生，以達到至善、至樂的形式。當然，在洞穴的那個片刻，我並不覺得自己特別有美德，但是我第一次感受到，能夠真正克服這種消耗自我的情緒，會是多麼美妙的事情。可惜，我仍然清楚地感受到自己在身體上的具體限制。

其實那個時候，我的意識狀態已經有所轉變，主要是因為有生以來第一次，我竟然能夠在沒有食物的狀態下撐過一段時間。而且，我竟然睡在一個就算沒有幾千年，也是幾百年來舉辦神聖祭典的洞穴裡。如果在這之前，你從未斷食超過一天，你的身體將會每分每秒地在你的腦中灌注你對食物的想念，如果周遭有任何食物，你一定會**吃一小口**。如果你的意志力戰勝了（或是周遭根本沒有任何食物來誘惑你），身體就會發飆。這時，腦海中的聲音將再度隆隆響起：「你竟敢忽視我！不知道我是誰嗎？想一想蛋糕！再不吃東西你就要死啦！嘿，你聞到布朗尼的味道了嗎？」我開始想起我小時候在新墨西哥州的阿爾伯克基吃過響尾蛇，甚至想念起到北京旅遊時嘗過一次的炸蠍子。那些都只是我入鄉隨俗時才會選擇的食物。我不禁慶幸自己並沒有把那個能量棒放進我的袋子裡。要不然，我腦中的聲音可能會贏。

我曾經胖過，很熟悉那個聲音。同樣的聲音在我每次即將減掉十或十五公斤的時候，就會出來搞破壞，害我體重回升，甚至增加；也是它把我的意志力消磨殆盡，讓我的節食之路屢戰屢敗。正因為我很清楚它對我的影響力，我知道如果我獨自一人在山洞裡，遠離食物，它就贏不了，不管它有多憤怒。我試著以理性向它勸說，套用馬可・奧理略的智者之言。我告訴自己，飢餓感是來自於恐懼，而非真正的需要。事實上，我們可以長時間不進食。一般來說，大約要整整三個月不吃東西才會死人。

我知道那個聲音在說謊。不管身體怎麼大吼大叫，那都是假象。我大可忽視它，繼續追尋更好的自己。我再次宣誓，我終將得到戰勝飢餓之聲的力量。然而，我的靈境追尋之路還長得很。腦海中欺騙你的那些聲音，可不會輕易放棄。我有沒有告訴你，它們試圖讓我以為我聞到了布朗尼的味道？

操控身體的電子

我希望你用一顆堅強的心、聰明的嚴謹態度以及誠實的大腦來讀這一章。服膺馬可．奧理略的哲學[1]（我指的是斯多噶學派的部分，而不是四處征戰、讓獅子先餓著肚子以提升其食欲，再把基督徒丟給牠們的那個部分）。我希望你能看看你的餐盤裡有什麼，或是沒有什麼，然後放輕鬆。我希望你知道，你可以克服你的恐懼和渴望。我希望你知道，你的身與心充滿未知的力量，等著你去發掘。我希望你知道，即使空著肚子，你還是能夠運作，甚至更聰明、更快、更強壯。

當智人從三十萬年前的原始時代成為非洲陸地上最新崛起的原始人種開始，一直到現在，人類始終很懂得保存力氣。這是我們能在野外求生的理由。如今，對大多數的人來說，即使蠻力不再是我們能否生存的關鍵，身體是否夠健康、夠有活力，仍然是測量我們能否成功、能否享受生活的重要指標。變強壯是內建在我們體內的重要任務，從次細胞層級*開始就是如此。最終極的力量測量標準，就是看你的身體在最短的時間內可以動用的電子數量。因此，在斷食期間，身體的首要任務就是清理掉虛弱的細胞，藉著**粒線體生合成**（mitochondrial biogenesis）這個程序，長出更多的粒線體——細胞裡的代謝發電廠。

首先，訓練細胞，提升細胞的體適能，是你能得到的最基本的力量形式。斷食期間，細胞製造化學

* 次細胞層級（subcellular level）：次細胞指的是細胞內具備機能的單位，如葉綠體、染色體等。

能量的效率會提升，這會讓身體處理更多的燃料，甚至產生更多能量。就好像踩下車子的油門，你把力量輸送到車輪的速度有多快，得看你的引擎有多強。此外，還得確保負責把力量從引擎輸送到變速器，再輸送到輪子的各個零件都要夠強健。

斷食就像那樣。間歇性斷食尤其能強化身體輸送能量的能力，從粒線體出發，送到各個肌肉細胞、神經元、內臟器官，以及全身上下。當你從次細胞開始變強壯，就可以由內而外重建、強化自己。最後，你將成為一個更強壯、更有能力的人類。

斷食還可以訓練你不浪費能量。說到底，你之所以能思考、能做事，都是因為分子和分子之間的電子移動。恐懼和其他負面情緒會消耗電子，會把你的能量導向沒有效益的感覺和行為。意志力也需要用到電子，所以你會希望把電子用在最有效益的地方。把意志力想像成心靈形式的肌肉，你可以透過運動強化你的意志力，幫助你學習斷食，讓你輕鬆就能抗拒誘惑，向馬芬蛋糕、洋芋片，以及各種對你無益的垃圾食物說不。一旦你馴服了身體的渴求，就不會因為它們而消耗那麼多能量。浪費在恐懼和不安的能量變少了，投注在意志力的能量也省下來了。這些改變都可以讓你變得更有力量。對飢餓一笑置之，然後直奔健身房，並得到兩倍的健身效果，因為你讓身體走一條比較難走的路，其中的痛快感簡直令人難以置信。

透過細胞層面和心理層面的運動可以改善一切，包括你的靈性、你的恢復力、你的情緒狀態，一直到你身體的強健性。目標是要知道不管生活給你什麼挑戰，你都可以應付。只有你知道自己要什麼，但是不論面臨什麼，或是想達成什麼目標，斷食都可以幫助你。透過斷食，你會看見自己有能力掌控，也必須掌控自己的人生。透過斷食，你會變得更強，就像你可以藉由運動讓自己變強。如果做法正確，雙管齊下之後，你將能真正發揮最大的潛力。

但是，在那之前，你可能需要針對你對運動和食物的信念，做一番劇烈的調整。

達到完美的糖平衡

我和健身的關係淵源已久，而且持續演化。中學時期，當我的體重開始加重，我真心以為只要運動就可以變瘦和維持健康。我和很多人一樣相信這個前提，但這個前提並不完全正確。我打了十三年的兒童足球賽，還加入越野單車隊和公路競賽，我擔任長程賽車手，並參加了幾次比賽，共完成了數百英里的賽程。那時我才不過十三、十四歲，就做了這麼多事，騎這麼長的距離。然而，我仍然持續增胖，而且覺得自己是個失敗者。

某種程度上，我所有的努力也得到了回報。我很享受訓練和紀律，持續地要求自己進步、再進步。但我的體重還是一直增加。我的身體一定有毛病在作怪，只是我並不了解。

從事任何耐力運動，不管是跑步，連續騎一個小時以上的自行車，或是打一場時間很長、又要在場裡跑上跑下的足球賽，到最後身體總是會精疲力盡。到那時候，我和其他人一樣，會在水瓶裡裝滿含糖的「運動飲料」，以補充能量，喝了再上。我會吃根加了一點鹽的香蕉，或是一些電解質，大量的含糖物質，以補充身體的燃料。

我還做足了功課，知道在體育賽事的前一晚，應該吃大量的碳水化合物。在一九八〇年代，我們把這稱為「肝醣超補法」（carb loading strategy）：吃超量的麵包和麵條，為肌肉貯備大量的葡萄糖作為燃料。所有人都告訴你，如果不這麼做，到時候很可能會「爆掉」*。

「爆掉」這個詞在這裡和性完全沒有關係，就算有，也是正好相反的意思。如果你是耐力運動員，就會懂我在說什麼。一旦肌肉把庫存的糖分用盡，就會發生這種「爆掉」的感覺。

相信我，你絕對不會想「爆掉」。你的身子會開始搖搖欲墜，覺得噁心，無法思考。大腦好像關機，而你只想要像胎兒一樣蜷縮起身子。你感覺身體的電力已經一滴都不剩。這不只是一種幻覺。如果你之前從來不曾斷食，或是你還沒有建立整體新陳代謝的彈性，「爆掉」是遲早的事。你被困住了，唯一能紓困的只有糖。你的身體不認得其他種類的燃料；就算從那時起開始斷食，也要等到大約四天之後，身體才會開始自行製造酮體。

就算你在背包裡裝滿的不是運動飲料，而是牛排（假設你真的有辦法在一百六十公里自行車賽事途中找到一塊牛排），也無濟於事。如果你的身體已經習慣以糖分作為能量來源，就會想盡辦法得到糖。吃下一塊牛排，你的新陳代謝會很開心地代表你把蛋白質轉換成糖。

弄巧成拙的是，把蛋白質轉換成糖的過程中，會在身體製造導致發炎的副產品和大量的氨。你會慢慢地覺得好轉，一直到下次你的肌肉又再度把糖用盡。但是，長期下來，累積的毒素和發炎時不時就會出來扯你後腿。

現在，我們知道有更好的方法，可以在運動時維持燃料供應。我們有stinger、小包裝凝膠，以及能量嚼片等產品。stinger是小片裝酥脆蜂蜜夾心鬆餅，可以讓自行車手和跑者補充肌肉所需的葡萄糖。蜂蜜富含糖類，可以快速提升能量。凝膠和嚼片一般含有麥芽糊精，這種多醣分子的升糖指數比蔗糖還要高，但也有它的缺點。麥芽糊精的原料是玉米、大米、馬鈴薯粉，或是小麥等澱粉，有可能促使細胞發炎。上述三種皆是以糖或者類似糖的產品，提高你的能量貯量。

近來坊間推出的能量飲料裡也含有大量的糖。吃下糖或碳水化合物，你體內的葡萄糖貯量就會快速累積。這是快速的解決方案。

但是，攝取太多糖分又會為你帶來其他麻煩。你的身體有兩個地方可以貯存葡萄糖：一是肝臟，貯存在這裡的葡萄糖可以被快速提取，大腦特別偏好使用它作為燃料；另一個則是肌肉。身體每貯存一克葡萄糖，同時也保留了大約三克的水，這就是為什麼攝取大量的糖和澱粉之後，外表看起來會脹脹鼓鼓的。愛喝啤酒的人會知道我在說什麼。你的身體得到能量，而你的感覺也不錯，但你的基本體能並沒有得到提升。你所做的不過是追求短時間的效果。

你還可以做得更好。至少，很快就可以了。

---

*爆掉（bonking）：長時間運動時，突如其來能量耗盡的感覺；另外也有性交的意思。

強身健肌，從分子開始

透過斷食，強化代謝機能，最基本的方式就是消除你對糖的渴望。有些人拿糖和古柯鹼相提並論，因為糖也有讓人成癮的特質，而且兩者都會促成多巴胺的釋出。此外，兩者都經過證明，能短暫提升能量，而且都是白色粉狀物質。雖然這些對照顯得過於簡化，但也不是一點道理都沒有。

我們都知道，沒有人會吸食糖粉，沒有專門走私糖的黑手黨要出價一千美元賣半公斤糖，或者像古柯鹼一公斤就賣到天價（我對這方面沒什麼研究）。但是，反過來說，看看美國國家藥物濫用研究院（National Institute on Drug Abuse）怎麼描述吸食古柯鹼的反應：「吸食少量的古柯鹼之後，吸食者通常會感到亢奮、精力充沛、健談，（以及）警醒……短期內對食物和睡眠的需求降低。」副作用包括心跳加速、易怒、癲癇發作、中風，還有昏迷。事實上，上述的作用糖也都有，只是輕微許多。

古柯鹼成癮的人，不吸食就活不下去，糖成癮的人對糖也很依賴。很多人都離不開糖，從我們的運動模式就可以清楚看出糖成癮的社會代價。每次運動完覺得有點累，你八成就會找糖吃。即使不運動，大概還是會固定攝取糖分。為了短時間的需求、短時間的思考，快速補充糖分作為燃料，是為我們最常用的代謝策略。在進行長程自行車之類的耐力任務的前一天晚上，執行肝醣超補法的確有它的好處，但是我們的人生並不是一場自行車賽事，更何況現在領先的人生跑者，是用酮體作為能量來源，而不是糖。如果你接下來每天都照八〇年代耐力運動員的方法那樣吃，那些糖遲早會給你的身體造成大麻煩。讓你變虛弱。

讓我們來看看，怎麼樣可以讓你變強壯。如果我說你可以透過自我訓練，毫不費力地就從燃燒糖轉而燃燒脂肪，你覺得如何？大多數常去健身房的朋友，可能會覺得這個觀念有點瘋狂。脂肪根本不是能量，怎麼可能靠脂肪來維持高強度的健身運動？然而，以燃燒脂肪為主要能量來源，絕對能讓你進行高強度的運動。而且，一旦轉成燃燒脂肪，還會發生一些有趣的事。

其實，脂肪分子比碳水化合物分子含有更高的能量。而且，好的脂肪能夠抗發炎，因此在運動期間更為重要，因為運動本身就有促炎的特性。運動會撕裂肌肉細胞，引發發炎反應，這就是為什麼激烈運動後會感覺痠痛。如果你看那些剛跑完馬拉松，或是剛做完舉重訓練，累得精疲力盡的人的血液檢測數字，就可以看到明顯的發炎跡象。

那的確不是什麼問題。運動造成發炎本來就很自然，而且有其積極的意義。運動後，發炎的細胞會進行修復，肌肉會重建，而你的身體在復原的循環中會變得更強壯。肌肉增加會是這個修復過程產生的副產品。反過來說，如果這時服用藥物來降低發炎反應，或僅僅只是泡一個冰水澡，都會中止這個復原過程，妨礙肌肉增生。因此，做完重訓隔天即使身體痠痛，最好還是不要服用布洛芬*，因為它具有消炎作用，違背你當初要運動的目的。這時候，就讓你身體內建的修復機制好好發揮它演化而來的功能吧，你的身體不但有能力自我修復，還能變得更強。

如果你**真的**很想助這個修復機制一臂之力，就用能夠抗發炎的脂肪取代糖，作為運動時的燃料來

*布洛芬（ibuprofen）：一種非類固醇消炎止痛藥。

源，如此一來，就能快速啟動整個修復、強化的過程。在得到更多能量的同時，發炎情形也會比較少。就我所知，我大概是少數幾個最早支持這個理論的人之一：我相信在酮症狀態，身體以脂肪轉化而來的酮體為主要能量的時候，仍然可能完成鐵人三項競賽。但是要特別聲明：我也說過在酮症狀態下進行鐵人三項是件愚蠢的事。雖然這是可能辦到的，卻會對代謝系統造成傷害。我有證據可以證明。在此不方便透露姓名，但是我曾經和某人的醫生談過，這個人就是在酮症的狀態下，完成了整個鐵人三項運動，包括游泳將近四公里、騎一百八十公里的自行車，跑四十二公里的全馬。和我預測的一樣，那個人的檢測結果簡直是場災難：全身上下到處都在發炎，新陳代謝亂七八糟。那麼，同時攝取酮類和碳水化合物呢？有如噴射火箭的燃料！我就是要推薦這個。

我寫這本書的目的是幫助你用斷食做正確的選擇，而不是鋌而走險。**做得到**不代表你**必須做**。生活上是如此，斷食期間更是如此。我們的目標是不要受苦，也不要把自己逼到極限。我們的目標是讓自己變得更好，更有活力、自信，在各方面都更為強大。

代謝力的核心元素是**代謝彈性**——細胞能順利、快速地從燃燒糖切換成燃燒脂肪的能力。身體貯存能量最主要的分子叫做三磷酸腺苷。細胞的粒線體裡具備有製造三磷酸腺苷時所需的化學工具，一組利用糖，一組利用脂肪，但是大部分的時候，只有一組工具會啟動。大多數人都被預設為燃燒糖，包括分解碳水化合物之後所得的大量糖分。如果細胞被固定在燃燒糖的模式，想要減重就會變得困難得多，同時，也會限制你能取得的能量數量。

運動和斷食能讓細胞變得難以預測。有時候，生物化學訊號會通知它們現在只有糖可供使用；其他時候，它們必須隨時準備燃燒脂肪。細胞必須做好隨時應變的準備。如此一來，它們會調整組成和結構，同時為兩種新陳代謝方式做好準備。在這種狀態下，除了有助於減重和提取能量，有彈性的細胞也不會發生胰島素阻抗，而且能夠很快地適應酮症，不會讓你有不舒服的感覺。打個比方，想想看，就像我們的手機既可以在家裡接上插座充電，也可以用旅充式行動電源在車上充電。如果只能用一種方式充電，你就會受到限制。不論何時何地都可以充電的手機，當然更有用、更可靠、更方便，而且這才是你想要的。

斷食和運動

既然酮體能抗發炎，能量密度又比糖和碳水化合物高，就讓我們一起看看怎麼用自己的脂肪當作燃料，用更聰明的方法運動。

一直到我寫這本書的時候，都還是經常讀到有關鐵人三項運動員、一百六十公里超馬跑者，以及其他極限耐力運動員，為了賽事而學習如何燃燒脂肪的消息。他們並不是在完全酮症的狀態下比賽，而是在賽前或比賽中，攝取少量的碳水化合物，以中止酮症狀態。微量的碳水化合物為他們的肌肉補滿了葡萄糖，同時身體又能提取脂肪來作為燃料以及水合作用（hydration）時的資源。平時他們盡可能在酮症狀態進行訓練，但是也經常脫離酮症，並食用碳水化合物和蛋白質，以提高他們的睪固酮激素濃度。這麼一來，在即將參加比賽的時候，就會有大量的肝醣可用，同時，代謝系統也很開心，準備好隨時可以用糖、MCT油，或者酮體製造能量。

我要推薦的就是這種訓練方法。聰明結合斷食和運動，可以把兩者的效益發揮到最大，就和前一章我們學到的結合睡眠和運動的概念一樣。不論是重量訓練還是高強度間歇訓練，在運動之前，先進行輕度的斷食。最佳的運動時機是在斷食的尾聲，對執行間歇性斷食的人來說，就是在下午一點到兩點左右。運動完畢，當身體開始進行修復和增生肌肉時中止斷食，吃蛋白質和脂肪。如果想要脫離酮症狀態，就加一些碳水化合物。因為你在斷食，所以訓練的過程可能會比以往吃力，但是效果卻大很多，訓練後也會覺得食物特別美味。

如果你要參加的是長時間的耐力活動，就在生酮飲食中添加C8 MCT油。不少專業運動員會喝防彈咖啡，加上左旋麩醯胺酸*之類的胺基酸。左旋麩醯胺酸會讓你脫離酮症，但它是一種快速能量，而且維持酮症狀態本來就不是你在賽跑時的目標。你的目標是從各種管道獲取最多的能量，包括酮體、葡萄糖，還有胺基酸。連你最喜歡的碳水化合物也可以吃，特別是在活動的後半段時間。你的身體會有更好的表現。

身體燃燒脂肪的時候，脂肪分子裡的碳和氫會和氧氣結合，構成二氧化碳和水。二氧化碳透過呼吸排出體外，水分會被身體利用，所以你等於邊跑邊為身體補水，就和駱駝富含脂肪的駝峰裡貯存水分的原理相同。如果你要參加長程賽事，並且在訓練期間同時進行斷食，就算在比賽期間沒有斷食，你的身體還是比較有辦法從酮體代謝出能量。

這種以脂肪優先、以斷食強化的運動方法，效果已經透過研究得到證明。其實，數百萬年的演化過程已經為我們的身體打造出這些化學管道，我們的做法只是充分利用而已。克莉斯汀娜・瑪洛西（Krisztina Marosi）在美國馬里蘭州巴爾的摩國家老化研究所（National Institute on Aging in Baltimore）任職期間，曾經主持一項重要研究，記載了透過斷食提升耐力的成果。她和團隊做出以下的結論：「從演化的角度考量，人類似乎已經經過改良，在缺乏食物的狀態下，當肌肉細胞以脂肪酸和脂肪代謝產生的酮類為主要的燃料來源時，就會出現高水準的表現。」[2]

這麼一來，你面對的挑戰就是如何讓身體變得這麼有彈性、回復力這麼快，可以先從滿載的酮體開始，然後迅速轉成燃燒糖。間歇性斷食可以幫你做到這點。人體預設的模式是以燃燒糖為優先。當周遭沒有糖可以使用的時候，它會先嘀咕一陣子，然後就開始轉而燃燒從脂肪而來的酮體。在自然的情況下，酮體和葡萄糖從來不會同時出現。然而，你可以運用營養補充品製造神奇功效，哄騙你的身體，讓兩者同時出現。

使用酮體補充品，就算你並未嚴格遵行生酮飲食，或未完全禁絕碳水化合物的攝取，也可以達到酮症的狀態。當新陳代謝的彈性很好時，這個方法真的很有效，因為你的細胞已經可以在同一時間，同時使用兩種燃料來源。其中一個方法，就是把冷的防彈咖啡裝進你的運動水壺，但是奶油的量要盡量減少。防彈咖啡裡的MCT油可以被直接被轉化成一種名為 β－羥基丁酸（BHB）的酮

*左旋麩醯胺酸（L-glutamine）：一種可以用來合成蛋白質的胺基酸。

類，因此即使體內有碳水化合物，還是可以提高酮體的數量。

坊間有一種產品，叫做酮鹽（ketone salts），有些運動員會把它加入水中飲用。酮鹽裡的BHB分子會形成一種礦物質。我認為經常攝取酮鹽並不是件好事。研究酮症長達四十多年，全球最有經驗的酮類研究學者理查．維屈（Richard "Bud" Veech），在生前接受的最後一次訪談中，曾告訴我酮鹽會對粒線體造成傷害。如果作為短期補充，例如在比賽期間服用，是否安全？這點應該可以肯定。但是經常服用呢？我不建議，因此我的公司不賣這種產品。我對坊間聲稱含有酮酯的補充品也同樣抱持懷疑。這類產品含有的BHB分子勢必會形成丁二醇（butanediol），而丁二醇是化學家用來製作聚氨酯（polyurethane）的原料。當然，這並不代表酮酯對身體有害，只是要經過一些程序處理之後，身體才能利用。

酮酯會帶給肝臟沉重的工作負擔，酮鹽則會對腎造成負擔，因此，我不建議每天服用。相較之下，MCT油脂是完全天然的酮類來源，具有百分之百的生物相容性，因此成為防彈咖啡配方的關鍵成分。如果你需要一點不具代謝成本、噴射火箭式的燃料，而且只是偶爾、謹慎地使用，那些替代品還算可以接受。但我相信，MCT油脂會是比較好而且比較安全的選擇。

針對追求卓越表現的耐力運動，酮體補充品可以發揮很好的效用。但是對整體的體力和健康來說，真正需要的是高度的復原力。你應該打造內在的強度，不管是在籃球場上競技，或是面對疫情爆發在家隔離的壓力，都能展現同樣強大的力量。

間歇性斷食可以為你打好基礎，幫助你練就這樣的復原力。從整晚不吃開始。早晨醒來，喝適合你的斷食類型的任何飲料——水、茶、黑咖啡、防彈咖啡——隨你高興。幾個小時之後，就在你預定停止斷食之前，健身。你可以找你的健身教練指導你，或是在家用彈力繩健身，或跳上你的跑步機，隨你高興。不必太勉強，畢竟你不是被虐待狂。只要做短短十五到二十分鐘，結合全速奔跑和休息的運動，也就是所謂的高強度間歇訓練（high-intensity interval training），簡稱 HIIT。

高強度間歇訓練這種衝刺型健身方式已經風行數十載，但一直要到最近才有科學上的證據，顯示這種健身方式的神奇功效。高強度間歇訓練是目前所知最簡單、常見，最符合時間效率的健身方法。典型的訓練流程如下：全速快跑十五至三十秒，步行，直到呼吸、心跳完全恢復。如此重複。如果可以的話，持續二十分鐘。進階一點的可以做二十秒劇烈運動，接著只休息十秒，如此重複七到十次，這是高強度間歇訓練的變化版，稱為 Tabata。

當你全速衝刺（或騎自行車）的時候，身體會產生乳酸，這是身體在氧氣供應不足，進入「氧債」（oxygen debt）狀態之下，燃燒葡萄糖時產生的副產品。身體產生乳酸的同時，也會製造等量的腎上腺素，這些腎上腺素會直接引發脂肪的燃燒。此外，肌肉裡的肝醣耗盡，會讓你身體裡屬於原始生物的部分陷入恐慌。這時候，你的胰臟會釋放胰島素進入血管，企圖保護你的身體，以免你因飢餓而死亡。這樣的調整將使脂肪和糖的代謝更有效率。因此，雖然和標準的耐力訓練相比，高強度間歇訓練所需的時間很短，但是所謂高強度（正如其名）就代表你的身體在完成一組訓練之後的數個小時之內，仍然會持續燃燒熱量。

相關的研究結果讓你不得不信。進行高強度間歇訓練的期間，身體健康的元素之一攝氧量（血液中的含氧量）會升高，某些特定酵素的釋出量也會增加。高強度間歇訓練的時間雖短，攝氧量增加的情形卻和跑步或騎自車等標準耐力訓練一樣。換句話說，等於你的荷爾蒙正在同時進行健身運動。根據澳洲國立大學（Australian National University）生物學家團隊提出的數據，高強度間歇訓練最高可以使睪固酮指數上升38％。在他們的研究中，血液中人類生長激素的濃度最高甚至可以激增達二十倍。[3]

如果你著迷於耐力訓練，正在為長程賽事進行訓練，高強度間歇訓練當然不可能取代長跑或騎自行車。然而，如果是為了基本的心血管健康，根據美國科羅拉多大學（University of Colorado）的研究顯示，連續兩次、每次二十秒高強度的自行車衝刺運動，甚至比騎同一輛自行車，進行一段時間為四十五分鐘的耐力運動，更能達到運動效果。[4]研究顯示，提升攝氧量濃度對耐力運動員來說，還不如提升無氧閾值（anaerobic threshold）來得重要，無氧閾值是指個人進入氧債狀態，出現喘氣等缺氧徵兆的臨界點。不管如何，如果沒有時間上的要求，高強度間歇訓練是能夠提升體適能的妙法。

短時間內高強度的健身運動，可以啟動神奇的粒線體生合成反應。在生合成過程中，身體會增加粒線體內部能量載體三磷酸腺苷的產量。同樣的反應也會發生在耐力運動和斷食期間，或是像這樣在斷食期間搭配高強度間歇訓練時。有一種狀況你應該不陌生：用了好幾年的手機，蓄電量開始變弱。你的細胞能量貯存的管道也會發生類似的狀況。粒線體生成、合成能夠重建分子機制，提升從三磷酸腺苷分子中提取能量的效率，等於你身體內可用能量的數量增加了。

高強度間歇訓練的關鍵是快、慢運動之間的交替轉換。衝刺的時候要像有老虎在後面追趕，慢走的時候要比平常步行的速度放慢許多，為達最大效果，甚至可以直接平躺。緊接著，再度拚命衝刺快跑二十秒，彷彿幾乎可以感受到在後追趕的老虎氣息。然後慢慢地走個幾分鐘之後，再度快跑。一旦習慣了高強度間歇訓練的模式，可以搭配想像力，讓訓練變得更有趣。你可以自行想像在後追趕的是什麼。你大可以啟動大腦杏仁核最常出現的戰或逃反應，使出洪荒之力沒命地逃。

如果你在斷食尾聲進行這樣的例行訓練，即使只是一週一次，都能得到令你驚訝的成果。

變化和一致之間的戰鬥

身體抗拒改變，因為改變需要能量。放任不管就表示在腦中告訴你不吃蛋糕就會餓死的聲音，也會叫你窩在沙發上以節省能量。最讓身體害怕的就是快速變化，因為那意味著可能面臨攸關生死的局面。反應這麼劇烈，就表示你可以藉著快速變化抓住身體的注意力，迫使身體快速做出反應。事實上，身體接收到的輸入改變愈快，身體反應的程度也愈大。關於這點，有一個關於身體健康的悖論：身體渴望一致（因為不變，所以能量消耗量也最低），但也痛恨一致（因為會愈來愈弱）。運動其實就是為了變強，才迫使身體面對改變。

高強度間歇訓練之所以有效，是因為你的身體必須在短時間內從零衝到百分之百，再回到零。這比從零衝到75％，然後維持在75％一陣子更難。同樣地，斷食之所以有效，也是因為你從正常進食，突然改變為什麼都不吃，再回歸正常。這麼做比固定每餐只攝取70％的身體所需熱量更激烈、也更困難，但是能夠產生的生物化學改變，也比正常進食高出很多。

同樣的道理也適用在舉重運動上。假設我的手臂能舉四．五公斤（十磅），我決定健身讓它再加個二．三公斤（五磅）。這不算很大的改變。於是我翻舉小小的二．三公斤啞鈴，企圖練出比較大塊的二頭肌，卻徒勞無功。我是燒掉了一些能量，但是小家子氣的二．三公斤重啞鈴，沒能讓我的細胞感受到真正的壓力。是時候來一點真正的重量了。於是，我用十一．五公斤（二十五磅）換掉了原來的二．三公斤，就可以用更少的時間把肌肉操練得精疲力盡。你應該也猜得到，我在更短的時間內就看到更大的效果。

這個新觀察到的原理，我把它稱為**曲線斜率**（slope-of-the-curve）生物反應。你可以有意識地調整輸入項的強度，改得劇烈一些，就可以省下時間，讓你的身體出現在以往漸進式改變的情況下不曾見過的反應。

為身體創造突然變化的方式，還有另一種稱為**血流量限制**（blood flow restriction）的體適能訓練，也稱做BFR。做法是在上臂和下肢分別戴上充氣式臂帶，就像戴上血壓計的臂環。然後像為血壓計臂環充氣一樣，為臂帶充氣。氣不要充得太滿，不要滿到讓你很不舒服，也不要完全阻斷血流。（綁到那麼緊，BFR臂帶就變成止血帶，如果一整天都不解開，最後你可能會失去一條肢體。當然，你也會減去一些重量，不過減重應該還有更好的方法。）

用打氣筒把BFR臂帶調整到適當的鬆緊度，運動的時候幾乎不用再加任何重量。你也可以就用那些只有二．三公斤重的啞鈴。關鍵是你營造了一個局部缺氧的狀態，迫使細胞進入緊急模式。靠著血流量限制法的幫忙，不需要對你的韌帶和肌腱施壓，就可以得到與舉起重物同樣的效果，同時又可以培養細胞更快更好的反應。你做的就是把細胞逼上絕境，讓它們陷入恐慌。血流受阻導致氧氣不足，細胞就會啟動壓力反應和緊急動員能量的機制。和高強度間歇訓練的訓練一樣，想要用血流量限制法得到最大的效益，健身的時間就必須縮短。

如果同時結合以上做法——斷食加上高強度間歇訓練，或是斷食加上血流量限制法——強度又會提高。在正常飲食的情況下，高強度間歇訓練和血流量限制法都會有不錯的功效，但是如果搭配斷食，效率會更提升，因為這時候你的身體會被訓練從脂肪得到能量，你的代謝也會變得更有彈性。斷食期間你運動得愈多，就給身體愈多的訓練，讓它學習在碳水化合物／糖和脂肪之間，無縫轉換。如果在斷食結束的時候做高強度間歇訓練或血流量限制法的健身，要記得你的狀態可能不像平常那麼有活力，速度可能也沒有那麼快。不過，發生這種情形時，表示你的身體已經耗盡了葡萄糖，不久之後你將有更大的收穫。

冷熱交替作用

還有另外一種方法，可以運用斷食加上曲線斜率生物反應的組合，而獲得超乎一般的效益，叫做冷熱交替療法。做法相當簡單：一早起床後沖個冷水澡，或是其他類型的急速冷療。你的身體會被突然的溫度改變嚇到，並搬出所有生物化學的伎倆，應付突如其來的挑戰。

這種情況稱為**毒物興奮效應**（hormesis）——身體遭逢逆境時，努力適應以求生的反應。好比你以適度的挑戰或壓力撞擊身體，身體會產生過度補償（overcompensate）的情況，因此在過程中反而變得更壯。醫學研究發現，冷療法能產生不少突出的效益，包括止痛、加速復原、改善情緒、強化免疫系統，以及減重。[5]定期做冷水浸泡法（包括冰水浴、冷水澡，或是跳進冰冷的湖水），被認為有助於降低罹患癌症和痴呆症的風險，可能是因為淋巴系統和循環受到強化。

但要注意，不能逐步降低水溫讓過程變得比較舒服。正確的做法是先好好洗個熱水澡，然後立刻改以冷水沖在額頭和胸口，因為那裡正是冷受器（cold receptors）所在的位置。沒錯，那可不好受，可是你得忍耐三天，三天就好。之後，突如其來的冷就會使粒線體膜上的心磷脂（cardiolipin）濃度上升，讓你的身體能夠更快速地產生熱。這個過程也能讓你一整天燃燒更多的卡路里。

做完冷療之後，如果你已經準備好再接受另一個衝擊，可以進到蒸汽室，要不然就再沖個熱水澡。轉成熱的刺激，可以提高血壓、加快心率、使你流汗、幫你排毒，並且提高負責調停發炎的分子，也就是熱休克蛋白的濃度。熱休克蛋白是身體因應壓力而製造的，雖然名稱上有熱這個字，但其實低溫或許多其他形式的感官突擊，都可使身體釋出熱休克蛋白。此外，熱休克蛋白並不只是一種蛋白質，而是一整個蛋白質家族，可以保護身體，對抗肌肉萎縮，因此成為抗老化的重要盟友。

另外，蒸汽浴也可以提高血液中缺氧誘導因子1-α（hypoxia-inducible factor 1-alpha, HIF1A）的數量，這是身體因應緊急缺氧變化的機制。其他還有許多方法可以促進HIF1A的產生，包括限制血流、呼吸運動，或是憋氣。做一趟蒸汽浴，打通體內HIF1A的輸送管道，等於為你接下來的各種訓練做好準備，不管是高度缺氧的血流量限制法訓練、高強度的間歇衝刺訓練，或是在五或十分鐘期間進行二十秒衝刺的高強度間歇訓練，都能事半功倍。

在流行病學研究領域，已經有相當多的證據，證明蒸汽浴療法能夠有效降低心血管疾病和痴呆症的發生率。[6]芬蘭（蒸汽浴已經是這個國家的生活日常）于韋斯屈萊大學（University of Jyväskylä）心臟病學家亞里・勞卡南（Jari Laukkanen）和他的團隊進行了一項為期二十年的研究，觀察經常使用蒸汽浴的中年男子，結果發現一週至少做四次蒸汽浴，每次二十分鐘，能夠降低因突發性心臟病而死亡的風險；研究期間，受試者的總死亡率也降低了四成。這些蒸汽浴狂熱分子罹患阿茲海默症的風險亦明顯較低。[7]

記得我初次聽說遠紅外線蒸烤箱是在一九九八年前後，當時這種產品不像現在這麼流行。那時我還嚴重過胖，很不健康。我經常背痛，身體也經常發炎。換句話說，我的狀況已經非常急迫。一聽到這種蒸烤箱可以減輕我的症狀，我就從當時坊間買得到的型號中選購了一個。以下是我的前車之鑑，供你參考。我把蒸烤箱放在臥室的角落，但那裡的電壓不夠強。結果，烤箱根本不夠熱，好不容易升到有用的溫度就斷電了。這個蒸烤箱在開機一小時之後會自動斷電，這個安全措施的確有其必要：如果你在蒸烤時不小心昏了過去，而烤箱繼續開著，它就會變成慢燉鍋，真的會鬧出人命的。

幸好在那之後，相關技術已經大有進步。新型的遠紅外線蒸烤箱加熱更快，效果也更好。運用遠紅外線穿透進入體內加熱，又運用近紅外線從皮膚表面加熱。如此一來，似乎特別能夠有效提高熱休克蛋白的製造量。順便一提，現在的筆記型電腦和手機抗熱性比以前好很多，因此如果真的**必要**，在蒸汽浴室裡還是可以使用手機。（在此告解：我經常利用在蒸汽室的時間進行ＩＧ直播。如果手機過熱，我會用冰水慢慢沖它，直到它恢復正常使用功能。現在大部分手機都是防水的。感謝老天！）

當然，我會建議你把蒸汽室當成沉思冥想的空間，但最重要的是找出一個對你最有效的模式。如果你的生活忙碌，唯一能擠出時間做蒸汽浴的方法就是同時進行多項任務，那就用手機吧！這麼做之後，我發現即使花三十分鐘做蒸汽浴，我的每日工作量也不曾因此降低，以前可不是這樣。或者，你想要把器材帶進蒸汽室裡幫助放鬆，像是聽有聲書或聽podcast。沒問題！只要能幫助你，讓斷食、運動，還有對身體的衝擊更符合你的生活型態，就去做吧！

但是，我建議你先好好練習斷食。掌握斷食的技巧後，加上運動。然後試著搭配冷水澡。然後試試看有三溫暖蒸烤室的浴場，或是，如果你很幸運，朋友家裡有三溫暖，就去朋友家。體驗一下，再決定值不值得投資金錢、時間和空間，擁有一間自己的蒸汽室。我能告訴你的就是，我買了一個新的、功能更好的遠紅外線蒸烤箱，一點也不後悔。

運動健身之後

斷食。運動。進食。這是強化自己的基本步驟。這時候出現了一個大問題：運動**之後**，應該怎麼吃？

答案取決於你想要自己的身體看起來是什麼樣子。你想讓自己看起來像是因為長久吸毒而乾瘦、虛弱的耐力運動員？還是肌肉發達的健美先生／小姐？或許不必那麼極端。最好還是中庸一點：既精瘦又肌肉結實，體脂肪恰到好處，這才是健康的寫照，才是健康和長壽應該有的樣子。我覺得我應該做到了，因為《紐約時報》用「近乎肌肉男」（almost muscular）來形容我。達標！

當然，決定權在你。但是如果可以讓我建議，我希望你避免把自己弄得像是餓壞了的野獸。電視或電影版本的「有力」人士長得就是這樣。你知道，就像《金剛狼》之類的漫威電影，或是一名女子獨立對抗一整連敵軍的那種身體審美觀。為了呈現那種體格，演員必須先斷食一到兩天，然後服用利尿劑排出體內所貯存的肝醣中的水分。那種血脈賁張、精瘦、性感的形象持續不了多久，只是演員和健身模特兒為了拍攝裸露鏡頭暫時練出來的。

我向你保證，他們的外表並非一直如此。短時間硬練出來的，其實很不健康。事實上，我甚至認為連盲目崇拜這種形象都不健康。大食品工業試圖讓你對那些你不需要也不想要的食物產生渴望，好萊塢神話也是這樣讓你產生渴望，如果你真的嘗試維持那種體格，說不定最後連性命都會不保。這時候反而是你展現自制力的好時機。試著**捨離**對這種異於常人的體型無謂的渴望。做幾個深蹲，練出翹臀；做提腿動作，訓練股四頭肌。不要成天想著要變成超級英雄的樣子。

言歸正傳。如果你只是想增加肌肉，或是至少維持現有的肌肉，那麼在一做完重訓或是高強度間歇訓練的時候，就應該進食。你可以在運動後的這一餐裡吃碳水化合物。就像我常常提醒的，偶爾吃一點糖也沒關係，只是不要過量，畢竟糖對你有害處。如果你決定吃澱粉，就選米飯、地瓜，或是根莖類的蔬菜。利用這些澱粉的特性，促使血糖升高，胰島素釋放，進而幫助肌肉增生。沒完沒了的生酮，會使新的肌肉難以生成。斷食要循環地做，生酮也是。

碳水化合物還會促使血液裡的另一種荷爾蒙升高，叫做類胰島素生長因子（IGF），它會發送信號，促使身體增加肌肉生長。但是，你要小心地維持適度的平衡，因為IGF濃度長期過高，可能引發結腸直腸癌、乳癌，以及前列腺癌等癌症。因此，在飲食和運動兩方面運用陰陽互補的技巧就顯得格外重要。長期來看，間歇性斷食有利於降低IGF的數值，免除IGF對健康的潛在不利影響。但是在短期之內，你可以用生物駭客技術駭進代謝系統，讓IGF指數短暫升高，幫助你長肌肉、長力氣。

如果你不堅持生酮飲食，又想要增加肌肉，也可以補充左旋麩醯胺酸。在斷食完成的時候，攝取兩克到十克不等的左旋麩醯胺酸，但一定要在運動之後。這種沒有味道的粉末可以幫助你減少肌肉流失，同時有助於維護腸道內膜的健康。另外，也有研究報告顯示，它具有穩定情緒焦躁的功效。

運動過後，是不是一**定**要進食？當然不是。如果你想像極限運動員那樣，挑戰自己新陳代謝的極限，或單純只是想證明自己很強壯，也可以直接恢復斷食。這時候你會更快進入酮症狀態，對減重很有幫助，但是會很不舒服。其實，你應該先誠實地評估自己的生理和心理狀態。你是否感覺自己很強壯？很有自信？一切都在掌控中？還是覺得自己有點不知所措？要記得，身體從間歇性斷食開始，運動，接著銜接更長的斷食期間的時候，體內的壓力荷爾蒙很可能也會升高。雖然如此，只要你本身沒有壓力過大的問題（來自於工作、家庭、重複播報的新聞，以及生活裡各式各樣等著你去解決的大小事），而且你又沒有生病，就不會有什麼大礙。你大可以繼續挑戰斷食──運動──斷食的循環。

如果你想在進行延長斷食期間維持運動習慣，也完全沒有問題，但是在此之前，你應該先以較短時間的斷食，讓自己適應在斷食期間運動的情況。最好做基本的健身就好，而且不要在睡前運動。老實說，睡前運動絕對沒有好處，腎上腺素升高會干擾睡眠品質。在長時間斷食期間，每天應該散步二十分鐘以上。每日的散步行程可以增加淋巴系統循環，也就是各種資源經過免疫系統進行再生的循環。當身體的消化系統正在休養生息的時候，會需要一點外力才能啟動這個循環。雖然此時腸道產生的毒素量已經比平常少，你的身體仍然需要排出毒素。藉著散步，可以喚醒免疫系統，為你的粒線體生合成機制施展魔法。這種強身健體的方法不但簡單，也沒什麼負擔。

如果你感受到自己擁有強大的力量，在身體或心理上實實在在的力量，你會知道自己每一天都能夠完成更困難的任務。我指的是在長期斷食期間進行各種重訓，以及跑馬拉松。跑馬拉松雖然是個爛主意，但如果你真想展現自己有多強壯，是有可能辦到的。覺得自己能充分操控自己的身體，在心理上會產生很大的效益。只是不要變成一種習慣。

我得先警告你：你會很累，累到精疲力竭，累到虛脫。你的情緒會很容易波動，可能會有一點暴躁易怒。你會需要大量的睡眠。平時不費吹灰之力就能處理的問題，這時候好像變得棘手一點。讓你情緒爆發的點，可能是孩子的抱怨，老闆交辦的爛差事，在車陣中硬是被人超車，或是其他各式各樣、千奇百怪的小事。你要有心理準備。星星之火，足以燎原。你必須自我克制，才能大事化小，小事化無。

但是，如果你真的已經做好迎接挑戰的準備，的確沒有多少感覺，會比挑戰自己的極限更能夠振奮人心，更能讓人對生命充滿希望。切記，在你還不夠強大之前，想都別想。但如果你覺得自己已經準備好展現你的身體，還有你自己，就可以放膽去做。你應該去做，是因為你想去做，而不是因為你覺得需要去做。當然這也不是每次斷食都要做的事，因為它真的很耗體力。如果一定要試，就試一次，然後幾個月內不可以再做。如果你想的話，可以每個月做長時間斷食，斷食期間就做比較輕鬆的運動。

不論你選擇哪一種斷食方式，哪一種運動方式，如何搭配，記得看清楚自己的目標。你要用各種方法，就像運用各種武功祕笈上的文字那樣，找出深藏在自己體內的力量。

第七章

爲心智和心靈健康斷食

飢餓是一種感覺，不是想法，
而感覺的定義原本就非關理性。
斷食的藝術就是教你去判斷，
哪些感覺是真實的，你應該採取行動；
哪些是不真實的渴望和衝動，最好不要隨之起舞。

斷食幫助你得到力量，
只有在你選擇處理這些情緒時，才會採取行動。

我腦中的飢餓聲音沒辦法逼在洞中的我進食，於是企圖用其他方法來挖我的牆角。畢竟，沒有人比我更了解我自己。

我進行這趟靈境追尋已經好幾天了。我一面深入第一女人洞穴的腹地，一面一步一步退回到心靈的更深處。又或者我是在向外探索。我的感官似乎愈來愈敏銳，感受愈來愈鮮明、強烈，幾乎到難以承受的地步。我開始注意到峽谷的石壁並非只是單純的紅，還有數十種清晰可辨，但我之前並未注意到的顏色。之前我還突然意識到，山洞裡除了我，還有十幾二十隻蜜蜂。我之前怎麼沒有注意到？我不知道牠們會不會叮人，但是沙漠裡幾乎任何東西都會叮人。牠們肯定很享受在我頭上盤旋、和我作對的樂趣。被牠們一分心，我幾乎沒注意到自己擁有的精力已經遠遠超過我的預期。

有一次，我走出洞穴，慢慢地步行了好長一段路，以測試我新獲得的體能，同時也希望藉此緩解飢餓和孤獨的感覺。我身上帶著一個勉強稱得上是護身符的東西——一件深灰色防風刷毛外套，上面繡了那一年之中我登過的山岳名字和高度：加州的沙斯塔山（Mount Shasta），南美洲安地斯山脈的科托帕希山（Mount Cotopaxi），尼泊爾的安娜普納基地營（Annapurna base camp），以及喜馬拉雅山脈的岡仁波齊峰（Mount Kailash）。外套上有好幾個被營火火星濺到的破洞，但是每次探險，我還是愛穿著它。這次也是。我也把頭髮剪短了，維持我到西藏進行靈修之後一貫的風格，留著很適合靈境追尋的大鬍子。

距離我到達黛利拉牧場的那一刻，好像過了好久好久。我對自己笑笑，一邊回想那時的景況。她看起來確實很特別，但是她身上似乎有一種不屬於這個世界的什麼東西。在我拍下她的少數幾張照片中，總有一些莫名的球狀物在她周遭飄浮。看起來像是塵埃，但是我的相機鏡頭很乾淨，而且其他人的周遭並沒有出現這種情形。當我擦拭鏡頭，抱怨這些東西，她只是笑著說：「你真的以為那是灰塵嗎？」一直到現在，我都無法對照片裡的那些飄浮物做出具體的解釋，但是黛利拉曾經展示給我看，她可以召喚更多這樣的球體現形，但等到我用數位相機去拍時就又看不見了。

等到我結束健行，回到洞穴，飢餓感再度注入我的意識。我為了保持身體水分而喝的水，似乎發揮不了任何作用，但至少我的肚子已經停止隆隆作響。蜜蜂再度在我周遭盤旋示警，而我的心思又再度被食物占據。我躺下來準備睡到隔天，心裡的焦慮卻與時俱增。我還得熬過兩天沒有食物的日子，在那之前我只有自己可以依靠。各種求生策略在我的腦海裡一一浮現。要不要使出我從童軍訓練學到的本領？還是要摘一些野生多刺的霸王仙人掌果實，用我的刀子切開來吃。有人這樣生吃過嗎？

理智上，我知道自己不會怎樣，但是那個聲音不斷警告我，說我的性命堪憂，說沒有食物這件事非常緊急。當你的心思沒有東西可以期待時，飢餓就會趁虛而入。那時的我還沒有達到可以自我克制的境界。現在的我已經習慣了黑暗，然而在那個時候，每當黑暗再度覆蓋我的周遭，我就覺得自己快要失控了。我腦海中的聲音會悄聲警告我野獸存在的可能性，而且聲音愈來愈響。

警告聲又響又不肯停，我發誓我可以聽到沙漠裡各種野獸向我逼進的聲音。我愈來愈覺得自己可能響得不得了。

一覺醒來，就發現美洲獅七、八公分長的利爪，正在刺穿我柔軟的腹肌。但是如果要有足以奮力抵抗的體力，我得先能夠睡著。但偏偏那一晚，睡意似乎遲遲不肯降臨。

我們都在追尋

所有的幻想和恐懼都來自於大腦。

目前為止，我們談到了斷食可以讓粒線體變強、讓肌肉變壯、降低發炎，還可以延長壽命、幫助睡眠，甚至改善性生活。我們也談到如何強化大腦的具體功能，維持大腦的化學平衡和能量，讓你的思慮更加清晰。這些都是可以量化、有形的改變，可以用科學方式測量。你可以在實驗室經過測試，量出體內促進自噬作用、代謝作用的荷爾蒙和酮體的具體釋出數量。

但是我們還要學習斷食的無形效益，因為這些對我們的身心健康一樣重要，甚至更重要。因為這些就等於生命最基本的理由。你可以把它稱為**靈魂**，也可以稱為**內在意識**；你可以把它稱為**脈輪***，也可以說它是你的**原力****。不管怎麼稱呼，斷食對心靈確實存在很深遠的影響。許多人主張，所有的斷食都具有心靈層面的意義。

讀一本有關間歇性斷食的書，卻被要求思考這麼個人的議題，可能讓你有點不舒服。很多人習慣把

*脈輪（chakras）：梵文，原意是輪子、轉動，意指連接天地，進入心靈的通道。
**原力（midi-chlorian-powered Force）：電影《星際大戰》中，虛構的超自然力量。

心靈層面的討論和有形世界的討論劃分開來。正因為如此，很多人認為自己不信神靈，沒有宗教信仰，不認為這些事有多重要，或是有多嚴肅。我能夠理解你的立場，因為我也是過來人。請先耐心往下看。

我的血脈裡流的是理智嚴肅的血液。我的祖母是核能工程師；我的祖父是物理化學家，還曾經參與《大英百科全書》（*Encyclopaedia Britannica*）的編纂。兩人因為共同參加核能時代（Nuclear Age）初期的一個核能工程專案而結識。我從小就被灌輸一種觀念：人類只不過是一具肉身機器——我就是一個肉身機器人。生命不過是能量進、出時產生的生物化學過程。太多能量進入，意思是你吃太多了；輸出的能量不足，意思是你的運動量不夠，所以才會變胖。感官接收到的訊息會進入大腦，由大腦做出反應，然後移動身體或做出動作。一切都要符合邏輯。不合邏輯的就是垃圾，應該被忽略。

隨著時間流逝，我逐漸意識到，這種純粹物質的人類生物學觀點並不正確。在我年輕時研究各種美洲原住民傳統文化，就曾得到一些啟示；大部分的啟發，則是在西藏、在亞歷桑那的洞穴、在安地斯山的叢林，以及在婚姻和成立家庭的過程中得到的領悟。現在的我知道，宗教習俗的意義在於，很多發生在我們內部的變化，本來就沒有邏輯可言。意識沒有邏輯、情緒也沒有邏輯。（在洞穴時，一直在我腦中折磨我的那個聲音更是沒有邏輯可言。）人類不是血加上肉；或者這麼說，人類並非只是血和肉的組成。我們比這多太多了。

斷食是讓我們探索人類複雜性的一種方式。人體內有一些東西，和感官、感覺之間的聯繫，比和思考之間的聯繫更為緊密。從直覺就可以知道，飢餓是一種感覺，不是想法，而感覺的定義原本就非關理性。對行為產生最大影響的因素往往不符合理性，所以根本無法以理性的方式管理行為。斷食的藝術就是教你去判斷，哪些感覺是真實的，你應該採取行動；哪些是不真實的渴望和衝動，最好不要隨之起舞。斷食幫助你得到力量，只有在你選擇處理這些情緒時，才會採取行動。就像有人請你坐上駕駛座，聽起來很讚，直到你真正手握方向盤，卻不知道車子的煞車在哪裡。

讀到這裡，可能你還不能完全認同。我不是在這裡宣教，我只是想幫助你獲得實際的經驗和技巧。你可以運用科學的方法：觀察、檢驗證據，然後自己做決定。無論你對比較空靈的事抱持多謹慎的態度，等到你清楚地覺察到，你的身體在食物的影響下會產生哪些無意識的行為，你的立場一定會有所改變。一開始你會感覺到飢餓，然後，在你還來不及思考的時候，一種說不上來的變化就發生了。一股刺痛；一點抗拒；莫名的退縮。有一個古老的程式深藏在你的體內。為了認識它，你必須靜靜地坐下來獨處，或是冥想，理清自己的思緒。斷食期間你的感官會變得特別敏銳。有時候，冥想和祈禱是為了靜心，讓你的感覺，而不是你的思緒，變得更敏感。斷食當然也可以幫助你做到這一點，但是，它還能幫助你處理身體的直覺反應，掌控你的感覺，讓自己不被感覺誤導而走偏了方向。

拒絕給身體食物，雖然只是一個簡單的動作，卻可能比單純的冥想或獨處具有更深遠的心靈層面效益。藉著斷食加深你的信念，開展你的意識，或只是讓自己對這些可能性抱持開放的態度，會比你把目光停留在減重和延壽這些目標上得到的結果更美好。用這樣的態度進行斷食，心中會升起一種美好的謙卑。如果你的斷食是為了提升心靈，或許就不會想在臉書上公布。你的目標是心靈上的清明，更新信念，這和追求臉書「按讚數」帶來的多巴胺刺激完全背道而馳。你可以把斷食當成一段清理、超脫的時間，以遠離現代文明的各種瑣碎事務。甚至，你可以讓靈修斷食成為**你的**現代文化的一部分。重點是，如果你忽略了斷食的心靈層面，將會錯過全然不同的體驗。

謹記中庸之道。身體的訓練可能過度，心靈的訓練也可能過度。別讓自己受制於什麼團體，以為斷食追求的唯有靈性，必須穿上象牙白的長袍才能進行。真的有這樣的人。他們忽略了謙遜的前提。一旦你開始穿著白袍跑來跑去，就不見得還能對新的體驗抱持開放的態度。當然，也不要讓自己受制於那些不肯開放的心靈和不願張開的眼睛。斷食期間，你可能會經歷出乎意外的靈性體驗。放手讓自己去探索吧！即使你認為自己沒有宗教信仰，也不是要追尋什麼。如果你抱持著「我少吃幾餐單純是為了身體健康」的想法，結果卻額外得到深刻的洞見，不就賺到了嗎！

如果喜歡，你也可以把靈性開悟看成是單純的科學程序。我曾經參加過尼泊爾、西藏的靈修，也在安地斯山脈參加過死藤水儀式*。參加儀式者須依照指示，在儀式之前先斷食數日。為什麼？不僅因為反正你遲早會因為精疲力盡、海拔高度，或是恐懼而嘔吐——即使那可能是部分原因。主要是因為累積了數千年的經驗，知道這樣做有效果。可能是因為斷食後產生酮體，讓大腦神經元更活躍，使你的心智變得更清明。如果你認為這種靈性體驗只是化學和電子的作用，你就可以這麼說：深度的專注需要大腦神經元輸出更多電能，神經元偏好酮體更甚於葡萄糖，因為酮體的電子更多，能量密度更高。能量更多，大腦的活動就更多，意識也會更活躍。

換言之，斷食期間，精神層面的變化和科學上的變化並非互不相干，而是彼此關聯。進入深度的精神世界非常需要心智的投入，因此也非常需要代謝的運作。某些飲食可以幫助你動員額外的能量，把妨礙心智運作的毒素排出，但是你也可以藉著斷食排除這些毒素。（雙管齊下，更為理想。）此外，你也可以把斷食當成釋放潛藏在你體內化學能量的火花。你的祖先曾經用這些能量來求生存——在狩獵中奮力快跑，或是為了食物而做最後一搏。當你需要這些能量帶你進到另一個意識的境界時，唯有夠強壯、代謝夠快的身體，才能讓過程更順利。

斷食也可以強化你與他人的連結。不管你是腰纏萬貫還是家徒四壁，都免不了會體驗到飢餓的感覺。因此，當你看到有人是因為沒有東西吃才餓肚子，就更能對他／她的絕望感同身受。事實上，大腦裡有一種細胞，叫做鏡像神經元（mirror neuron），可以讓我們透過觀察他人的表情，感知對方的情緒。我們愈是把斷食看成是精神上的鍛煉，愈能成功地同理他人、與他人連結；我們愈是能超脫自身需求，平息自我不斷發出的聲音，就愈能在更大的集體中找到歸屬感。

身為人類，我們有共通的人性。除了為生存而共有的物質需求，人性還有很多其他的意義。我們都渴望追求自己的人生目的，希望能在這個世界留下建設性的印記。斷食除了顯示字面意義上、肉體上的飢餓感，也顯示這樣的渴望。當某人為了靈性上的理由，或為了探究生命的原理而放棄食物，我們會受到啟發，並向其效法。從務實的層次來看，只要你變得更強，就會更有能力在這世界上做好事。你會更有能力解決問題，並對周遭的人提供有用的技術和資源。可見，斷食確實在很多方面強化了我們對連結的必要性。

---

*死藤水儀式（ayahuasca）：南美原住民巫醫和宗教儀式的傳統用藥，原意是死亡和靈魂之藤，據說能幫助人體排除毒素和病痛，以及開發肉體以外的精神世界。

從我在尼泊爾和西藏旅行的經驗、我個人的研究，以及我在亞歷桑那向薩滿學習斷食的經驗，我深刻感受到斷食原本就是在身體和心靈上並進的過程。你之所以能夠專注——不管是專注在冥想、上帝，或是接下來要吃的漢堡上——是因為大腦裡的神經元。神經元需要的是酮體。你開始斷食之後，那些神經元就停止燃燒低辛烷值的葡萄糖，轉而吞食高辛烷值的脂肪分子。大腦裡的火花變多，你的思慮就變得更清晰，也有更多的能量。對大多數的人來說，要想達到這樣的精神狀態並不容易，通常也不會發生在你吃太飽或過度疲累的時候。

捨離的喜悅

進行靈修斷食的理由因人而異，也極為私密，例如更新信念、悼念所愛之人逝去、遭逢生命危機、戒除成癮行為、尋找生命意義。沒有人可以告訴你斷食的正確理由，動機只屬於你自己。我能做的是提供我自己得來不易的經驗，給你一些指引，讓你知道如何做好心理準備，讓靈修斷食更有效率。

首先，要能體會斷食的喜悅。世人聽到**靈修斷食**這個字眼時，腦海中浮現的往往是一個人遠離世俗，禁絕所有肉體上的享受。在這樣的想像畫面裡，可能出現苦行者瘋狂鞭笞自己，希望肉體上所受的苦可以幫助他們為自己不夠慎重的行為或軟弱贖罪。古老的靈修斷食的確可能如此，但那不是我的作風。（我如果想讓自己受苦，吃一點羽衣甘藍就可以了。）

受苦不是斷食的目標；紀律、自制、自我提升才是重點。你可以選擇挑戰自己的極限，但我不會告訴你應該超越什麼、要費多少氣力，但是痛苦可能會讓你分神，妨礙你在追尋的超越自我經驗的覺知。

其次，在靈修斷食期間，你還是可以想做什麼就做什麼。你可以享受性愛，可以跳舞。你有權選擇，只要你持續把注意力放在靈性覺察。你的身體要捨離的是食物，不是快樂。譚崔*和道家（Daoist）學派主張射精是一種消耗，因此，如果你是男性，在延長斷食期間，你可以盡情享受性愛，但是在斷食中止之前都不要射精；同樣的理論會告訴你，如果你是女性，應該盡可能地享受性高潮。科學研究顯示，在射精的隔一天，睪固酮指數會明顯降低，因此的確容易使人煩躁。

我壓根不信這套。知道這個說法之後，我決定進行一項實驗來推翻它。我用了一整年，記錄射精與性交的頻率和我的幸福指數之間的對應關係，然後做成圖表。我把圖表放進我早期的著作裡，圖表顯示，射精隔天的幸福指數確實有下降的現象，姑且稱之為男性射精宿醉。這裡要傳達的訊息比較微妙，不好解釋。進行靈修（或是普通的）斷食，其實就已經在自我要求。你可能會變得比較焦躁，精力沒有那麼充沛。這時候你應該不會想再進一步自我消耗，因為隔天你抵抗食物的意志力，或是阻止自己對上司、配偶，或者小孩吼叫的克制力會降低。為什麼在斷食期間還要給自己更多折磨？

身為男性的你如果不想接受這個建議，那就等著迎接一次史詩等級的高潮吧！因為你的大腦會接收到酮類的能量，而你的狀態也將略有不同。只是到了隔天早晨你可能會有點後悔。如果你是女性，在延

*譚崔（Tantric）：源於印度的一種靈修法門。

長斷食期間進行性交，高潮可能也會比較強烈。雖然沒有太多的文字記載，但是不管男女，在高潮時都可能出現強烈的精神幻覺。斷食和性同時並行，機率更是大大提高。

其實，只是在床上相互偎依，就能使斷食變得更容易，因為血液中的催產素（oxytocin）會上升，這是一種與愛和社會連結有關的荷爾蒙。只是，不要達陣。很抱歉，自慰也是一樣。我知道這是一種犧牲，但是放棄短暫震波般的愉悅，可以因為有效的斷食增強你的覺察，以及與你所愛的人的連結感而得到補償。假以時日，你的心情改善、能量也提升了，會帶給你更深刻、更強烈的性生活，你和伴侶的關係自然也會更穩固。

第三，斷食期間請避免自我批判。請你這麼想：肉體上的斷食幫助你清理體內的化學雜質；而精神上的斷食則幫你清理在意識層面壓垮你的情緒垃圾。這些工作並不簡單。我們都或多或少有一些需要清理的精神毒素，而斷食之後變得清明的心理狀態，可能會讓你發現那些深藏在心中、連自己都不知道的問題。你可能會覺知到個性上的不同面向，或者是一些讓你躑躅不前的某些記憶或動機。這些覺知會讓你在靈修的道路上走得更遠，幫助你看見你想成為的人，並吸引你一步一步去實現。根據我的經驗，寫日記把這些觀察記錄下來，會很有幫助。

在學習斷食的過程中，中途放棄後卻感到懊悔是常有的事。經常斷食的人或多或少都有這種經驗：下定決心斷食兩天，但是心中一直有個聲音試圖說服他們提早結束斷食。你很快就會發現，除了你，還有別人在你的腦中發號施令。那個聲音很有說服力，足以讓你以為在斷食期間吃一點餅乾是自己的主意。

那個聲音有個名字：叫做**自我**（ego）。學會降伏你的自我，並超越它，正是靈修的目標。斷食會讓你的自我對你大叫，說你快餓死了，即使你很清楚體內還有很充分的能量。斷食幫助你感知事情的真相，讓你可以起而對抗，取回主控權。當你踏上自己的旅程，正如我與薩滿同行時，請記得，沒有人是完美的。所有的改變都非一蹴可及。只要你肯開始，積極投入，就足夠了。

有時候，你會吃下那片餅乾，也沒關係的。

服用氧氣

以下是幫助你順利斷食的第四項原則：不論靈修是不是你斷食的主要目的，配合呼吸練習，會為你體內的火帶來更多的氧氣。畢竟，不管你是處在酮症或是在燃燒糖分狀態，你的身體要產生能量，都要靠空氣和食物的結合才能產生電子。這時，如果你改變呼吸方式——轟！你可以在等式的另一端做些改變，藉由增加氧氣量來加快代謝速度，或是抑制呼吸以打造出更強壯的細胞，讓你可以用更少的食物**與**氧氣就能活力充沛。靠著斷食，你已經開始燃燒脂肪。如果你減少食物攝取量，你就可以輸送更多的空氣，還能同時維持充分的能量供給。身體會用各種方法，讓等式達到平衡。總之，你可以在低氧、高食物量的狀態下完成目標，也可以在高氧、低食物量的狀態，完成同樣的事。一切都取決於你如何玩這些變數。

在靈修時帶進更多的氧氣，瞬息之間，你就能體會到改變。除了斷食，控制呼吸也是許多宗教或冥想實修的一部分。其中一個例子就是印度教的瑜伽調息法（pranayama breath work）。這是一個古老的梵文詞彙，字面上的意思大致翻譯就是「呼吸練習」。我於幾年前初次接觸到這個方法，就在遇到我妻子之後不久。當時，觀察入微的她對我說：「你應該開始練瑜伽。」我接受了她的建議，然後發現大部分的課程都是以調息法作為結束。其中有些技巧看起來相當簡單，例如輪流蓋住一個鼻孔，用另一個鼻孔呼吸，但這樣做卻能帶我們進入非常令人驚訝的意識轉換狀態。這對我來說是個重大發現，沒想到人的意識有這麼大的可塑性。

從那時開始，我才發現呼吸的技巧竟然有那麼多變化，那麼複雜。大部分的人都相信，深呼吸有益健康，又能讓人放鬆。但是有一個問題：過度深呼吸、呼吸次數太多，會降低體內二氧化碳的量。然而，身體能夠保存的氧，只能和二氧化碳的量一樣多。這就是為什麼過度換氣的時候會覺得頭昏。事實上，呼吸過深、過快的時候，流經大腦的血液反而會減少。因此，古老的調息法著重的是放慢呼吸速度，基本上是減少呼吸頻率。重點是更慢，而不是更深。

慢慢吸氣，吸到橫膈膜，這樣可以刺激迷走神經。迷走神經是周邊神經系統中最長的一條，也是連接大腦、心臟和肝臟，傳遞訊息的主要途徑。迷走神經傳遞的訊息包括調節語言、消化與體溫相關的各種大小事。其中，迷走神經最重要的角色，就是控制血壓。當血壓過高時，迷走神經會向全身發出訊號，以降低你的心率，為你帶來一種平靜的感覺，同時減少壓力、焦慮，以及憤怒感。藉由橫膈膜呼吸或深呼吸刺激迷走神經，可以掃除這些潛在障礙，讓你順利斷食。即使你沒有積極地想進入靈性的境界，如果出現急躁和焦慮的感覺，也會讓你難以享受斷食的過程。

透過慢慢吸氣，你可以創造一種平靜的感覺，然後慢慢地吐氣，把吐氣的時間拉長。如此重複，一遍又一遍。在每一個呼吸循環的開始（吸氣），你的交感神經系統會稍微加快你的心率。然後，在延長的吐氣過程中，你的迷走神經會做一件非常神奇的事——發出訊息，壓制當下的恐懼。它會釋放神經傳導物質乙醯膽鹼（acetylcholine），藉此使心跳速度放慢。拉長吐氣的時間，可以強化迷走神經的功能，降低壓力程度，以及改善認知功能。荷蘭萊頓大學（Leiden University）心理學家羅德里克・格里森（Roderik Gerritsen）和桂鐸・班德（Guido Band）建構了一套生物物理模型顯示，迷走神經的反應，與冥想及瑜伽時產生的欣快感和脫離塵世的感覺，有直接的關聯。[1]這個見解又衍生出另一個有助斷食的生物駭客技術：感到飢餓時，慢慢地做幾次橫膈膜呼吸，會讓身體平靜下來。

另外一種可以搭配靈修斷食的呼吸法叫做整體自療呼吸法（holotropic breathing），這是一種可以提升更高意識的身體控制技巧，捷克精神醫師史坦尼斯拉夫・格羅夫（Stanislav Grof）研發出這個方法，在不用藥的情況下，引發類似服用LSD*的效果。史坦被譽為超個人心理學（transpersonal psychology）之父。這一派的心理學主張運用心理治療的方式，追求靈性上的開悟。我初次嘗試全息呼吸法的時候，感到震驚不已，我沒想到光是藉由操控流進肺部的空氣，所感知到的真實就能起那麼大的變化。全息呼吸法是在短時間內以既快且深的呼吸，讓你進入一種意識轉換的狀態而得到療癒。你不一定要為了這個

* LSD（Lysergic Acid Diethylamide）：麥角酸二乙醯胺，一種會產生強烈幻覺的藥物。

目的而斷食，但如果在斷食狀態中，或是運用飲食方面的生物駭客技術提供身體一些酮體，會更有效果。

我用格羅夫的方法進行整體自療呼吸[2]，經歷了瘋狂的體驗。我離開了我的身體，還看到好像前世的畫面。相信有前世的人說，當你進入前世時，通常最先看到的畫面是自己在前世的腳。當時我在位於舊金山帕羅奧圖市（Palo Alto）的一家老旅館裡（現在那裡已經被改建成公寓大樓），躺在墊子上。我持續呼吸，直到我的手腳感到刺痛。突然之間，我感覺到一雙不是我的腳，卻又屬於我。我環顧四周，並進入一個大約在六百年前、非常強烈的生活畫面。在那裡，擁有那雙奇怪的腳的人死了，留下唯一的遺憾：他沒能來得及完成一個學生的訓練。當我完成這個呼吸法之後，我只能呆坐在那裡，因為我意識到我生活中的某個人讓我聯想到這個學生。因為覺得有點蠢，我帶著試探性的態度對那個人說：「我看到了某個前世的一個奇怪景象，當時你是我的學生。抱歉我還沒有完成你的訓練，就離開人世了。」我的朋友立即有所反應——彷彿被人一拳打在肚子上，強大的悲傷跟著傾洩而出。原來，我看見的景象和朋友一段極為私密的過去似乎有所連結，但他從未和我談起那段過去。

我不知從何解釋，也無法證明那不只是在缺氧狀態下產生的幻覺。**感覺上**那不是幻覺，而且也無法解釋我只說了短短兩句話，竟然在另一個人身上造成這麼大的反應。至今我仍然困惑不解，但我寧可相信，那可能是真的，而不是假的。

事實上，我透過整體自療呼吸法看到的，比我透過死藤水看到的更多。你也可以有像這樣的體驗。有些人會自行練習，但是膽小的人並不適合。我建議你尋求整體自療呼吸法專家的協助，並在進行靈修、冥想式斷食期間嘗試一下。你不會後悔的。不必服用藥物，也沒有危險，就可以做到，相反地，還能改善你的健康。這類的呼吸法其實也是很好的提醒，讓你意識到你不只是身上這副皮囊而已。

還有很多其他的呼吸方法，你可以自己實驗看看。幾乎所有的方法在配合斷食時做，都會有更好的效果。有一種由荷蘭極限運動員溫．霍夫（Wim Hof）提出來的方法，叫做溫．霍夫冰人呼吸法（Wim Hof method）。這種呼吸法可以給你超能力，不管你有沒有吃東西，都可以應付冷水浴或冰水浴等酷寒環境。另外一種是很受到歡迎的「生活的藝術」（Art of living）淨化呼吸法，著重於完全瑜伽呼吸和腹式呼吸。我曾經連續五年每天早上都進行這種呼吸法，直到後來搬家，又有了小孩，才停止每天練習。據估計，全世界大約有四千萬人每天在做生活的藝術淨化呼吸法。

前面提到的這些大功率的呼吸法，都可以與斷食同時進行，而且可以取得更深遠的效果。斷食讓你的新陳代謝更旺盛，但需要氧氣才能火力全開。對於靈修斷食，特別是在剛開始的時候，我偏好由舉世聞名的整合醫學*醫師安德魯．威爾（Andrew Weil）提出的**478呼吸法**。478呼吸法的做法就像它的名字一樣簡單：用鼻子吸氣，默數四秒，屏住呼吸七秒，然後慢慢吐氣，默數八秒，把肺裡的空氣完全排乾淨，最後發出「呼噓」的聲音。一天可以做兩次，每次按照順序重複四個呼吸循環。在斷食期間可以增加重複循環的次數，最高可到十二次。威爾博士發現，478呼吸法可以有效幫助人在就寢時入睡。在斷食期間，這個方法會降低渴望和焦慮，也能幫助控制情緒的波動。

*整合醫學（integrative medicine）：將人體視為一個完整且獨立的個體，並強調醫病關係重要性的醫學領域。

每個人都應該懂得基本的控制呼吸方法。控制呼吸可以達到平靜身心、集中心思、聚焦能量的效果。可能會需要練習一段時間，才能熟練地掌控呼吸，並看到效果。就像我之前說過，大部分的人並不容易進入靈性狀態。先學斷食，然後再學呼吸法。靈性的感覺自然會接著出現。

世人經常以為精神上的能量和生理上的能量是兩碼子事：前者很主觀、很個人；後者比較客觀，而且（在某種神祕的意義上）是絕對的「真實」。其實，這種區別完全是人為的，這就和把我們視為肉體機器人一樣，是一種誤導。

人體有大量的運作智慧分散在全身上下，這意味著你的大腦不需要一一告訴每一個細胞該怎麼做。每個細胞可以獨立進行任務，然後用電子的形式向中樞回報自己做了什麼、沒做什麼。生物學教科書會告訴你，這些訊號由胜肽和荷爾蒙之類的分子，隨著電流或甚至隨著磁流傳送。不管你喜歡使用什麼術語來描述，我們內在的溝通系統基本上都與電子的移動有關。當信號傳到你的意識心（conscious mind）之前，就已經被一大堆盡忠職守的細胞重重處理、過濾過了，而且這些細胞也懶得告訴我們它們的小小成就。

當你的大腦裡氧氣不足時，就像做了整體自療呼吸法後進入缺氧狀態，突然之間，而且通常是在精神恍惚之間，你好像能夠覺知到那些最基層的細胞活動。缺氧時，你的腦細胞會開始有選擇性地，而且是優雅地，裁減掉待辦事項清單上急迫性最低的任務。另外，全身上下的粒線體將會注意到氧氣不足的狀況，為了避免影響從食物製造能量的效率，你的細胞會排除消化和排毒這些不那麼緊迫的任務。當然，你仍然無法覺知到這些正在發生的具體變化，但你一定可以感受到效果。你會覺得放鬆，因為身體把內部的工作量降低了，保留下來的能量就被送到大腦，以確保你的生存沒有問題。這時候，你反而比較不容易分心，也比較能夠進入不同的意識狀態。基本上，你的大腦沒有足夠的能量去維持你信以為真的幻覺。

現在，你對如何進行靈修斷食有了基本的工具與基本的認識。控制你的食物，控制你的性行為、控制你的呼吸，而且要帶著奇妙和欣喜的心情，而不是懷著恐懼和痛苦的情緒。為了這個目的，你要記得：這些並非一蹴可及。如果你是斷食新手，克服飢餓將是一件很艱難的事，就和我在洞穴裡的時候一樣。你像猴子般一刻都停不下來的小腦袋瓜會對你不斷叨念著：「我快死了。我快死了。午餐要吃什麼？**午餐到底要吃什麼？**」

在進行靈修斷食之前，先做幾次間歇性斷食。如果能把像猴子般一刻不得閒的心思安定下來，你就勝利了。等你準備好挑戰時間較長的靈修斷食，你將會具備更深刻體驗所需的訓練。過去所有被用來消化食物的生命能量，現在全都供你調度，以導向更高的生命目標。

萬物合一

我並沒有特定的宗教信仰，但我進行很多的靈性探索。我做過冥想，參加過許多不同的宗教儀式。我在加州四風協會（Four Winds Society）的創始人阿貝托．維洛多（Alberto Villoldo）的指導之下，完成基本的薩滿訓練。現在我有了小孩，便把靈修融入我們的家庭儀式。我們全家人每天都會冥想，也會每天對食物表達感謝。我認為與其把同樣的時間花在吃花生醬三明治上，花一、兩天的時間斷食，毫無疑問可以得到更多靈性上的體驗。你也可能對世界有更鮮活的感受，而且可能比你所知的更生動。還記得我朋友克里斯的故事嗎？說他在禁食期間，竟然聞到了三公里之外漢堡味道的那個軍人？我知道那不是一種誇張的說法，因為我在那個洞穴裡，以及在之後的其他斷食期間，都有過非常類似的經驗。

進行斷食的期間，到森林裡去走走，觀察在你周圍的樹木。你會發現一切事物的顏色都和你記憶中的不一樣了。樹上的葉子特別綠意盎然，因為你的感官全都打開了。在大部分的時間，我們的感官不會全部打開，因為我們不需要接收到這個世界給我們的全部訊息，我們所擁有的食物和資訊已經太多，同樣的，所受到的干擾也太多了。當你進行靈修斷食，並花點時間待在大自然裡，整個世界會煥然一新。

這讓我想起一個故事：有一群探險家到西藏邊陲地帶旅遊，來到了傳說中香格里拉可能的所在地。在此之前，得到允許能夠進到此地的西方人並不多，這一群探險家來了西藏好幾次，當地導遊才終於同意帶他們造訪此地。其中有一個懷疑論者——說白一點，就是個混蛋。當這群人終於抵達聖地，那位仁兄四下看看，嗤之以鼻，說道：「這裡不過就是個山頂。我什麼也沒看到。」帶他們來到此地的喇嘛只是笑著回答說：「沒錯。你不會看到。」與此同時，其他的探險家卻都經歷了超然的體驗。所以說，你可以把斷食搞得像在受苦，也可以讓它變成通往更大世界的入口。

斷食會改變你對世界的感知，正因為如此，幾乎所有的靈修和宗教都有這個部分。在穆斯林的傳統中，斷食是伊斯蘭教的五柱石（Five Pillars）之一。一年一度的齋戒月是靈性追求的里程碑，而斷食正是它的基石。為期一個月的靈性反思和祈禱期間，每天從日出到日落之間禁止進食。穆斯林做的是乾斷食，意思是連水也不喝，因為他們相信這樣可以清理靈魂的不潔，激起更高度的自律和犧牲。在齋戒月期間，每天清晨在日出之前，他們只會吃一餐少量的食物。已經有不少的穆斯林朋友告訴我，防彈咖啡對他們的那一餐相當重要。然後在每天晚上，傳統上會以吃椰棗來中止斷食，接著是一份比較大的餐點。

佛教的禪宗歷來便有斷食的要求，目的是在深度冥想時，順利進入「三摩地」這樣的意識狀態。我的公司四十年之禪（40 Years of Zen）提供附帶神經回饋的深度冥想課程，因此我有機會結合斷食和神經回饋技術，進入了難以言喻的境界，我所能想到最好的詞就是與萬物合一。聽起來有點蠢，對吧！就像一個老笑話裡，一個禪宗大師走到賣熱狗的小攤說：「幫我做一個什麼都有的熱狗。」但我確實親身體驗過。

在把我的大腦與腦波校準這非常辛苦的兩小時課程裡，我已經精疲力盡了。但突然間，我的手臂消失了。我的意思不是手臂麻木了，而是……不在了。我並不害怕，也不覺得痛，只覺得好奇。然後，這種感覺從我的手臂擴散到軀體，到我的腿，突然間我意識到自己根本沒有身體。我當時以為我的身體已經融解了。一直到今天，我還記得我的身體自我瀰漫在整個空間的感覺。根據四十年之禪內部的研究，到目前為止，用過這項科技的人之中，大約八成的人都這種超越宇宙的經驗，但我們不是要求他們斷食，而是給他們服用 MCT 油，幫助他們有更多的體驗。

如果我早期做腦波測試的時候，身體先攝取了 MCT 油，會不會得到更深刻的體驗？我相信有可能。

永遠都有更高深的境界等著我們去探索。但我不認為如果我的腸胃裡裝滿披薩，我還能有那樣的體驗。

印度教有一種**禁戒**（vratas）儀式，其中包括完全斷食和部分斷食。不同的神有不同的禁食日，舉例來說，溼婆神（Shiva）要求在星期一禁食，毗溼奴（Vishnu）的斷食則在星期四進行。另外，根據猶太教和基督教的傳統，〈申命記〉（Deuteronomy）中也記載了摩西斷食四十天的事蹟；在〈撒母耳記〉（Book of Samuel）中，大衛王以斷食祈求上帝拯救一個孩子的生命。在《舊約聖經》的〈耶利米書〉（Book of Jeremiah）和〈約珥書〉（Book of Joel）中，也都有在災難時期和遇到不公義時宣告禁食的紀錄。歷史上經常出現某個王國的人民以絕食作為引起注意的手段，以便讓人民的憤怒之聲能夠被聽見。在〈詩篇三十五章〉（Psalm 35）中，大衛王宣告「我以禁食，謙遜我心」。

《聖經》裡記載的斷食分成兩種性質。一種是所謂的「絕對」斷食——連續三天不吃不喝。另外一種是「超自然絕對」斷食——連續四十天不吃不喝。（沒有任何一個現代人曾經有過連續四十天不吃不喝的紀錄，因此絕對可以說是超自然。）摩西曾經做過兩次這樣的斷食，其中一次是在他為了和上帝更接近，離開以色列來到西奈山（Mount Sinai）山頂的時候。回來時，他帶了兩塊石板，上面刻有十誡（Ten Commandments）。〈出埃及記〉（Book of Exodus）中記載：「摩西與上帝同在那裡四十個白天，四十個黑夜，不吃，不喝。然後他把約定的內容寫在石板上。」

《聖經》裡也提到了一種部分斷食，就是但以理禁食法：在一段時間內，戒絕某一種食物。《新約聖經》〈但以理書〉（Book of Daniel）記載了他曾經在三週內只吃植物類的食物，避開果汁、肉類、酒，甚至身體乳液也不用。在結束斷食的時候，他進行了一段追思，然後目睹了一個男人的異象：「面若閃電，目若火炬，手足若磨光之銅，聲若群眾之音。」當時但以理身邊還有一群人，和他一起站在位於現在伊拉克境內的底格里斯河（Tigris River）的河邊。然而，其他人都不能像他一樣看到這個異象。如火炬般發光的那個人告訴但以理，因為他的斷食，所以才「得以了解上帝的話語，以謙遜之心面對上帝。」不管你怎麼詮釋底格里斯河畔出現的異象，可以確定的是，數千年以來，斷食和啟示之間一直存在著密不可分的關係。

直到今天，猶太人仍然維持著在每年一度的贖罪日（Yom Kippur）這天進行斷食的傳統。對猶太人來說，這是一個潔淨心靈和身體的日子，他們在這天會尋求寬恕，或給予寬恕，並擬定來年自我提升的計畫。另外，按照天主教或東正教（Eastern Orthodox）的傳統，斷食也是每年一度的大齋期（Lent）慶祝活動的一部分。現代在大齋期的斷食做法是每週五避食肉類，其他餐的分量也比平常少，已經不像從前那麼嚴格了。所謂的「黑斷食」（black fast）是指整整四十個日與夜的齋戒期期間，一天只進一餐，而且只在日落之後；肉、乳製品、蛋，以及酒精完全禁止。大齋期最後一週的斷食尤其嚴格，被允許的食物只有鹽、麵包、草藥和水。

二十世紀知名的本篤會（Benedictine）修道院院長、作曲家、哲學家，以及神祕主義者賀德佳・馮賓根（Hildegard von Bingen），精心打造出屬於教會中世紀齋戒的一套美好的靈修做法。她的斷食時間從六天到十二天不等，一開始會先進行一段調息和冥想，用意是提升身心合一、平衡的狀態。整個靈修斷食的核心包括休息、冥想，在每天固定的時間透過禱告和寫日記探索內在靈性，期間穿插著獨處、和大自然相處的時間。她對大自然的觀察準確細膩，著作涵蓋植物、動物特性以及當地地質學等主題，影響深遠，是遠遠走在時代前端的人物。

只有一個小問題：在賀德佳的某些斷食期間，允許食用大骨湯。我會避免這麼做，因為骨頭湯裡含有的蛋白質會對斷食形成干擾。但既然那已經是超過八百年前的事，就沒有必要再追究了。

到了十四世紀，嚴格的大齋期開始有了變化，天主教教會開始放寬對斷食的規定，宗教性的斷食做法也一直持續演化，直到今天。儘管如此，適當遵守斷食紀律的重要性依然維持不變。許多現代的天主教徒仍然維持在聖週五和聖灰星期三進行黑斷食的傳統，基本上就是OMAD（一日一餐）和戒絕蛋白質的斷食法。不過，為了靈性成長而斷食，逐漸在主流的宗教組織裡蔚為風氣。例如南加州的馬鞍峰教會（Saddleback megachurch）——美國數一數二的大型教會——就根據《聖經》人物但以理的食物選擇，推出一系列飲食指南，並稱之為「但以理計畫」。我對這個方案特別偏好，因為我的老朋友，慢性病專家馬克．海曼醫師（Dr. Mark Hyman），是研發但以理計畫的關鍵人士。

最佳斷食

靈修斷食可以把你帶到超乎尋常和意想不到的地方。我指的是，例如《聖經》中的但以理看到一個目光如炬的人；賀德佳看到一個婦女的肚子裡伸出長滿鱗片的怪物。[3]至於我，則是有過凶殘的美洲獅的幻覺。但是，斷食也曾讓我體驗過空靈而鼓舞人心的經驗，帶我進入無法用言語形容的境界。我從那裡帶回更大的復原力、更多的確定性，也更理解自己的人生目標。沒有人知道斷食會把你帶到哪裡。我只知道斷食，尤其是四十八小時以上的斷食，可能帶你去到新的境界，只要你願意。即使是在斷食期間，你仍然有充分的能力可以如常工作與生活。

你把生活中的障礙移除得愈乾淨，你的靈性經驗就會愈豐富。有時候靈修斷食要禁絕的不是食物，而是和物質世界裡各種讓你分心的事物保持距離。通常當你斷食的目的是為了靜心時，會刻意選一個不那麼忙碌的時間進行斷食。你會放慢生活步調，刻意捨離那些讓你分心的事物。這麼做，真的增加了另一層**捨離**的意義：你正在做溫和版的多巴胺斷食，我的朋友，加州大學舊金山分校的卡麥倫·賽帕教授把這稱為刺激減量計畫（stimulus reduction plan）。

數千年來，傳統宗教已經了解到戒絕食物以外事物的價值。以猶太人的贖罪日為例，猶太人在這天被禁止穿戴皮革、噴香水、洗澡，以及性事；同樣的，在大齋節和齋戒月期間，心思周到的人會遠離物質和娛樂的享受。每週一天的安息日，其實也具備同樣的意涵，這也是為什麼在有些地方，賣酒的店面星期天是不營業的。

這種類型的斷食有時候被稱為「沉溺斷食」（fasting from indulgence），目的是加深和靈性世界的連結，同時間可以搭配食物方面的斷食，也可以不必。這種斷食可能包括花較少時間購物、工作，或是把時間用來親近大自然，而不是盯著手機看。這些**捨離**的行為正是靈修斷食的精髓：讓你擺脫世間令人分心之物的束縛，以利開啟更多理解的可能性，並與更大力量建立更深的連結，以及以全新的眼光看清自己在宇宙中的位置。

到目前為止，我已經談到相當多種類型的**捨離**。但我還沒有提到最具挑戰性的，也是我到今天都還在努力的一種斷食。我有時候會設法堅持這件事，但沒辦法一直做到。這種斷食要做的是，**捨離仇恨**。

試著用一整天的時間，不對任何人或事物生出仇恨的念頭。要想做到這點，比起一整天斷食，克制著不要不小心吃進東西，要難太多太多了。還記得驅動生命的4F嗎？第一個F是fear，**恐懼**。當我們遇到某些事物，從我們的原始動物思維看來是一種威脅，但我們卻無法逃離、躲避，也無法除掉它的時候，就會用仇恨對待它。仇恨是當今世界上許許多多麻煩的根源。它把我們在投票亭和社群媒體上分成不同的陣營；它是讓我們思想偏激的心靈殺手。它是各種經濟機會、醫療照護方案、教育與司法形成不平等鴻溝的根源。仇恨可以撕裂家庭和友誼。當你決定進行一整天的仇恨斷食，事實將令你感到不安，因為，仇恨無所不在。社群媒體將我們的仇恨變成記憶，它記錄了我們瞬間的情緒失控，在網路上討厭別人也很容易。現在，不論你打算花一天的時間放下刀叉，還是放下仇恨，都代表你已經踏上解脫、自我改進，以及自我實現的道路。

重點是，不同形式的斷食彼此之間是相輔相成的。如果你能夠成功地擺脫仇恨，你會發現，你對自己有了更多的慈悲，即使你打破承諾，在斷食期間忍不住吃了餅乾。你將開始走上寬恕的旅程，然後你會發現，寬恕是所有主要的宗教和靈修系統的核心。

在這裡，有個重大的挑戰，也是重大的潛力。各種形式的斷食都會教你對自己少一點批判。從那裡，你可以學到對他人也少一點批判。改變自己，改變周遭的人，改變世界。

第八章

善用補充品微調斷食效益

為了讓我們的飲食發揮最大效益，
對我們的身體和心智產生最有利的影響，
你必須確保身體在自我修復的時候，
得到最正確、最需要的補給，
包括維生素、礦物質、胺基酸，以及其他必要的化合物。

靈境追尋期間，我活得就像個現代山頂洞人（但願只有這四天如此）。一不做二不休，我決定振作起來，好好地做個山頂洞人。腦海中那在夜裡造訪的美洲獅仍然令我餘悸猶存，全身上下的感官都處於高度警戒狀態。與其坐以待斃，我在寒涼的夜裡走出洞外，在第一女人洞穴的入口處堆放灌木，我知道有些原民文化會以此作為遏止野獸靠近的警示系統。當我意識到小刀根本起不了什麼保護作用時，它在我手中也好像變得更小了。

持平而論，不**完全**是因為斷食和獨處才把我搞得這麼神經兮兮。在索諾拉沙漠裡真的有野獸出沒，而且，其中不乏能把你殺掉，還把你的屍體留給烏鴉和紅頭美洲鷲的那種掠食動物。但是我從小就經常在像亞歷桑那沙漠這樣的地方背著背包自助旅行，我知道那裡沒有大到足以和人類扭打的動物，除非是受到侵犯被逼急了才會反抗。那裡的美洲獅不會笨到把我當成獵物，那裡的熊則小小黑黑的，不是體形較大的灰熊。

但是恐懼才不管你**知道**什麼；恐懼靠你的**感覺**維生，利用你的感覺壓制你的理性。雖然大多數人不必再擔心掠食性動物（說真的，你什麼時候擔心過會被吃掉？），但是祖先的恐懼在我們體內仍然留有印記，影響著我們的行為。同樣是這個演化的印記，讓我們很容易被渴望影響：恐懼我們沒有足夠的食物、沒有同伴或是失去其他慰藉。不管是我那快要餓死的感覺，還是美洲獅虎視眈眈隨時會攻擊我的恐懼，來源都一樣。現今社會如此富饒，我們的原始恐懼，與源源不絕被推向我們的、這些現代惡習之間的脫節，可以讓我們進入嚴重的失能狀態。

幸好，透過演化，祖先也傳承下來一套強大的工具，足以克服這些渴望，還可以挖掘出先人賴以求生的力量——所有的先人，甚至包括回溯到大約三十八億年前地球上出現的第一個細胞。隨著我在洞穴裡斷食的時間流逝，我漸漸地覺察到體內的這些力量。然而，並非我有任何特別之處。間歇性斷食、多日斷食、睡眠保健、運動、調息，以及靈修，足以讓這本書的所有讀者，包括你在內，召喚同樣的力量。如果再加上正確的生物駭客技術，就能讓你更有力量。

生物駭客技術有使用的時間與地點，這些技術可以提供你生物上的優勢，讓你可以獲得更快、更多你想要的效果。我可以在耳垂上掛一個小小的監測器，幫助我運用自己心率的微弱變化，以脫離戰或逃的模式；我可以用MCT油消除飢餓的感覺；我可以服用提升腦力的益智藥（nootrpic compound）讓我的理性思維更敏銳，也可以注射藥物，化有形的洞穴為無形。但是，如果不是靠自己撐過那一天，就不可能實現我特有的、令我脫胎換骨的靈境追尋體驗。不要讓你的自我欺騙了你，以為光靠生物駭客技術就好，而錯失了靈修斷食可能帶給你的學習。有時候，最好的出路就是**走過去**。

那天晚上，我就是用撐過去的方法度過的。我閉上眼睛，在洞口的火光熄滅之際沉沉睡去。在那個時刻，我的內在一定發生了什麼改變。即使我的眼皮沉重，我也依然充滿活力。

兩個小時後，在半夜裡，一陣巨大的窸窸窣窣聲將我從沉睡中驚醒。這一次，這個聲音非常真實，絕不是我的爬蟲類腦在作怪。

專屬你的化學方程式

斷食是一種心靈變化的過程。斷食是一種化學變化的過程。兩者之間並不衝突；兩者都會發生，都一樣真實。

不論你是否認為自己是個屬靈的人，間歇性斷食都將改變你的心境和認知，讓你能夠以不同的眼光看待自己的生命。心境上和認知上的轉變是體內化學變化的結果，但不是化學的**體驗**。痛苦和恐懼、愛和喜悅，也是這樣。所謂的體驗是在你意識到自己的存在時所產生的產物，而你的意識又是大腦內部化學變化的產物。沒有人知道這是怎麼發生的。你的細胞分子和你的心智同時在你的大腦中並存。兩者之間究竟如何連結，可能是所有科學中最大的謎團。

紐約大學（New York University）哲學教授大衛・查爾莫斯（David Chalmers）曾經發表一份影響深遠的報告，題目是〈面對意識的難題〉（Facing Up to the Problem of Consciousness），為這種沒有邏輯可言的情形做了總結。他在書中寫道：「普遍認為意識的產生有其物理的根據，但是對於意識如何、為何產生，我們沒有很好的解釋。為什麼物理性的過程會產生一個豐富的內在生命？從客觀的角度來看完全沒有道理可言，然而它就是發生了。」[1]

幸好，就算不清楚我們**如何**思考，我們仍然能夠思考。過去這三十萬年以來，就算沒有這個意識理論，我們也還算思考得不錯。同樣地，就算還不能完全弄清楚細胞分子和心智之間的關係，也能知道兩者之間互相影響，而且，兩者都可能因為間歇性斷食而發生奇妙的變化。斷食能提升專注力，又能延緩老化；可以促進細胞自噬作用，加強排毒，幫助細胞清除累積的廢棄物。當然，如果你想走上了不起的靈性旅程，斷食還能幫你開路。

在本書裡，你已經學到可以運用不同的生物駭客技術，減少斷食過程中的不適，讓斷食更有樂趣，更能豐富你的生命。這些生物駭客技術大都與進食的內容和時間上的紀律有關，但是我們還可以再更詳細、更具體一點。為了讓我們的飲食發揮最大效益，對我們的身體和心智產生最有利的影響，你必須確保身體在自我修復的時候，得到最正確、最需要的補給，包括維生素、礦物質、胺基酸，以及其他必要的化合物。也就是說，你會需要攝取營養補充品。

說到這點，世人經常會產生一些疑問。首先會問的大多不外乎「我的飲食已經很均衡，為什麼還要吃補充品？我從食物攝取營養，就和我們的祖先一樣。」只是問法不同而已。答案是如果你只會從大自然接收到毒素，那麼光從食物攝取營養應該就足以對付，但顯然那是不可能的。事實上，我們的周遭充滿成千上萬種合成化學物質和壓力來源，我們的演化還無法應付；還有大食品工業以創新的手法處理與濃縮的各種天然化學物質，這還不包括新冠肺炎病毒之類，以前所未有的速度襲捲全球的各種疾病。從食物得到的養分並不足夠，你的身體需要更多的營養，才能應付這麼大量的毒素。

另外還有一個問題：現在的食物是否和以前一樣營養？答案是斬釘截鐵的「不」！現在的土壤經過大規模種植單一作物的農業型態，又少了休耕時期草飼性動物的輪替，再加上用除草劑嘉磷塞（glyphosate）噴灑作物，以及工業化的種植技術，土質已經大不如前。已經有不計其數的研究，針對各種食物現在的營養程度和五十年前的食物進行比較，結果顯示包括有機食材在內的食物，整體來說都不像以前那樣營養了。最後的理由比土壤失去養分更像世界末日：空氣中二氧化碳的濃度上升了。小學時我們就學過，動物需要呼吸氧氣，植物需要二氧化碳。如果給植物的二氧化碳多了很多，會怎麼樣？它們會長得更快，意思就是會長得更大，但也表示它們從土壤裡濃縮礦物質的時間也變少了。這樣的改變已經影響到食物的品質。[2]

另外，你可能也需要補充品來平衡斷食的效果。如果你做的是間歇性斷食，消耗的熱量可能和平常沒兩樣，獲得的營養也和平常差不多。但是如果你因為不容易感到飢餓，所以攝取的熱量變少了呢？如果你斷食的時間比較長呢？如果你吃得少，攝取的營養也會比較少——這是很簡單的數學。

有些人會問：「斷食期間吃進的補充品能夠發揮完全的作用嗎？吃這些補充品會不會中斷了我的斷食？」這個問題沒有非黑即白的答案，但是基於我們對身體運作方式的認識，有合理的推論。某種補充品應不應該在斷食期間服用，要看它是什麼補充品，還要看平時不在斷食期間，你的身體對它有什麼反應。舉例來說：有些維生素要配著食物服用。通常是因為這種維生素是脂溶性的（當體內有脂肪的時候比較容易吸收），或是因為你空腹吃會覺得不舒服。

斷食期間，針對「搭配食物服用」這類的補充品，有兩個好策略。一是乾脆停止服用，沒什麼問題。大概沒有人會因為幾天沒吃補充品而死，所以你可以配合你要避免的食物，來個「補充品斷食」。而且，不管你有沒有在斷食，應該都偶爾發生過不小心吃錯或是忘了吃補充品的情形。不要讓身體的新陳代謝變懶，這樣反而會降低身體製造保護性化合物的產量。這又再度提醒我們一個事實——身體不喜歡一成不變。第二個策略就是像我這樣做：即使在斷食期間，我還是會服用需要搭配食物一起吃的補充品，因為我知道還是有些化合物會被吸收。我不曾看過有哪一家公司的補充品包裝上註明「配合食物服用，否則會嘔吐」，所以也很難知道**為什麼**要搭配食物服用。

想要弄清楚這點，其實很簡單：試著空腹時吃補充品。如果感覺想吐**就立刻停止斷食**，這樣可以消除反胃的感覺。然後，你就會知道哪幾種補充品**不可以**在空腹時吃。以下會提供一些準則供你參考。沒有人會想要「反芻」維生素。

更複雜的是，有些補充品如果搭配著一起服用，效果更佳。舉例來說，像是維生素A、D，和K_2。維生素K_2任何時間都可以吃。維生素D最好在早晨，或至少中午以前服用，因為它是一種讓你醒來的生理時鐘荷爾蒙，另外，最好搭配食物一起吃，因為它是脂溶性的。維生素A也是脂溶性，最好搭配食物服用。看出來了嗎？如果以上三種維生素都要服用，在早上搭配食物一起吃最能達到物超所值的效果。

等一下！本書的讀者或是在做間歇性斷食的人多半會省略早餐，就是因為省略早餐之後，身體狀況好很多。這樣一來，又怎麼能夠在早上吃脂溶性的維生素D和A，還有K_2？尤其現在新冠病毒到處肆虐，你必須好好控制維生素D的量。綜合這三種維生素的營養，可以有效地幫助你的免疫系統、骨骼，以及心血管系統。最好的做法就是應該空腹吃，因為你知道就算沒辦法全部吸收，還是可以**吸收一部分**。也可以在中止斷食的時候吃。至於我，因為幾乎每天早上都會喝防彈咖啡，有足夠的脂肪刺激營養吸收，所以我會用它來搭配補充品。就算早上只是喝咖啡，我也會攝取補充品，所以我很快就知道，自己空腹時不適合吃哪幾種補充品。一陣子之後，你會學習如何微調你的斷食方式，並找出最適合你的飲食節奏、食物，以及補充品。

小心四個「嘔像」

有些補充品絕對會令你的斷食功虧一簣。不是因為它們會改變新陳代謝，而是因為空腹時服用所引發的身體反應。我稱之為「四個嘔像」（Barfy Four）。光看名稱就懂了吧！

斷食期間要注意的第一種「嘔像」補充品是維生素B。如果你想體驗最糟糕的斷食日，就從空腹吃維生素B開始。就算吞得下去，你也會後悔，因為你一整天都還嘗得到它的味道，更何況大多數的人會反胃不舒服，所以還是避免B群。但是，維生素B_{12}是很重要的補充品，而如果做成喉糖或膠囊，大部分人都不會有噁心反應。

第二種是綜合維生素。綜合性的維生素通常含有低品質配方的維生素，而且裡面會有B群。更糟的是，製造綜合維生素往往會用到身體難以吸收的填充劑和添加物質，結果可能連有效成分的好處都得不到。老實說，避免服用綜合維生素，通常都是個好建議。把所有足夠劑量的維生素或礦物質都裝進一、兩顆膠囊裡，根本辦不到，有時候吃了還不如什麼都不吃。在斷食期間更是如此。

第三種是魚油。魚油是很棒的補充品，可以搭配防彈咖啡。但是，如果空腹吃或是配黑咖啡，有可能會覺得反胃，而且一整天嘴裡都會有魚油的味道。行家建議：如果喝下魚油會打嗝，很可能是魚油餿掉了，所以請選擇有信譽，沒有強烈味道的品牌。

最後，含有鐵的補充品和綜合礦物質一定會讓你反胃，或是胃酸逆流，或是同時發生。大多數的人空腹時吃單一種類的礦物質不會有問題。但如果同時吃好幾種，情形便大不相同。

在斷食期間考量怎麼吃補充品的重要原則，就是先想想你一開始為什麼要斷食。如果是為了減重、減熱量，或是靈性上的原因，你想怎麼做都可以。如果你想讓腸道休養生息，就盡量避免吃任何補充品。不管配方再怎麼好，斷食期間吃綜合維生素就是會干擾腸道休息；同理可證，益菌生纖維和C8 MCT油脂也一樣。但是，你還是應該補充電解質礦物質，像是鎂、鉀、鈉。如果你在功能醫學*醫師的指導下進行腸道復原，可能會服用草藥。

至於有關斷食期間吃補充品算不算作弊這一類問題，唯教條是從的斷食衛道人士會告訴你：除了水之外，吃任何其他東西都算是打破斷食。這麼說是不了解斷食的真正意義在於**捨離**。如果你斷食的理由是為了新陳代謝、抗老，或是控制熱量，喝防彈咖啡就不算打破斷食的規定，我認為服用營養補充品也是如此。你仍然處於**捨離**的模式。不過，要留意有些補充品，尤其是混合飲品，可能含有糖分。斷食期間，你需要嚴格限制糖的攝取，一天不超過二十大卡，最好完全不含糖。

斷食期間，有幾種東西絕對要避免。首先是氫離子幫浦阻斷劑（proton pump inhibitor, PPI），這種藥物會阻斷胃酸的生成。如果因為藥物而抑制這個重要的消化功能，在你結束斷食之後可能會有食物消化的問題。如果PPI是醫生給你的處方藥，請先諮詢你的醫生停用一或三天的做法。另外要避免的還有食物添加劑，包括人工色素、調味劑、味精和甜味劑，這些添加物會破壞腸道細菌，而且往往會引發強烈的渴望。

重點就是，整體而言，斷食期間服用維生素和礦物質補充品，仍然可以充分達到燃燒脂肪的效果。但是，如果你同時也想讓腸道休養生息，限制就會多一些。此外，你應該對你打算服用的補充品有充分的認識，包括它的具體功效，因為它們有可能會影響你在斷食期間的身體功能。例如，它們可能：

- 導致血糖降低，可能消耗你的能量，造成腦霧現象
- 造成葡萄糖濃度升高，讓你脫離酮症狀態（而這是斷食的主要目的）
- 吸收效率不如搭配食物服用時那樣高，沒有充分吸收就被排出體外
- 空腹時服用可能讓你噁心想吐

在間歇性斷食期間，如果想攝取維生素和營養補充品，需要先做一些實驗。斷食中的你，可能對補充品更敏感。吃了補充品之後，有可能會覺得特別累，或是飢餓感和想吃東西的渴望特別強烈。如果是這樣的反應，這種補充品可能就不適合你，是時候做點調整了。

其實，整個斷食的過程，你都必須留心注意自己的狀態。所謂的防彈，其實就是留心覺察身體的變

*功能醫學（functional medicine）：一九九〇年代由營養生化學家傑佛瑞．布蘭德（Jeffrey Bland）提出，主張運用營養學來協助主流醫學改善慢性疾病，提升健康。

化，並且適度調整。為了協助你，我列舉出幾類主要的補充品，簡單摘要其功效，供你參考。

營養補充品清單

活性碳

活性碳是斷食期間我最建議的營養補充品，但可能因為其貌不揚，很多人忽視了它的重要性。活性碳是用椰子殼、泥煤、木屑、橄欖核，或是骨炭做成的黑色粉末。（我研發的防彈活性碳只用椰子殼作為原料，做出的粒子最小，效果最大。）以極度高溫燒製，因此比普通的木炭多更多氣孔，和你烤肉時用的炭塊很不一樣。活性碳的表面面積極大（一茶匙活性碳的表面積相當於一個足球場這麼大！），帶有負電，可以吸走帶正電的毒素。它可以把毒素和化學物質困在腸道裡，阻止這些壞物質被吸收之後進入血管。這些有毒物質會像廢棄物被排出體外，不會流到身體的某處，變成你扛著走來走去的脂肪。

把體內到處流動的毒素清理掉之後，可以延緩老化，有助思慮清明。斷食本來就有排毒的功效，但活性碳可以使效果加倍。事實上，研究顯示，即使不斷食，活性碳也能延年益壽。此外，它還可以吸走腸道壞菌製造的壓力化學物質、降低膽固醇、提升腎臟功能。活性碳還有一個很酷的特質：它可以抑制你在斷食期間的渴望，效果非常驚人——當你有吃東西的渴望，先吃一些活性碳，就不會覺得餓了。為什麼？腸道裡的細菌和人一樣，會因沒有食物而恐懼，進而製造出脂多醣和其他種類的毒素，向你的身體施加壓力。你會把這種壓力詮釋為情緒上的壓力，進一步觸發你的渴望和易怒的情緒。活性碳可以從根本上切斷這個惡性循環，讓你開開心心地繼續斷食。

它唯一的小缺點是可能造成輕微的便祕。在斷食期間不是大問題，反正你體內也沒有什麼食物。另外，它也會把你同時間吃進肚裡的藥物吸收掉，這點要注意。

每日建議劑量：一顆一千毫克的膠囊，一天一顆至十顆；避免和藥物同時服用；有便祕情況時減量。不限日、夜，任何時間皆可服用。

全身性蛋白質分解酵素

身體會製造酵素來加速體內生物化學反應。蛋白質分解酵素（proteolytic enzyme）可以分解蛋白質，因此，當你吃蛋白質的時候可以用到它。然而，全身性酵素不是要在你的牛排上發功，而是要在**你的身上**發功。如果想要提高身體自我清理的自噬作用強度，就吃這種酵素。它們通常是由胰臟負責製造，但如果你攝取補充品，就可以提升酵素的量，讓胰臟稍作休息。蛋白質分解酵素會把體內不需要的蛋白質分解掉，這是身體把細胞垃圾排出體外過程的一道程序。蛋白質分解酵素最常見的兩種形式分別為舍雷肽酶（serrapeptase）和納豆激酶（nattokinase）。舍雷肽酶取自於桑蠶的腸道，蠶完成變態之後會用這種酵素來溶解蠶繭（它就是這樣被我們發現的）。幸好，現在已經可以用發酵技術來製作；納豆激酶萃取自發酵的黃豆，也就是日本餐廳常見的納豆，是一種特別引不起食欲，黏糊糊的豆類食品。全身性酵素對心血管健康很有益處，能幫助分解會導致血栓的凝血因子（clotting factor）以及體內的疤痕組織，還可以將受損的免疫細胞從血液裡移除。

另外，還有動物性的全身性蛋白質分解酵素。我會優先選擇動物性的分解酵素，因為比起植物性的酵素，動物性酵素的效益更廣泛。能幫助消化的蛋白質分解酵素有好幾個品牌，其中，Wobenzym是很好的選擇。如果你在斷食期間，可以考慮用不吃東西省下來的錢來購買蛋白質分解酵素。它們能讓營養得到充分的消化和吸收，這一點對腸道健康至關重要；它們會告訴你的身體：「嘿，現在萬事俱備，你應該好好發揮你的功用。保留蛋白質，把死掉的傢伙清理掉。快！」

然後，你會覺得舒服多了，血流也變得順暢。這個方法很有效。因此，我經常在斷食期間服用高劑量的蛋白質分解酵素。在我的體重逐漸恢復標準的過程中，有時候一天之中我甚至會在空腹的狀態下服用一百顆膠囊。這種補充品很溫和，一般的指示劑量是一到四顆，但是過去十年來，斷食期間我都會服用十顆高劑量（每顆十二萬SPU）的舍雷肽酶補充品，外加六顆動物性的蛋白質分解酵素。但是如果你的肚子裡有食物的話，吃了也是浪費錢。

每日建議劑量：一至兩顆十二萬ＳＵ的舍雷肽酶，和／或一至兩顆兩千ＦＵ的納豆激酶；一至兩顆Wobenzym、BiOptimizers Masszymes或其他品牌的蛋白質分解酵素膠囊。

適應原和蘑菇

這類補充品可以幫助你度過壓力反應。所謂的適應原（adaptogen）是很有效的草藥，主要源自於中國和俄國。最初是在軍隊裡使用，因為它對身體處理壓力的能力有很大的幫助。它可以協助你快速啟動壓力反應，也可以在你不需要的時候快速關閉。否則，一旦你的身體啟動了壓力反應，通常都會持續很長的時間。對像士兵這種需要迅速投入戰鬥，又要抓空檔好好休息的人來說，有很大的助益。雖然你可能不需要戰鬥，但你一定會有壓力。如果能夠快速地切換壓力反應的開關，你可能會活得長一點。它對你的斷食也有好處。

開始斷食之後出現低血糖症是相當常見的情形，尤其是在還沒有進到酮症狀態之前（不管酮體是自然產生的還是從MCT油來的）。如果這是你第一次斷食，而你沒有按部就班，先從省略早餐開始，反而一頭栽進來直接挑戰週末斷食，甚至同時間還做運動，事情就會變得比較棘手。你可能會有點頭暈；可能會有腦霧和頭痛的情形。你可能會特別易怒，睡眠也變少了。你的配偶或伴侶好像突然間變成超級大混蛋。事實上，你會覺得周遭的人突然間都變笨了——這些都可能是因為你的血糖太低了。

如果你能教你的新陳代謝守規矩，這些感覺很快就會過去。目前為止，最簡單的做法就是在頭幾次斷食的時候搭配防彈咖啡。我不是為了讓你買防彈咖啡才這麼說的（防彈咖啡到現在已經賣出兩億杯了，公司經營得很好，謝謝你），我這麼說是因為它可以讓你毫無痛苦地嘗試斷食，因為我不喜歡痛，除非痛得有意義。

另有一個做法，既可以減少斷食期間的不適又能提升效益，就是在需要提高血糖時，設法讓身體製造皮質醇，一旦血糖回復正常則停止製造。這是腎上腺本來就有的功能，所以是完全正常的。適應原草藥可以使過程更有效率。主要的適應原草藥包括南非醉茄（asheagandha）、紅景天（rhodiola）、聖羅勒（holy basil）、人參，還有蘑菇蟲草、靈芝、猴頭菇。南非醉茄和紅景天是經典的壓力調節適應原；聖羅勒和人參具有抗發炎的功效，蟲草也是；靈芝對舒緩情緒特別有用；猴頭菇有助於神經再生。我自己的經驗是澳洲品種的蘑菇類對我最有幫助，但你應該自己實驗，看看哪些最適合你。

如果你是受虐狂，可以試試用適應原或蘑菇泡茶或咖啡。會有苦味和土味。但其實不是非喝蘑菇茶不可；服用以適應原蘑菇做成的膠囊或滴劑就可以了。比起粉末狀的蘑菇，高品質萃取的功效會比較強；我試過粉末狀的，但感覺不到什麼效果。原因是蘑菇裡有些化合物只能用熱水來提煉，有些只能用酒精。既然要費那麼多功夫買這種適應原蘑菇，我強烈建議你乾脆買液體萃取的。行家建議：把蘑菇粉末加進咖啡裡不是個好主意，因為很難喝，又沒什麼用，何必白白浪費了一杯好咖啡。最好的蘑菇萃取物是經過雙萃取，也就是熱水和酒精兩種方式都用了，然後裝進附有滴管的玻璃瓶。味道很溫和（加進咖啡裡也不會影響風味），但是效果很強。

每日建議劑量：不同的組合、不同的提煉方式，會有不同的強度，所以請遵照包裝上的指示服用。受限於標示規定，大部分的廠商建議的都是最小劑量。通常我會比標示的分量再加五成，反應都還不錯。你應該自己實驗，看看什麼樣的劑量最適合你。

壓力源（stressor）

斷食期間，你應該給身體增加一點壓力。我知道這句話聽起來很怪，其實我只是要告訴你，如何運用適應原來減輕壓力，也就是腎上腺的壓力。我們要增加的是氧化壓力，這是身體新陳代謝產生的另一種壓力。如果巧妙地對細胞稍微施加壓力，提高自噬作用，加強細胞的抗氧化反應，我們的體內生態就可能發生很好的變化。簡單的做法就是把你目前正在服用的抗氧化劑補充品減量，特別是輔酶Q10和維生素C。這麼做可以促進氧化壓力，促使細胞提高自行製造的抗氧化物的數量，從而加快自噬作用的速率。整個過程就像是你的身體在這麼說：「噢，天啊，我快撐不下去了。我要把細胞老舊的部分分解，從中得到能量，用這些能量製造新的細胞。」藉由這個方式，促使身體轉換成更新模式。我通常會在即將中止斷食的時候服用這類的補充品（一般來說，我會搭配晚餐服用）。

每日建議劑量：我所建議的壓力源劑量，可以參照下面有關維生素和礦物質的建議劑量。

水溶性維生素

大家都知道維生素的重要性。從名字上可以看到：維生素的英文字vitamin是「vital amines」（活力的胺類）的縮寫。這個名字最早是在一九一二年由波蘭化學家卡西米爾・方克（Casimir Funk）提出。方克發現一組叫做胺類的化學物，他認為這些胺類對人類的健康不可或缺。現在，我們知道並非所有的維生素都屬於胺類，但是他的概念是正確的——這些化合物確實不可或缺。為了得到最大的功效，我們需要先了解不同維生素的效用，以及我們需要多少。最重要的是，在斷食期間，要在什麼時間服用。

如果是水溶性的維生素，就算你有好一陣子沒進食也可以服用。事實上，空腹時服用這類的維生素和補充品效果最好，因為吸收力最強。你可以在斷食期間不同的時間分開服用，降低造成胃部不適的可能性，而且如果發現吃了維生素會不舒服，這樣也比較容易找出罪魁禍首。

每日建議劑量：就維生素和礦物質而言，我建議按照每日建議攝取量的兩倍服用，除非經過檢驗，指示你需要更大的量，或是已經過度攝取。維生素C的劑量會再高一些。平常我每天會攝取兩克；如果生病或壓力大，我就會增加攝取量。

- **維生素B群和膳食葉酸（又稱為維生素B_9）**：維生素B群可以在斷食期間服用，但是我在前面曾經提醒過你，空腹時服用可能會產生噁心感。如果你有這種困擾，可以試試在服用之前先喝防彈咖啡（裡面的優質脂肪可能可以防止胃部不適），或者等到斷食中止之後再服用這類的維生素。維生素B_{12}可以預防失智症、提升免疫功能、維護神經元、再生細胞。另外，它可以預防動脈粥樣硬化、維持修補DNA的化學反應，並預防癌症。B_{12}影響最大的部位就是大腦。膳食葉酸和B_{12}對於心智功能的健康都非常重要，缺一不可；如果其中一種不足，也會造成另外一種的不足；但是如果B_{12}不足，即使增加膳食葉酸的量也無法彌補。膳食葉酸對心臟和神經系統的健康也很有幫助。注意：處理B_{12}不足的問題時，如果少了膳食葉酸，很可能會對腦部造成永久性的傷害。反之，如果服用高劑量膳食葉酸的同時沒有攝取適量的B_{12}，可能造成神經方面的狀況。為了安全起見，我總是兩種一起服用。對大多數人來說，甲鈷胺（mythylcobalamin）和羥基鈷胺（hydroxycobalamin）形式的B_{12}最好，而天然的膳食葉酸優於人工合成的葉酸。

- **維生素C**：和B群一樣，斷食期間可以用水送服維生素C；如果你沒有胃酸逆流的問題，空腹時比較容易攝取。整體而言，維生素C算是最安全、最有效的營養補充品。膠原蛋白和結締組織的生長會需要它；身體製造最強大的抗氧化物穀胱甘肽（glutathione），也需要它。研究顯示，維生素C能強化免疫系統，又能抑制與老化有關的分子碎片，也就是所謂自由基的產生。即使劑量很高，也很安全。斷食期間，每次五百毫克到一克，一天兩次，就足以應付身體的基本需求。如果需要加速身體復原，或是對抗病毒、感染，服用維生素C的標準程序就是增加劑量，直到你拉肚子，再把劑量調低一點。生病的時候，身體通常可以吸收二十至三十克不等的口服維生素C，依每個人的極限而定。身體恢復之後，極限可能調回三至四克。令人驚訝的是，三成的美國人有維生素C攝取不足的情形。[3]我對維生素C的態度很矛盾，斷食期間有時候吃，有時候不吃。另外，因為它在體內只會停留八小時，所以分次服用效果更佳。

脂溶性維生素

維生素A、D、E和K不溶於水，要經由脂肪才能溶解，因此最好在用餐時段服用。如果你做的是防彈間歇性斷食，防彈咖啡裡含有草飼奶油和腦辛烷值MCT油（Brain Octane C8 MCT Oil），所以可以搭配脂溶性維生素一起吃。斷食期間，我幾乎每個早晨都會喝防彈咖啡，所以我會在同時間服用維生素A、D和K。

- **維生素A** 有助於維持心臟、肺、腎以及免疫系統功能的正常運作。這是你要的，對吧！但是有四分之一美國人的維生素A攝取量還不到每日建議攝取量的一半。事實上，美國食品藥物管理局（US Food and Drug Administration, FDA）原本就把每日建議攝取量設得太低了。許多人誤以為可以從植物身上攝取維生素A，尤其是胡蘿蔔。抱歉，免寶寶，這不是事實。植物並不含有維生素A；它們有的是β－胡蘿蔔素，而且身體並不是很擅長把β－胡蘿蔔素轉換成維生素A。因此有些人即使吃了遠超過身體所需的β－胡蘿蔔素，還是發生維生素A攝取不足的問題。除非你經常吃很大量的肝臟、牡蠣，否則不管你有沒有斷食，補充真正的、既成的維生素A*，都是不錯的主意。它可以增強免疫力，甚至幫助睡眠。我偏好每天補充一萬IU。任何時間都可服用，但是睡前是最佳時機。

- **維生素D**是超級生物駭客，既可以破壞老化過程，又能夠提升整體表現。它可以促進全身荷爾蒙的運送，調整超過一千種的基因表現；它可以節制免疫功能和發炎反應，加強鈣質的新陳代謝以及骨骼生長。我是維生素D的愛好者；我發現開始補充維生素D之後，生病的次數明顯減少。已經有成百上千的科學研究顯示，維生素D可以使新陳代謝更具彈性。我們的身體可以利用陽光和膽固醇自行製造維生素D，但是除非你住在赤道附近，或是經常不穿衣服跑來跑去，要不然通常都不太夠。除非驗血報告上說你的數值已經過高，否則這輩子接下來的時間應該都需要額外補充這種維生素。如果你的膚色比較深，就更需要補充維生素D。記得在早上吃。即使吃下同樣劑量的維生素D_3，不同人血液裡的指數還是會有很大的差異，所以最好測一下血液，確保血液裡維生素D_3的濃度落在六十至九十ng/ml之間。平均來說，體重十一．五公斤就需要大約一千IU的維生素D_3，但我的驗血結果顯示我需要加倍的量。去驗一驗吧，我是說真的！
- **維生素E**可以保護細胞膜的脂肪，避免因氧化造成損傷。對於皮膚的保護扮演重要角色，可以降低因為受到陽光紫外線曝晒而形成的自由基（帶電的分子）對皮膚所造成的傷害，延緩老化。天然維生素E有八種，理想的補充品最好能混合生育酚（tocophrol）、生育三烯酚（tocotrien-ol），以及γ和δ四種類型。避免人工合成的維生素E，可能對你有害。素食者需要比平常人

*既成的維生素A（preformed vitamin A）：原本就以維生素A型態存在，主要來自肝臟、魚類等動物性食品。

多補充一些維生素E幫助細胞修復。一般來說，每天四百IU的維生素E，搭配飲食中其他的脂肪，應該就夠了。

• **維生素K**是一種鬼鬼祟祟的營養素。許多人向來以為可以從蔬菜中攝取維生素K，但是維生素K有兩種：K_1和K_2。除非你從小到大只吃草飼的肉類和生乳，否則維生素K_2的攝取量應該會不足。維生素K_2是脂溶性的維生素，能夠幫助鈣質的新陳代謝。如果身體缺乏適量的維生素K_2，多餘的鈣會被排到動脈，導致鈣化、硬化等問題。因此，維生素K_2除了有益於強健骨骼之外，還有助於預防動脈粥樣硬化和心臟病。另外，因為維生素D同樣有助於鈣質的新陳代謝，因此維生素D和K_2一起合作，可以相輔相成。MK-4和MK-7*就是這樣的模式。在早晨同時服用維生素K_2和D_3。我為防彈飲食調配的比例，包含一千五百毫克的MK-4和三百微克（mcg）的MK-7。但是如果你有動脈鈣化的問題，可以把K_2的劑量調高一點也不會有問題。

礦物質

斷食期間，非常建議補充礦物質，但是要特別注意：斷食期間攝取大量的鋅、鉻或是釩，有可能發生血糖降到低於平常指數的狀況。如果你發現服用礦物質後血糖太低，可能要進行調整。

- **碘**：為了達到最好的吸收效果，可以搭配食物服用海藻粉或碘化鉀膠囊。避免加碘食鹽，因為常見的加碘食鹽混合了防結塊劑和其他不需要的化合物，而且還經過化學漂白。碘對於斷食期間甲狀腺功能能否正常運作影響很大；同時，它能強化免疫功能、預防腦部受損，並有助於維持健康的新陳代謝。然而，碘攝取量不足的情況相當常見，因此攝取補充品是個好主意。經常從事體力活動的人是缺碘的高風險群，因為流汗會使碘流失。補充的量彈性很大，從每天一百五十微克的海藻碘，到好幾毫克都可以。早上服用。
- **鎂**：有些人反應剛開始服用鎂的時候，發生「褲子失守」（拉肚子或更慘）的狀況。如果你的腸胃比較敏感，請慎重考慮服用時間，最好搭配食物一起吃，可以降低發生不適反應的機率。如果是為了助眠，就在每天最後一次進食之後服用。然而，因為鎂在體內濃度最高的時間是在正午，所以我會在早上和睡前各吃一半。我們體內超過三百種酶催化的過程中，包括粒線體內與三磷酸腺苷（能量）製造有關的過程，都會用到鎂。另外，DNA和RNA能否順利進行轉錄作用（這是身體製造新細胞時的一道關鍵程序），鎂也扮演著重要角色。美國人普遍有缺鎂的情形；大多數人的攝取量少於每日建議攝取量，但許多研究顯示，每日建議攝取量原本就定得太低了。[4]由於地力耗損，再加上過於密集的現代農耕技術，想要從日常飲食中攝取足夠的鎂幾乎是不可能的事。毫無疑問，每個人都應該額外補充鎂。每天至少額外攝取八百毫克，如果沒有褲子失

---

* MK-4和MK-7是市面上最常見的維生素K_2產品。MK-4存在於動物性食物中，如雞蛋、肉，或是肝臟。MK-7主要來自發酵食物，如納豆。

守的問題，最高可加到兩克。（鎂具有通便的效果。）

• **鉀和鈉**：鉀和鈉（從古法製作的海鹽裡攝取）都是很重要的補充品，它們可以和鎂相輔相成，把你體內的工作做好。粒線體進行自我修復時，需要鎂和鉀的幫助；不論有沒有受到壓力，粒線體都需要這些礦物質，在壓力下更是如此。這些礦物質一定要同時存在，缺一不可，否則就進不了細胞。因此，斷食期間最好能同時攝取鎂和鉀。但要小心，鉀不可過量，因為少部分的人會因為鉀過量而發生心律不整的問題。身體每天需要從各種來源得到總共好幾克的鉀，但是許多人的攝取量都不足。你可以從碳酸氫鉀中攝取到鉀，這是一種粉末狀的鉀，看起來和小蘇打粉很類似。它的效果很好，大多數的人一天補充幾百毫克都沒問題。如果斷食期間你只喝水，而且已經進入酮症狀態，會需要補充更多這類的礦物質。同時，你會需要從海鹽裡攝取鈉，這樣你的鉀和鈉才不會不平衡。千萬不要不小心吃下太多的鉀粉，弄得體內的電流失調。許多人規律地服用碳酸氫鈉之後反應都很好。其實它就是小蘇打粉！它可以提高身體的鹼性，這對粒線體很有幫助。就我而言，我會攝取碳酸氫鉀，搭配一點點碳酸氫鈉，這樣可以抗老、延壽。在睡前吃，至少兩百毫克，至於最高多少，則視每個人的風險因子而定。

• **鉻和釩**：這兩種礦物質有助於調節胰島素濃度，因此能在斷食期間幫助你達到減重的目標。但是如果過度使用，血糖指數可能會降得太低。胰島素濃度下降時，有可能發生低血糖症

（hypoglycemia）。發生低血糖症時，即使只是一下子，也可能出現情緒失控的問題。在你中止斷食的時候服用。我喜歡用兩百至四百毫克的聚合菸酸鉻（chromium polynicotinate），配上兩毫克的硫酸氧釩（vanadyl sulfate）一起服用。

- **鋅和銅**：這兩種礦物質搭配起來效果更佳，因此坊間以混合配方的藥丸最為常見。它們負責了數百種重要的健康任務。兩者混合，就成為強大的抗氧化劑，稱為銅鋅超氧化物歧化酶（copper-zinc superoxide dismutase, CuZnSOD），是人體內對抗老化和分子受損的物質中，最有力的天然保護機制之一。鋅是維護免疫系統健康、能量製造以及心情好壞的關鍵性礦物質。從食物中往往很難攝取足夠的量，而且身體又無法貯存，所以需要每天補充。另外，我們需要銅和鋅共同合作，以維護心血管功能正常運作。但是鋅的量如果太多，會使銅的濃度降低，所以我會兩種同時吃。目前為止我發現最好的形式是乳清酸鋅和乳清酸銅，我為防彈飲食設計的配方用的就是這種形式的鋅和銅：十五毫克的乳清酸鋅加上兩毫克的乳清酸銅，搭配食物服用。

其他補充品

斷食期間可以攝取的補充品還有很多，包括胺基酸、油，以及各式各樣的香草和草本植物萃取。（我前面提到的適應原，有些就屬於這裡的最後一類。）你可以自己實驗看看，從中找出最適合你的種類和最佳服用的方式和時間。

- **L－酪胺酸**（L-tyrosine）是胺基酸的一種，必須在空腹時服用。它可以提高情緒和認知能力，增強身體和心理上的壓力反應，強化腺體功能。它可以快速通過血腦障壁*，促進神經傳導物質（傳遞大腦訊號的化學物）多巴胺、腎上腺素，以及正腎上腺素的分泌。另外，它也是建構甲狀腺荷爾蒙的必要物質；斷食期間如果有多一點甲狀腺荷爾蒙可用，有助於舒緩心情。身體可以自行生成，但是會因為壓力而損耗。面對現代緊張的生活步調，許多人自行生成的量已經不足以應付需求。研究顯示，讓進行戰鬥訓練的軍校學員補充酪胺酸之後，可以降低生理上的負面反應，以及社會心理壓力對學員心理層面的負面影響。你可以試試看每天早上吃蛋白質之前，先服用七百五十毫克到一千五百毫克。
- **左旋麩醯胺酸**也是一種胺基酸，對腸道修復很有幫助。它和支鏈胺基酸（branched-chain amino acid），也就是俗稱的BCAA一樣，不適合在斷食期間服用，因為它們會提高胰島素濃度，迅速讓你脫離酮症狀態。斷食的時候，如果你覺得難過得快死了，只是在那裡硬撐著，或是劇烈地頭痛，服用左旋麩醯胺酸可以幫助你舒緩不適。它可以在短短五分鐘內讓大腦正常運作，但是你就得犧牲掉延長斷食進入酮症狀態時可以得到的益處。雖然你並沒有因此中斷你的斷食，但這不是很理想的策略。比較建議的做法，是在非斷食期間或是中止斷食的時候，在兩餐之間服用。空腹時使用效果最佳。如果真的想在斷食期間補充，又想維持酮症狀態，可以搭配腦辛烷值MCT油，提供身體額外的酮體。經常性的使用，每天二至四克的劑量就很足夠；空腹時服用。

- **魚油和磷蝦油**：這裡要特別注意。小劑量、高品質的魚油可以減輕發炎、增強大腦功能、提振情緒、抑制焦慮和沮喪、促進肌肉生長，甚至可以幫助睡眠；但是，劣質的魚油或長期服用高劑量，壞處可能多於益處。魚油的品質良莠不齊，必須慎選。在你家附近超市或藥局裡販售的魚油，大部分可能有受到汙染或氧化的問題，一般來說效益不大。如果不能確保品質，還不如完全不要吃。我建議魚油、磷蝦油，以及魚卵油脂的綜合配方。磷蝦油比較少見，但是它比較穩定，而且它具有可以讓大腦更容易運用的化學配方。另外，它還含有蝦紅素，一般也稱為酮式類胡蘿蔔素（keto-carotenoid），是很強大的抗氧化分子。油類的補充品和食物一起吃可以幫助吸收，因此建議你在進食時段，或是搭配防彈咖啡一起服用。每日一至兩克。

- **薑和薑黃**：這些根莖類就好比直接來自於大自然的藥箱。薑含有的化合物薑辣素（gingerol）、薑烯酚（shogaol）和薑酮酚類（paradol），可以抑制發炎。薑具有天然的止痛效果，和止痛藥布

*血腦障壁（blood-brain barrier）：大腦內部的血管內壁細胞，會選擇性地阻止某些物質進入大腦。

洛芬的化學成分類似，因此經常用於治療關節炎或關節方面的問題。薑黃幾千年來一直是古印度阿育吠陀的重要藥材，其中主要的活性成分薑黃素是形成薑黃特有顏色的因素。薑黃素是一種強大的抗氧化物，臨床證實它可以降低發炎、抑制腫瘤細胞生長，改善胰島素阻抗的問題。除此之外，科學家發現薑黃還含有二十多種抗發炎化合物。身為生物駭客，又是一位主廚，我很喜愛薑和薑黃的風味。斷食時可以放心食用，但是空腹吃可能會覺得有點嗆辣。不同品牌的劑量有很大的差異，因此很難在這裡給你建議。我為防彈飲食設計的配方，是以五百毫克的薑黃萃取混合其他草藥。但是如果你吃的是純薑黃，或是純薑黃粉，會需要比五百毫克多出許多。

- **抗微生物劑和益生菌**的功效，在於幫助你和你體內的微生物生態系統之間建立和諧的關係。任何具有抗微生物和抗酵母特性的草藥，在斷食期間服用都會特別有效。以我為例，葡萄籽萃取物是天然的廣譜（broad-spectrum）抗微生物劑，在斷食期間我會用它來解決腸道問題，吃了之後會有很明顯的差別。益生菌可以幫助腸道益菌的繁殖，吃了通常對健康都有正面的影響。斷食期間，如果用益菌生纖維先把飢餓的感覺關掉，益生菌就可以好好表現。（請記得，益菌生可以抑制飢餓感，讓斷食順利進行，但如果你要讓腸道休息、斷食，就不要吃。）益生菌會以益菌生纖維作為成長所需的燃料。一般來說，空腹時吃益生菌是浪費錢，因為腸道裡根本沒有東西讓它們吃，也就沒辦法繁殖。最好在你結束斷食前大約一個小時服用，趕在胃部為了消化而自然提高胃酸分泌之前，讓它們完好無缺地通過胃部。按照各品牌建議的劑量服用。

- **外源性酮**（exogenous ketone）：說到補充品，如果沒有提到幫助你調節斷食期間酮症狀態的額外補充酮體，就不算談得徹底。我先前提過，大部分外源性（在人體之外生成的）酮體並不理想。酮鹽和酮脂都有嚴重的缺點，這在前面已經說明過了。若要長期使用，我唯一建議的外源酮只有 C8 MCT 油。

但是，且慢！先別行動。考慮在斷食期間額外補充營養品之前，應該先諮詢你的醫師，了解這些營養補充品和你正在服用的處方藥物之間，是否有可能產生交互作用。一般來說，營養補充品比藥局常見的成藥來得安全，但還是可能有些作用需要考量。

大多數的礦物質補充品，包括鈣、鎂、鉀和鋅，可能影響身體對處方藥物的吸收，有些草藥甚至有使用上的禁忌。此外，有些藥物必須在指定時間內服用；空腹時服用，還是在限定的進食時段服用，藥力可能有所不同。你可以諮詢你的藥劑師，確定某種補充品是否適合空腹食用，也可以參考網路資訊。大部分註明需要搭配食物服用的維生素和藥物，都可以搭配防彈咖啡，它可以幫助你維持斷食狀態，而斷食又可以幫助吸收。只要少量的脂肪（一茶匙的 C8 MCT 油，加上一茶匙草飼奶油）通常就足夠了。

為性生活增添情趣的補充品

斷食是為了擁抱生命，不是要拒絕生命。適應了斷食之後，你可能會發現自己的情感變得比較強烈，性欲也比較高。我們也可以運用聰明的生物駭客技術來促進這方面的健康。下列幾種補充品可以有效地讓你的性欲自然而然地提升。

精胺酸（arginine）：促進血管擴張，增強勃起功能。

南非醉茄：一種適應原草藥，能夠改善女性在進行性事時的潤滑度。

硼：增加男性睪丸激素分泌，並且提升女性對陰道感染的抵抗力。

蛇床子：一種中醫草藥，和西醫治療勃起功能失調的藥物具有同樣的功效（真的！），能夠激發同樣的生物化學反應，同時具有極佳的抗氧化特性。

膳食葉酸：提升精子密度，增加受孕機率。

銀杏：提高血液中氧化氮的濃度，增強勃起功能。

人參：一個雙贏的選擇——既能治療勃起功能障礙，又能增強性欲。

卡瓦椒（Kava）：提高女性性欲。

瑪卡（Maca）：又稱祕魯人參，是一種植物的根，可以逆轉因為服用抗憂鬱藥物而導致的勃起障礙和低性欲問題。不要直接生食瑪卡，一定要先經過澱粉顆粒明膠化的程序才能發揮效用。

鎂：能夠降低壓力，有助於穩定行房時的情緒。

硒：集中在睪丸裡，可以增進男性健康和生育力。

薑黃：可以平衡男性體內的睪固酮濃度，和女性體內的雌激素濃度。

維生素C：是製造性荷爾蒙時不可或缺的營養素；也可以降低壓力。

維生素D_3：有性功能障礙的男性通常都有維生素D_3不足的情形。

鋅：牡蠣的關鍵元素，具有刺激性欲和壯陽的功效。

第九章
斷食方式男女有別

斷食期間，不管是在飲食、睡眠、運動、營養補充，
或是任何其他方面的計畫，
都必須把女性體內特有的演化遺產和生理週期納入考量。

正在計畫生育的你，
不要剝奪了身體應該得到的資源。
懷孕期間也絕對不要斷食。
另外，當身體出現更年期相關的徵兆，請詢問你的醫生。

我的臨時紮營點設在第一女人洞穴裡。根據當地原住民亞瓦派人的神話傳說，他們的第一女人女神Kamalapukwia就住在這裡。這位女神的地位相當於《聖經》裡的夏娃，據說是她把她的族人以及其他人帶到地球上的。我在洞穴裡慢慢地脫胎換骨，但是過程不算平順。我撐過了飢餓，抵擋了幻想中凶惡的掠食性動物，但是現在我聽到洞裡有奇怪的聲音。真實的聲音。

我早已有心理準備，靈境追尋可能會讓我聽到一些聲音，甚至看到一些畫面。事實上，我心懷期待。然而，這個聲音並不在我的期待之列。它不是顯示任何神靈真相的超自然訊息；它是真真切切的、具體的、逐漸逼進的一種窸窸窣窣的聲音。不管是什麼東西發出來的，肯定離我很近，就在洞口和我放睡袋的位置之間。我開始胡思亂想，心跳加速。我出聲嗥叫（真的，這樣真的可以嚇走許多動物，而且我的叫聲很凶）同時四下摸索，找我的手電筒。等到我打開手電筒，那東西已經無影無蹤。

接下來的夜晚，我幾乎不敢闔眼。聲音不時響起，我卻什麼也看不到。等到曙光終於在洞口亮起，為我在洞裡的第四天，也是最後的一天拉開序幕，我發現有一隻褐色的小鳥被我設置在洞口的那一堆灌木屏障吸引而來。那隻鳥是夜行性的，昨天夜裡牠數次來回，為牠要在灌木叢裡築的巢尋找建材，所以才會每次都發出同樣的窸窸窣窣聲。沒想到我竟然會因為這麼小又無害的生物而害怕，但事實就是如此。我明明知道不是真的，卻用掠食性動物的故事自己嚇自己，甚至還真的做出情緒上和肢體上的反應。我不禁嘲笑自己的愚蠢。即使我已經以獨自一人待在洞穴裡的行動來面對我的恐懼，即使我已經克服了對幻想中的美洲獅的恐懼，我的心卻再度控制了我。我才了解到，得到重生比我想的還要難。需要漫長的**轉化**過程，才能逐漸變成更好、更強的人。

我和食物的關係也是同樣的道理。你和食物的關係，任何人和食物的關係也都是如此。很可能你根本不曾意識到自己和食物之間有什麼關係，但是當然不可能沒有。基本上，這些關係早已內建在我們心裡：「如果我接下來幾小時再不吃東西就會餓死。」大腦中負責自我保護的深層區塊杏仁核，會在我們拒絕供應食物給身體的時候這樣告訴我們。杏仁核會認為這是它應盡的任務，直到我們教它停止。

我當初就下定決心，一定要有始有終，完成這次的重生之旅，雖然知道過程可能相當漫長與艱鉅。想當然耳！新生從來都不可能是簡單的事。Kamalapukwia的生育，開啟人類的傳奇。當我們在子宮裡生成，就代表屬於我們的不可預測、曲曲折折的生命之旅，已經展開序幕。在洞穴裡發生的所有事情，就像一段偉大旅程的開始，但至少我已經上路了。你也上路了。

從男女生理差異談斷食

關於斷食的討論裡，有一個主題很重要，卻經常被莫名其妙地略過不談，那就是斷食對女性的影響。在有關斷食的書籍、文章、新聞報導，甚至部落格貼文中，大部分的作者以乎都假設所有身體的運作模式都一樣——或者說，女性身體的運作和男性一致。事實上，一直到今天，大部分醫學和科學的研究仍然以男性的身體作為測試的標準。[1]最近的一項調查，針對刊登在哈佛資料庫上與斷食相關的研究報告進行統計分析，結果清楚地顯示了一個事實：在總共七十一份研究中，只有十三份將女性納入研究對象。[2]這樣的省略大有問題。當然，我們都具有相同的基本消化器官，但是男女在生理上並非完全一致。

（順帶一提：為了簡單起見，本章中的「你」稱呼的都是女性的你。如果你是女性，好極了；如果你不是，剛好可以讓你增廣見聞。根據可靠資料，我的男性讀者和女性讀者的人數幾乎各占一半，所以是二分之一的機率。）

在這裡，我們不需要爭論孰優孰劣、孰強孰弱，只需單純討論生理上的差異。舉一個最明顯的例子：女性身體的設計重點是能夠生育和哺乳，所有生理上的特徵也都配合了這個目的。男性和女性在荷爾蒙的濃度上也不同，代表男女對飲食的反應也相當不同。女性在初經和停經之間的時期，卵巢相當活躍，因此會產生月經；一般來說，女性的身高較矮，肺部也通常較小，脂肪分布的部位也和男性有所不同。

女性的細胞對於飲食上的改變也比較敏感。女性如果缺乏足夠的能量和營養，將無法生育健康的嬰兒，因此一旦短缺，就會明顯改變或是中斷月經循環，飢餓的反應也會更強烈。縱觀古今，懷孕的女性如果出現飢餓和營養不良的情形，死亡的機率會比她的男性伴侶高出許多。也就是說，女性如果耗盡能量，在生理上要付出的代價高出男性許多——即使不是在孕期中、即使當下並未受孕，也是如此。

綜合以上的理由，我們可以確定斷食對女性身體的影響和對男性有所不同。然而，現有的斷食指南大部分以男性為考量和測試的對象，因此女性在執行斷食時，通常需要進行微調。好消息是，證據顯示，女性透過斷食所能得到的好處和男性一樣多，特別是在防治疾病這方面。另外很重要的是，斷食有助於預防某些代謝問題，避免罹患阿茲海默症，而女性罹患阿茲海默症的機率將近男性的兩倍。

我們先來看看女性身體的自動系統。和男性一樣，女性的身體也受到驅動所有高等生物的四個生存要件操控：恐懼、食物、朋友，呃，還有生育（fertility）。在女性進入適合生育的時期，身體的自動系統會小心地偵測食物、營養，以及壓力的程度，判斷你是否適合進行生育的任務。如果體內的卡路里數量、脂肪的種類、微量營養素、毒素，或是壓力，沒有達到可接受的範圍，就會自動啟動生理上的壓力反應，讓身體呈現焦慮狀態，藉此警告：**人類物種的未來有危機了！**為了確保未來世代的創造和生存，男性和女性在最原始的層次上有著不同的設定。

當你決定在不給身體過度壓力的條件下進行斷食，斷食可以使你更強壯，新陳代謝的表現更好。但是，如果做得太過頭，引發的壓力反應也會比在男性身上的反應來得更快。這是基於大自然要保護女性的身體，作為孕育下一代的安全空間的事實。畢竟，下一代，包括整個物種能否生存，全都有賴於成功的懷孕和生育。當然，你的意識大腦會說這些都是胡扯。但是人類祖先傳承下來的生存系統和現今魚類、鳥類的系統是同一套，都是大自然為了保護你的胎兒，而在你體內預先設好的線路——不管你有沒有懷孕。大自然是不是太神經質了？很明顯，是的。但這也解釋了斷食對女性的影響為什麼會和男性有所不同。

杏仁核是大腦中屬於原始爬蟲類的一部分，當它認定你的生殖能力有所減損時，為了保留資源，它的反應就是限制性腺激素釋放素（gonadotropin releasing hormone）的分泌。性腺激素釋放素是與生殖功能有關的重要化學物質，它會促進兩種荷爾蒙的釋放：其一是濾泡刺激素（follicle stimulating hormone），它可以刺激性成熟，促進成熟卵子的發育；另一種是黃體激素，它可以促進黃體結構的形成，準備好讓受精卵在子宮裡著床。但是，現在性激素低落的情形愈來愈普遍。因應性荷爾蒙下降的狀況，卵巢的應變方式就是採取極端的自我保護行為。

食物供應、性激素，以及生育期三者之間緊密的關係，從演化的角度來看的確有其道理。在物競天擇的壓力下，生育力強的女性如果夠健康，具有生殖的能力，又能得到充分的食物補給，最受大自然的青睞。即使你沒有興趣生孩子，生育力就是你整體健康的指標。不論男女，攝取的營養或熱量有所改變，就會透過身體發送環境信號，進而對你的基因表現方式產生影響。在女性身上，這樣的關聯遠比男性精確，因為男性身體的任務是創造精子，而女性的身體必須用來創造一個嬰兒，相較之下，更需要投入大量的能量和資源。

研究環境對基因的影響已經成為一門學問，稱為表觀遺傳學（epigenetics）。藉由愈來愈多的研究，生物學家發現我們維持生命的方式，包括生活型態的選擇、環境、飲食，都會對我們的基因表現方式產生影響。透過表觀遺傳學，我們知道基因編碼並非無法改變的既定事實，而是各種選項的組合。外在的影響力，包括毒素、飢餓，甚至長期的壓力，都可以翻轉體內的機制，決定哪一種基因被啟動，哪一種基因被消聲匿跡。換句話說，你的細胞會持續調整對自身DNA的解讀方式。對女性來說，表觀遺傳學可以幫助我們了解每日間歇性斷食可能形成的挑戰。斷食或是低脂飲食除了會在體內發生化學上的變化，還會激起表觀遺傳上的變化，告訴你的身體：「有饑荒！緊急狀況！不要繁殖！」因此，如果你選擇了以男性為主要考量的斷食計畫，沒有考慮到女性的特殊情況，就可能導致嚴重的健康問題。或是，很有可能你會因為覺得太不舒服了，就半途而廢。

難怪有那麼多的女性表示，經常斷食、在斷食期間，或是重複進行較長時間的斷食，會造成失眠、焦慮、腎上腺素分泌不足、經期不順以及骨骼健康方面的問題，甚至出現暫時不孕的現象。這些反應都有相關的動物實驗科學研究佐證。[3]事實上，在一項以老鼠為實驗對象的研究顯示，進行兩週的間歇性斷食之後，雌性老鼠出現卵巢萎縮、睡不安穩、停經等問題。[4]對人類來說，兩週的斷食不太可能造成那麼劇烈的影響，因為大自然知道你不會想要每隔幾個月就生一大堆的嬰兒（呼！還好！）。另一方面，即使沒有斷食，長久處在酮症狀態，也會抑制月經。因此，長期斷食對女性來說並不合適，除非你開始和結束斷食的週期是固定的。如果是這樣就太好了。

女性斷食策略

幸好，在不損害生育健康的情況下，只要做一些聰明的調整，女性還是能夠獲得斷食的益處。第一個調整，是**每隔一天**做一次斷食。這樣一來，你的身體會得到以下訊息：「我的周遭一定有充足的食物足以提供給我（不存在）的嬰兒，但是我必須保持強壯，以防有段時間會沒有食物。」這樣才能產生最大的效果。如果日復一日，每天都進行間歇性斷食，就算你到晚上會補充足夠的熱量，但是對你的身體來說實在太接近饑荒狀態了。另外，在斷食的那天也不要太積極地健身，可以做瑜伽，做點皮拉提斯，或是散散步。斷食期間也不要做高強度間歇訓練或是提重物。

另外一個對很多女性都有效的生物駭客技術，就是防彈間歇性斷食：零碳水化合物、零蛋白質，只喝加了草飼奶油和MCT油的防彈咖啡。我向許多女性提過這個方法，她們發現用了這個方法之後，可以更頻繁地斷食，而且不會有副作用。當然，純粹的間歇性斷食——完全不吃早餐，一天當中大部分的時間都在斷食——也會有很好的效果，但是在生理上的壓力較大，也比較難做到，特別是當你的工作量和家庭事務繁重的時候。防彈間歇性斷食對男女都有減輕壓力的效益，但是根據非正式的資料，這種斷食方法對於避免女性性荷爾蒙受到斷食影響而產生問題，特別有效。

採取防彈間歇性斷食，不但不會刺激身體在全身上下到處傳送饑荒的警報，反而會告訴你的身體保持冷靜，指示負責的細胞進行自噬作用（細胞的自我清理），加速脂肪燃燒（酮症），但不會讓身體產生面臨饑荒的印象。你沒有吃澱粉或糖，你的身體也不會釋放任何「饑荒壓力」信號，這樣的間歇性斷食幾乎不可能造成腎上腺素疲勞的問題。身體運用腎上腺素燃燒脂肪，而腎上腺素是在腎上腺裡製造的。由於女性對腎上腺疲勞特別敏感，因此減少腎上腺的負擔也就顯得格外重要。

那麼，在不斷食的日子，要做些什麼呢？早晨的時候攝取蛋白質和脂肪，不要吃碳水化合物。一杯防彈咖啡，加草飼膠原蛋白，大約二十到三十克。早餐就解決了。吃了蛋白質，表示這天不是斷食天，所以你大可做高強度間歇訓練或舉重（或是就做一般日子裡做的事！）。有些女性的做法是一整個星期都正常吃喝，只是一週進行一次二十四小時的斷食，效果也很不錯。好好善用彈性的時間規畫。找一個比較輕鬆的日子，省略早餐、午餐，然後吃晚餐。就這樣，你辦到了。

除了可以用MCT油為你的斷食添加點綴，我也建議你試一試較溫和的斷食時間表。你可能不用斷食十六個小時，只要十二到十四小時就好，或是把斷食的間隔拉開一點。如果你覺得照這樣的時程斷食不會感到不適，可以隨時增加時數、調整頻率。關鍵就是避免讓你的荷爾蒙進入恐慌模式。壓力大的時候，女性會渴望重油重鹹的食物，不是沒有道理——那是因為腎上腺疲勞而出現的症狀。絕對不要輕忽這些可能發生的嚴重症狀，也不要以為可以像對付其他問題一樣，單純用意志力來克服。事實上，發揮自制力的其中一環，就是學會判斷哪些是幻想出來的渴望，哪些是真正需求的信號。

腎上腺會製造醛固酮（aldoterone），藉以平衡血液中鈉和鉀的濃度。這個平衡對細胞能否正常運作極為重要，因此當你覺得壓力很大，多攝取一點鹽將有助於舒緩過度工作的腎上腺，減輕它的負擔。身體渴望鹹的食物自有其原因，你應該滿足它。可在飲食中添加富含礦物質的喜馬拉雅海鹽。（行家建議：一起床，就加一小撮喜馬拉雅鹽進入一杯水裡，攪拌後喝下。）簡單的方法就可以提升能量，幫腎上腺減輕壓力，更何況身體在酮症狀態下，本來就會需要多一點鹽（一天二至八克）。如果想吃油脂，就在飲食中增加脂肪。避開洋芋片，只選草飼奶油、酪梨和橄欖油這些好的脂肪。

稍晚的時間，如果你的身體還是渴望更多鹹的食物，最好的選擇就是用奶油浸漬，再灑上優質海鹽的蔬菜。用同樣方式烹調的牛排也是不錯的選擇。保留一些彈性的斷食，不只是個好主意，對健康也很有幫助。一方面可以享受**捨離**的好處，同時又可以保護你的腎上腺和生育力。

如果你年過四十，而且／或是體重嚴重超標，可以用這種駭客技術：在進行間歇性斷食之前的一個月，就開始針對早餐做一些改變。起床後不久先吃一點食物，其中要含有一點脂肪（MCT油也可以），和至少四十克的蛋白質。這樣可以重設瘦素的敏感度，讓減重變得比較容易。可以喝杯茶、吃點蛋、一片肉類、鮭魚和酪梨，或是喝你喜歡的蛋白質冰沙，只要確保裡面沒有碳水化合物。這樣連續三十天之後，再進行前面提到過的隔天間歇性斷食。

女性的身體對壓力信號比較敏感（基於前述與生育相關的原因），因此早晨攝取脂肪，平常多吃蛋白質，對身體很有益處。一般來說，女性對碳水化合物也比男性敏感。因此，我建議女性在兩次的斷食中間，找時間吃比平常多量的碳水化合物，補充一下身體的需求。大部分的男性只要一週一次這樣的「碳水化合物補充日」就足夠了；有些男性甚至吃碳水化合物的次數愈少，愈能夠展現顛峰狀態。但是，比起時時努力維持酮症狀態，大部分的女性如果**每次晚餐**能吃少量到中等分量的碳水化合物，表現反而會好得多。進行間歇性斷食的時候，因為有MCT油的力量啟動酮症狀態，足以讓你得到酮症的好處，因此吃含有碳水化合物的飲食也沒問題。而且，碳水化合物有助睡眠，能夠送出信號讓你的身體放輕鬆——不必擔心即將面臨饑荒的威脅。

在此聲明：我說的吃碳水化合物，不是建議你狂嗑麵包和披薩。堅持選擇優質的碳水化合物，像是地瓜、胡蘿蔔、南瓜，或是白飯。**不要**吃麩質、玉米糖漿，以及加工的碳水化合物，這些食物可能引發發炎反應，而且隔天很可能會讓你覺得很累。可以肯定的是，你隔天的體重一定會重一點，因為你的身體會額外貯存肝醣，還有相應產生的水分。別擔心，那只是水的重量。不管你做了什麼，都不可能在一夜之間長出幾公斤脂肪。就算你偶爾放縱一點，吃了低品質的食物，也不是什麼世界末日。應該補充燃料的時候，卻吃了垃圾食品，可能導致你接下來幾天對食物更渴望，表現也可能欠佳，但是並非不可挽回。畢竟，人生是一場漫長的旅程。

如果適度地吃紅肉和內臟，大概就能攝取足夠的鐵質了。由於經期造成的血液流失，女性通常會比男性需要更多鐵質。有些女性需要額外補充鐵。血液中鐵蛋白（儲存鐵質的蛋白質）的濃度如果過低，會影響經期，造成疲勞，讓你產生整體健康情形欠佳的感覺。許多正值生育年齡的女性因為飲食中紅肉的量不足，會導致貧血的情形。如果在懷孕期間，則可能因為貧血而出現併發症狀。

女性應該特別留意鐵質的攝取。太少不好；太多也有問題。它和維生素D或K_2不一樣，不是隨時想補充就可以補充。貧血（缺鐵）的時候，整個人的精神都不好，但是大量攝取鐵質，將血液中鐵蛋白的濃度提升到大約七十五毫克／升以上，卻會加速你的老化。最安全的做法是先測你的鐵含量，再決定是否要額外補充。可能需要特別要求醫生為你驗鐵蛋白，一般的驗血不會驗這個項目。很可惜，許多制式的健康檢查還沒有為女性的生理量身製作檢驗項目。

基本上，女性的身體從懷孕的那一刻起，就會開始為胎兒尋找營養。我記得很多年前發生的一件事，那時我和妻子正試著建立一個家庭。我第一次確定妻子已經懷孕，是我們在太浩湖（Lake Tahoe）附近一家餐廳，點了最後一份美味的燉羊肉的時候。那碗燉羊肉的分量很大，所以我們打算分著吃。但是當我用湯匙去舀時，妻子卻拿起她的湯匙，把我的湯匙撥開。我看著她一口一口津津有味地吃著，心想：「噢！天啊！她懷孕了！」

總歸一句，如果長時間攝取的熱量過低，你的身體會視之為饑荒的警訊而產生壓力，你會開始出現生育方面的問題，直到身體開始得到優質食物的供應，或是直到你的熱量攝取回復到足以支持繁殖需求的水準。不管你是否正打算建立一個家庭，都是如此。因此，生育能力可說是女性整體健康狀況的代名詞。

飢餓引發的壓力反應，解釋了為什麼有飲食失調困擾的女性，通常也有停經的問題。因為這些女性的身體處於一種恐慌模式，為了避免因懷孕增加額外的壓力，會自動關掉生育機制。以動物為實驗對象的研究，記錄了在這種壓力下的反應會有多麼極端：獲得極低熱量飲食供給的雌鼠，不僅生殖週期停止，對壓力的反應也明顯激烈許多。[5]這也再次證明，以限制熱量為核心概念的CICO飲食不是個健康的做法。

不論男女，我都不建議斷食期間每天做激烈的運動，除非是專業運動員，需要練習快速復原力。許多女性運動員，其中包括所謂的週末戰士*，都有停經和無法生育的問題。如果飲食上低脂、低熱量，再結合大量的劇烈運動，對身體會形成極大的壓力，迫使身體發送警訊給細胞的表觀遺傳基因，說：「你都沒有進食，顯然是因為沒有食物。你的生命一定正面臨饑荒或老虎的威脅而岌岌可危。哎呀！千萬別懷孕!!」

不論男女，得到這樣的警訊之後，都會出現精疲力盡、腎上腺疲勞，或者荷爾蒙不平衡的反應，但是女性對這些問題敏感得多，而且也比較快感受到影響。事實上，富含優質脂肪、適量蛋白質的飲食，搭配週期性攝取少量碳水化合物，對健康有非常大的好處。我知道有許多女性（當然，也包括像我這樣

*週末戰士（weekend warrior）：僅在週末外出參加劇烈體育活動的人。

的男性）過去曾經為體重問題所苦，成年以後幾乎都在「節食」，一直到終於發現間歇性斷食，斷絕致炎食物，並且以防彈咖啡開始每一天的序幕，才總算找到了可以持續下去的飲食方法。每個人適合的碳水化合物的量不盡相同，如何運用這些飲食原則，只能靠你自己去發現。

總而言之，身為女性，你必須比男性多花一些心思，在斷食的優點和你的生理需求之間找出平衡點。千萬記住：**懷孕時絕對不可斷食**！如果你屬於下列幾類情形，我強烈建議你在斷食之前，先諮詢你的醫師：

- 正在哺乳或是正計畫懷孕
- 有生育問題，或經期不規律
- 體重過輕，或是營養不良
- 有飲食失調的病史

請記住，斷食是一個過程，不是單次的行動。尊重這個過程，小心謹慎地進行，很快就能發現自己的進步。

熟齡族群

有關女性斷食時要注意的事項，還有一個很重要的部分我還沒談到：更年期後女性的斷食。全美大約有五千萬名女性屬於這個族群，[6]但是一般有關斷食的文章和研究絕對不會提到這點。年長女性幾乎不曾出現在斷食的討論中。這樣並不恰當。

而我即將面對這項議題，因為我的妻子已經進入更年期前期的尾聲，並且和我一起執行間歇性斷食。就我們的觀察，當然僅止於私下口耳相傳的、沒有具體科學根據的資料顯示，更年期之前和之後，女性身體對斷食的反應可以有很大的差異。我認為最重要的是，進入更年期後身體在各方面都會產生變化，對斷食的反應無可避免地也會改變，甚至每個月都有所不同。

所有人都有可能斷食成癮（我把這稱為「斷食陷阱」，更為言簡意賅），但是女性發生的比例更高，或許是因為社會審美觀形成的壓力。如同任何一種被渴望驅動而成癮的行為，強迫性的斷食對你也沒有好處。我經常聽到女性分享她們的經驗：斷食的感覺很好。然後，我的睡眠品質變糟了。然後，我開始掉頭髮。然後，我的經期亂了。女性通常不會注意到這些就是斷食陷阱造成的症狀，因為這些症狀和更年期前期的情況有時候很類似。

進入更年期前期，頭髮的確可能變得比較稀疏，甚至出現掉髮的情形。你有可能出現發熱、潮紅、焦慮等症狀，或是睡眠行為的改變。這些變化可能讓你太過煩心，以至於沒有注意到自己可能斷食過了頭。就算一直以來你已經摸索出一套很聰明，既平衡又不失彈性的飲食計畫，一旦進入更年期前期，還是必須做一些調整。你的體內有太多新的變化，所以不要對自己太嚴厲；面對你的焦慮，超越它，不要受制於它。

進入更年期之後，等到情況都穩定下來，你做間歇性斷食可能會覺得很輕鬆，效果可能也比以往更好。以我母親為例，她就很享受斷食。她幾乎一直在做間歇性斷食，或是一天只吃一餐（OMAD）。一開始她也花了一些時間適應，但現在她說她在斷食期間覺得特別舒服。至於我的妻子，因為還在更年期前期，OMAD的效果還不是那麼穩定。有時候感覺很棒，有時不然。如果還有月經，那麼斷食期間每一天的心情與是否在經期之中有很大的關聯。

進入更年期的女性，需要重新自我評估，檢視你目前新陳代謝的情況。如果你和一般人一樣，應該會感覺「不太理想」。你可以用比較溫和的方式開始，先省略掉早餐，改喝防彈咖啡。早餐不吃蛋白質或碳水化合物——也算是小小的**捨離**練習。第一天，或許可以在你的防彈咖啡裡加一大勺草飼奶油，盡情地享受吧！聽起來很奇怪？你試試看，保證一試成主顧。喝起來就像熱奶昔。但是，如果覺得在一天的開始不想吃那麼多脂肪，也可以不加奶油。

告訴你自己：「我只要撐到中午。」沒問題。你要做的只是跳過早餐。你辦得到。接著，把斷食的時間逐步拉長，長到十六小時。這時候，把晚餐時間設在大約晚間六點。晚餐之後不再進食，一直到隔天早晨六點，這樣就有十二個小時了。再等六個小時就是午餐時間。不會有問題的。增加動態活動會有很大的幫助。絕對可行。

打好穩固的基礎之後，就可以開始適量進食。整個流程做順了以後，就可以進一步建立長期的節奏，例如，一六八斷食。不論男女，不管更年期前，還是更年期後，基本的斷食規則都一樣。唯有在更年期前期和更年期中的女性，需要做一些微調，爭取額外的補貼；同樣的做法幾年前可能效果很好，現在卻不怎麼樣了。如果你覺得狀態不如以往，雖然不見得是斷食的問題，但也有可能是。適度地調整斷食的方式，或許可以幫助你提高體能和專注力，降低你的壓力和焦慮。

整體來說，如果你正處於更年期前期，可以做時間比較短的間歇性斷食，並且在兩次斷食之間保留一些時間，一直到確定間歇性斷食對你有幫助。這樣做可以避免一不小心讓你原本就有的症狀雪上加霜。另外，飲酒會讓斷食變得更困難，即使只喝一杯。我建議你諮詢醫生，做荷爾蒙和甲狀腺的檢驗，評估你的健康狀況，對你正在做的事有更清楚的了解。更年期中，體型和體重的變化很正常，不見得是飲食造成的結果。就算你的間歇性斷食已經無懈可擊，吃的也都是最優質的食物，仍然可能因為甲狀腺功能退化出現體重增加的情況。這段時間，由於體內雌激素交接到黃體素的過程中，兩種激素的分泌比例產生變化，也可能使減重變得更加困難。

你一定很清楚，隨著年齡增長，身體在外表上必然會產生變化。這是很自然的，完全不必為此自責。但是，即使減重不是你的目標，或是減重變得愈來愈困難，建議你還是不要放棄間歇性斷食。它可以幫你維持肌肉張力、對抗骨質流失，避免骨質疏鬆的問題。近來的研究顯示，間歇性斷食有助於提升親吻促動素*的數量，刺激卵巢和腎上腺分泌雌激素和黃體素，[7]從而減輕更年期中出現的各種症狀。

*親吻促動素（kisspetin）：近年發現的一種重要神經肽，對動物生殖內分泌功能有很大的影響。

最要緊的是要記得，男女的差別，並非只是在男性身體加上子宮而已，雖然許多廣受歡迎的飲食和斷食的相關著作，會讓你產生這樣的印象。事實上，就面對的挑戰和本身的潛力而言，女性和男性完全是不同的物種。斷食期間，不管是在飲食、睡眠、運動、營養補充，或是任何其他方面的計畫，都必須把女性體內特有的演化遺產和生理週期納入考量。正在計畫生育的你，不要剝奪了身體應該得到的資源。懷孕期間也絕對不要斷食。另外，當身體出現更年期相關的徵兆，請詢問你的醫生。

但是，同時也不要忘記，你體內的演化遺產自有其創造和生產的能力。這些能力可以助你一臂之力，讓你在進行**捨離**的實驗時，取得主控權，展現更美好的自己。

第十章

全方位斷食指南

為了讓斷食發揮最大效益，
你必須先廣泛認識可以運用的技巧和生物駭客技術。
花時間去找出最佳組合，留意自己的感受，
不要害怕嘗試不同的時程計畫。

這是你展現獨特性的方式：
不僅僅是生理狀態上的獨特，
也包括了專屬於你的痛苦、喜悅，
以及對生命的熱望。

這四天裡，我熬過了飢餓、孤單、恐懼，以及焦慮。靈境追尋的最後一天早晨，我在充滿光輝，無聲勝有聲的平靜中醒來。我的頭上依然有蜜蜂嗡嗡盤旋；那隻褐色的小鳥也依然忙著在我設在洞口的那堆灌木上撲打折騰。我所聽到的無聲寧靜，是來自我的內在——我不再聽到腦中那個聲音說：「沒有食物。你會餓死。」之前，它還騙過我：「你會在此孤單地死去。」那個聲音，總算閉嘴了。

過去多次的旅程讓我知道，每一次的旅程都有不同的體驗，靈性上的收穫也無法預期。它通常不會直截了當出現在你面前，而是在不經意之間偷偷現身。但是，唯有在你做好準備，接受它隨時隨地都可能出現的事實，才能夠及時捕捉到這靈光乍現。這一次，一直等到我終於看清自己過去幾天被多麼荒謬的小事困擾，我的心理狀態才開始有了轉變。這些小蜜蜂不會真的傷害到我；那隻小鳥也不是隨時準備發動攻擊的美洲獅。我了解到自己腦中有多少愚蠢的念頭。我是被自己編的故事嚇到了。

在那些愚蠢念頭的背後，其實更嚴重的是我的渴望和期盼，而那也正是驅使我踏上這趟靈性之旅的原因。我怎麼感受，取決於我和食物之間的關係。我的恐懼、孤單都和食物緊密相連；文化，家庭，從小到大我和父母親的互動，甚至回溯到嬰兒時期母親哺餵我的方式，都和食物關係緊密。所有人的體內都存在這樣的連繫，從我們出生的那一刻開始育成、長大。它不是存在於我們的意識世界，而是潛藏在我們的意識深層，時不時搞點破壞，以宣示它們的存在。我，為了成為自己想要成為的樣子，決心向它們宣戰。

我在洞穴裡靜坐了好幾個小時。終於，我厭倦了等待。或許我已經進入過靈境？我走出洞穴，走進索諾拉沙漠中有如鬼斧神工的峽谷。我往石塚上疊加石塊，用手指去戳仙人掌，又靜坐冥想了好幾次。

我的靈境追尋之旅接近尾聲，不久之後，黛利拉就會開著她那輛破舊的老皮卡來接我回去。

我做到了。我獨自度過了四天沒有食物的日子，但我不覺得悲慘，也不覺得累。相反地，我從來不曾像現在這樣，覺得自己有能力掌控一切。我覺得自己是防彈的，雖然那時我還沒用這個名稱開公司。有生以來第一次，我了解到斷食帶給我最棒的禮物，就是幫助我把自己編的故事和生理上的真相切割清楚。這趟旅程給了我四天開放的時間，讓那些愚蠢的、與食物有關的信念一一現形，好好檢驗一番。我了解到以往自己盲目地接受了許多看世界的方式，其實是受到文化和飲食的訓練之後的結果。社交活動不是一定非得建立在吃吃喝喝之上（如果是也沒關係）。一天不是非吃三餐不可。你不必受制於飢餓；你可以反過來控制它。

從靈境追尋之旅返家之後，我被自己鏡中的樣子嚇到了。我的臉變得不一樣，褲子也寬鬆很多。我站上體重計，驚訝地發現自己的體重掉了將近十公斤。不可能吧！我知道自己沒有脫水。四天以來我按正常的量補充水分，除了感覺沙漠的空氣乾燥之外，不曾覺得口渴。我帶去的水剩下許多，離開洞穴前我還倒掉了一些。我怎麼可能在這四天內就減掉十公斤！除非去抽脂，要不然生理上根本辦不到。我減掉了好幾公斤的脂肪。它們都跑到哪裡去了？

現在我知道發生了什麼事。我的身體少掉一大堆的發炎細胞，**而且**啟動了酮症狀態。進入酮症狀態後頭一週，原本身體儲存的肝醣和連帶產生的水分很快就會被甩掉，你可以輕輕鬆鬆地減掉四、五公斤。與此同時，我完全停止進食，當然也包括會造成組織發炎的那些食物，這時候可以抗炎的酮體趁隙而入，取而代之。發炎消失了，水腫也消掉了，連帶也改變我的新陳代謝。這次的靈境追尋讓我初次體驗到斷食帶給我的能量大爆發。另外，我感覺心思更為清明，背部和膝蓋關節不再痠痛，連動過三次手術的膝蓋也不疼了。我的身體已經轉到「起跑模式」，我希望一直待在這種模式裡。

生命的循環

對我來說，靈境追尋之旅結束了，我和食物之間，以及我和我自己的新關係，才剛剛開始；對你來說，讀完這本有關斷食的書，就是你付諸行動的開始。斷食有個美妙的循環，生活也大抵如此。呼吸有進有出成為循環；我們或飲或食，與新陳代謝形成循環。根據美國橡樹嶺國家實驗室（Oak Ridge National Laboratory）一個很有名的估計，我們體內98％的原子會每年更新；[1]每隔七年，幾乎所有的細胞都會被代換掉。物質通過你的身體，能量通過你的身體，但是你還是**你**——在理想的情況下，甚至是改良版本的你。但總歸還是你。

斷食和生活中的循環，讓我想起希臘神話中最古老的符號之一——「銜尾蛇」（ouroboros）。你可能看過這個符號：一條蛇吞食自己的尾巴，形成一個環狀。這個符號最早被發現，是在距今大約三千年前的埃及法老圖坦卡門（Tutankhamen）的石棺上。在埃及文化裡，銜尾蛇代表了永恆與再生。後來，柏拉圖在著作中也做了同樣的詮釋。早期基督教神祕主義人士認為，這個符號可以召喚物質世界和精神世界進行融合。對中世紀煉金術士而言，銜尾蛇象徵了精神上的超脫。

在斷食的過程中，最核心的部分就是找出最適合你的循環版本。每個人都有不同的健康狀態、不同的目標、不同的渴望有待克服。最重要的是，**沒有一種斷食方法能夠放諸四海皆準**。為了讓斷食發揮最大效益，你必須先廣泛認識可以運用的技巧和生物駭客技術。花時間去找出最佳組合，留意自己的感受，不要害怕嘗試不同的時程計畫。勇於接受失敗，勇於受苦，勇於選擇**不**受苦。把這一切當作是自我發現之旅的必經過程。這是你展現獨特性的方式：不僅僅是生理狀態上的獨特，也包括了專屬於你的痛苦、喜悅，以及對生命的熱望。

目前為止，你知道當你完全不進食的時間超過十四個小時，就算是斷食。時間較長的斷食效果愈好。斷食可以讓你減重、調整新陳代謝。斷食可以讓腸道休養生息。斷食有助於個人成長和靈性狀態的提升。更妙的是，斷食期間就算攝取了某些種類的熱量，還是可以達到同樣的效果。現在，你已經準備好開始自己去探索，自己去掌控了。在此之前，先看看有哪些常見的斷食形式。有些是因為特別容易與你的時間表搭配，有些是因為受到廣泛的推崇，在你和朋友聊起斷食的時候，很容易達到共識。我將它們詳列如下：

一六八斷食

這是斷食的基本款。名稱上的數字分別代表了進食和斷食的時間：一天之中，在比較短的期間內完成當天所需熱量的攝取（通常大約八個小時），其餘的時間則進行斷食（十六小時）。有些人稱之為「精瘦斷食法」（Leangains Method），其實不算正確。（Leangains是由健力士運動員馬丁．柏克漢〔Martin Berkhan〕運用一六八斷食，搭配其他的技巧所研發出來的健身方案[2]。）執行一六八斷食最簡單的方法，就是一天只吃兩餐。女性可以考慮選擇時間稍微短一點的版本。一般的流程如下：

- 省略早餐，展開一天的行程。你可能曾經出於本能這樣做過。
- 近中午時，中止斷食，享用這天的第一餐。
- 享用晚餐。按照你喜愛的飲食型態，不需刻意選擇生酮飲食。
- 晚間八時之後不再進食。在睡前保留足夠的時間，讓食物好好消化。
- 隔天依此重複。

如果你是純粹主義者，斷食期間除了水之外，不要吃其他東西。但是可以喝黑咖啡或茶。

防彈間歇性斷食

這是我必選的斷食法。基於前幾章提到的各種理由，很可能也會是你的頭號選項。方法是按一六：

八小時的方式斷食（或是拉長斷食時數），同時運用關鍵的生物駭客技術，讓你的斷食更輕鬆、更有效率：**在早晨喝一杯防彈咖啡**，其中的中鏈三酸甘油脂（MCT）和草飼牛奶油的優質脂肪，可以提供飽足感，直到中午。同時，還可以讓體內持續進行細胞自噬作用和脂肪燃燒，讓你充分享受間歇性斷食的好處。一般來說，只要一小坨的奶油和少許的 C8 MCT 油就夠了，但如果當天事務特別繁重，分量也可以增加一些。放心，這樣還是在斷食。

我在十年前研發出防彈間歇性斷食，是為了解決一般間歇性斷食的一大缺點：飢餓感、疲倦、心神渙散，尤其是在剛開始的時候。腦中一直想著午餐，實在很難集中精神解決各種待辦事務。為了得到間歇性斷食的效益，我必須堅持，撐過初始階段的疲憊感。不知有多少人因為飢餓感而中途放棄，畢竟我們有工作要做、有孩子要養、有雜事要處理，不管斷不斷食，都有各種責任要承擔。

然而，防彈間歇性斷食解決了大部分的問題，減輕新手進入斷食世界時的壓力。用一杯防彈咖啡開啟一天的序幕，讓斷食將你的身體調整為溫和的酮症狀態，抑制想吃東西的渴望，以充滿能量的酮體為你加油，讓你整個早上精力充沛。最美妙的是，整個過程完全不需要啟動蛋白質和糖的消化反應和相關機制。只要避免碳水化合物和蛋白質，你就可以持續收割斷食帶給你的好處，不必被飢餓折磨成行屍走肉。

如果想確定自己是否充分享受到防彈斷食的最大利益，在家就可以輕易測出體內含酮濃度。網路上就可以買到尿酮試紙，大部分的藥局也有販售。用法很簡單：試紙會隨著尿液中含酮的數量改變顏色，由此可以判斷你的酮症狀態是在輕度還是深度。理想的尿酮數值要達到0.48mmol/L，但是平價的尿酮試紙無法顯示確切的數字。你可以購買Precision Xtra血酮計，精確度會高很多。就像測血糖那樣在指尖扎一下，擠出針頭大的一滴血滴在試紙上，插進血酮計裡，就能測出非常精確的血酮濃度。如果打算購買醫藥箱，不妨把這個列入考慮。

首先，測一次血酮作為底線。泡一杯防彈咖啡，把一茶匙腦辛烷值MCT油加入咖啡（腦辛烷值MCT油比一般的MCT油更能提高酮體的數值），喝下，四十五分鐘後再測一次酮值，看高峰落在什麼位置。接下來幾週，逐日微量增加腦辛烷值MCT油的分量，直到測出的酮值高於0.48mmol/L。這時，留意自己的感受：是否一整個早上精力旺盛，不會老想著吃午餐？如果不是，可以繼續調整。

執行防彈間歇性斷食的一天，大致會像這樣：

1. 早晨喝一杯防彈咖啡取代早餐。不要加糖、鮮奶油、奶精，或是人工甜味劑。
2. 省略午餐，拉長斷食的時數，或是延後午餐時間，配合你的飲食模組。（上daveasprey.com/fasting網站，參考防彈斷食路徑圖〔Bulletproof Fasting Roadmap〕，即可獲得紅利點數和更快進展。）
3. 晚間七點到八點之後，不再進食。
4. 每天重複同樣的時間表，或是一週數次即可。記住，身體不喜歡一成不變，你可以隨時混搭，做些變化。

5：2斷食法

這種斷食法的數字代表的是天數，不是時數——一個星期內五天正常飲食，剩下的兩天，把攝取的熱量限制在五百到六百大卡之間。這類的斷食主要著眼於減重，因此有時候也被稱為「輕斷食」（Fast Diet）。

許多證據顯示，用這種斷食法減重的確有效。然而，因為「斷食」期間並沒有對食物的種類有任何限制，所以不太可能得到細胞自噬作用的益處。你唯一真正**捨離**的，只是一週兩次捨去大量的熱量而已。

這種斷食法並沒有針對斷食／節食日的飲食提供標準的指南。你理當選擇最優質的食物（絕對不會是六百大卡的洋芋片！），但有斷食總比完全不斷食好。另外，你也可以做些實驗，看看你想在斷食日的哪個時段攝取熱量，但千萬不要太接近就寢時間。你想分成少量的三餐也可以，但是把熱量集中在午餐和晚餐攝取，效果可能更好。

5：2斷食法和隔日斷食法有許多相似之處，但是隔日斷食法比較適合在實驗室測試，因此許多間歇性斷食效益的研究都是用採用隔日斷食法。有充分的資料顯示，隔日斷食法具有各種健康效益，[3]包括減重、降低胰島素阻抗、降低過敏反應、[4]減輕發炎、減少氧化壓力、[5]改善心血管健康，[6]以及全面提升新陳代謝功能。事實上，這些益處並非專屬於隔日斷食法。不論是哪一種間歇性斷食，幾乎都能帶給你這些好處。

一天一餐斷食法（OMAD）

這種斷食法提倡一天只吃一餐。簡稱OMAD聽起來比較厲害，所以大多數人都這麼說。有趣的是，當你說你一天只吃一餐的時候，別人不會像得知你在斷食的反應那麼強烈。因為他們聽到的是你有在進食，而不是你捨離的兩餐。OMAD的做法是把一天所需的熱量集中在一餐內攝取完畢，其餘的時間進行斷食。

換句話說，OMAD也就是23：1斷食，每天給身體二十三個小時享受斷食帶來的效益。如果你的目標是燃脂、增進心理韌性，又想把花在進食的時間最小化（如果你也是那種覺得準備食物和吃東西很麻煩的人，應該能理解），大可一試。當然，即便是22：2或是20：4，應該都能達到基本的效益。單獨給二十四小時的OMAD取個名字其實有點傻，但如果厲害的名字有助於提升你斷食的動機，那也很好。

對大多數人來說，下午四時至七時是中止斷食的理想時段。在這個時段吃當天的一餐，能夠在身體最需要的時候補充燃料，也能提供你和朋友、家人在用餐時社交互動的機會，又能讓你在就寢之前有足夠的時間消化食物。OMAD這一類的間歇性斷食法，斷食時間超過十六個小時，能夠啟動壓力反應的管道，提升粒線體的表現與細胞自噬作用，以及細胞內部DNA的修復，同時又可以降低慢性病的風險。[7]比一六八斷食多出來的幾個小時，的確有其額外的效益。

從另一個角度來看，每天都做OMAD，算是相當激烈的間歇性斷食，尤其是對斷食新手來說。一天之中，二十三個小時都要避開食物，需要很強的意志力。如果因此感到壓力，反而會失去斷食很重要的效益。此外，我們在第九章中已經提過，基於荷爾蒙的因素，這樣的斷食法對女性特別困難。斷食的重點不是要挑戰身體的極限、挨過身體的痛苦。斷食不一定非要受苦——除非你想要受苦。想要成功地切換到另一種間歇性斷食模式，需要先透過訓練，讓身體能夠承受新的程序，逐步地習慣之後成為自然。一般來說，我建議OMAD的頻率一週不要超過三次。

我在進行一六八斷食的時候，常常到了吃午餐的時間，因為不覺得餓就乾脆不吃，一直到晚餐時間才進食。不經意間，我就完成了23：1的OMAD斷食。與其一大早起床就對自己說：「今天我要做OMAD斷食」，相較之下在中午時分再對自己說：「嘿，如果多等六個小時再吃晚餐，我的OMAD就可以達陣了！」會簡單得多。

以下幾個訣竅，可以幫助你從OMAD斷食計畫得到最大的效益：

1. 隔一天做間歇性斷食。
2. 先從時數比較短的斷食開始。等到適應了十六到二十小時的斷食時間長度，再慢慢地拉長時數，直到一天能斷食二十三小時。
3. 先試一次23：1斷食，然後再逐漸把一週內做OMAD的頻率調高，最高不超過三次。任何一種斷食都是一樣，要仔細留意身體的反應，找出適合自己的方式，這點非常重要。

4. 按照你的飲食規畫攝取營養。基本上，OMAD可以搭配任何一種飲食，但是許多執行OMAD的人會參考daveasprey.com/fasting網站上建議的防彈斷食路徑圖，限制自己飲食中碳水化合物的量。如果吃了很多碳水化合物，身體會累積太多從葡萄糖轉化而成的肝醣，身體因此要等比較長的時間才能進入酮症狀態。你也可以為你的OMAD做一點調整，在早上加一杯防彈咖啡，運用生物駭客技術幫你取得更多能量，應付日間的需求，也可以用另一種生物駭客技術，服用益菌生纖維，它既可以降低飢餓感，又可以為腸道裡的好菌提供食物。

5. 只吃一餐，就好好地吃。注意均衡、多樣化，完整補充各種主要營養素和微量營養素。

6. 調整時程。如果發現比起集中在一個小時內吃完一份大餐，把時間拉長會讓你比較舒服，就這麼做。維持平靜沉著（還有頭腦清醒）比嚴格遵守時間限制來得重要。

7. 中止斷食時要保持謹慎。一整天斷食下來，你可能會想盡快地吃一頓大餐——這並不是好主意，因為一開始可能反而會覺得不舒服。不過，間歇性斷食的目標不是限制你的熱量攝取。如果你一天通常攝取兩千大卡的熱量，你可以吃一頓由高品質、高熱量的食物組成，合計兩千大卡熱量的晚餐。

8. 傾聽身體的聲音，該停的時候就停。OMAD有可能並不適合你的新陳代謝、運動計畫，或是你的生活型態。沒關係。不要為了配合時間上的限制，忽略身體發出的警告。如果你睡得不好，或是覺得懶洋洋的、虛弱，經常感到疲倦，身體是在告訴你它需要更多的能量、更頻繁的進食次數。

9. 女性應該格外留意自己做OMAD飲食時的反應。研究顯示，過度的間歇性斷食可能對女性的胰島素分泌產生干擾。[8]如果你發現不良反應，或是經期發生變化，就降低斷食的強度。如果情況未見好轉，就要諮詢醫師，做荷爾蒙檢測。

請記得，斷食可能造成壓力，不只是在生理上——**這句話適用於任何一種斷食**，但OMAD尤其如此，因為在一天之內能夠做的斷食之中，它的時間最長。限制自己一天只吃一餐，如果讓你一整天滿腦子都被食物占據，反而會耗費你的心神。你可以藉著練習瑜伽、冥想打坐，或是運動，舒緩你的壓力，任何能幫助你找到內在平靜的方法都可以。你不是要參加比賽，也不是要證明什麼。難度比較高的斷食，不代表效益就一定比較大，也不代表可以讓你比較快得到那些效益。確保你設定的時程讓你感覺良好，更要記住嘗試不同的斷食模式，或是完全停止斷食，都沒問題。

其他形式的斷食

斷食界近來創意十足，出現了許多新名稱、新型態的斷食法。這是好事，代表許多人經過實驗之後找到了個人化的策略。但是，名稱太多令人困惑，尤其是上網查詢的時候。為了避免混淆，讓我們來看看其中最受歡迎的幾種斷食方法。我的建議是，先從一六八間歇性斷食開始，再以一六八為基礎去變化。

自發性斷食法（Spontaneous meal skipping）：嚴格來說，這不算是一種斷食法，但是如果要在執行比較嚴謹的斷食之前，先在生理和心理上做好準備，這會是很好的方法。你要做的，就是偶爾省略一餐，克服飢餓時的不適，和腦中告訴你不吃就會餓死的那個聲音。如果你的生活忙碌，或許已經做過類似的事。刻意地省略一餐，打破因為「時間到了」就吃的習慣，等於是教你的身體學習接受時不時就得**捨離**的可能性，就像我們的祖先生活了幾千年的狀態。這種方式的斷食不會讓你進入酮症狀態，也不會啟動自噬作用，但是**會**增加皮質醇的分泌，讓身體利用，快速地生成血糖。只要你的新陳代謝具備足夠的彈性，運作順暢，就不會有問題。

漸強式斷食（Crescendo fast）：這算是最溫和的一種間歇性斷食，基本上就和一六八斷食法一樣，只是每隔一天才做一次，而且斷食當天不做劇烈運動。

吃停吃斷食法（Eat stop eat）：這種斷食法的核心，在於每週執行兩次，每次二十四小時全斷食，基本上就是從吃完晚餐之後，到下一頓晚餐之間的時間。其餘五天就按平常習慣用餐。斷食的日子可以變動，但是不要連續兩天斷食。你可能會有疑問，這和一週做兩次OMAD，有什麼差別？答案是……行銷手法。其實是一樣的。但是，吃停吃斷食法和5：2斷食法不一樣：吃停吃斷食法的斷食真的就要斷食，5：2斷食法則允許你在斷食日攝取六百大卡熱量。包括我在內，有許多人會以一杯防彈咖啡作為OMAD的開始。

隔日斷食法（**Alternate-day fast**）：顧名思義，這種斷食就是每隔一天執行一次二十四小時斷食。有些人在斷食日完全不進食，有些人會少量進食，攝取的熱量限制在幾百大卡之內，就和5：2斷食法一樣。這種斷食比較激烈，不建議斷食新手採用。我也不建議長期執行隔日斷食法，因為它會對身體形成太大的壓力。

接下來，是一些相當劇烈的斷食模式。

清水斷食（**Water fast**）：斷食期間是否除了水其他都不能吃？除非是靈修之旅的要求，否則我並不建議。大部分的清水斷食，指的是在一到三天之內除了清水之外完全不飲不食。有些人為了抵抗飢餓就喝大量的水，一天灌好幾公升。水裡應該要加鹽和電解質，否則有可能造成不適，甚至死亡。有些人還會進行十天的清水斷食，但是一定要在醫生的監督之下才能進行。因為你完全中斷熱量的攝取，所以體重會掉得很快，但相對的也可能會出現頭暈、血壓過低的狀況，臨床上稱之為姿勢性低血壓（orhtostatic hypotension）。吊詭的是，清水斷食竟然有可能造成身體脫水，因為大腸裡沒有糞便形成，表示你的大腸也無法正常吸收水分。

延長斷食（**Extended fast**）：一般來說，四到五天之內的斷食都還算安全，不需要特別在什麼住處都可以進行。有些人會把天數拉長到十日，但是比較常見的是四日斷食，和我在洞穴中做的斷食一樣。執行延長斷食的時候，不吃任何糖、人工甜味劑，任何形式的碳水化合物或澱粉，也不吃任何形式的蛋白質。即使是優質的蛋白質，吃了就代表中止斷食。斷食的時間愈長，維持身體的電解質就愈形重要。這時要補充的電解質飲料，不能是含糖的運動飲料；而必須能讓你適度補充鎂、鈣、鈉，以及少量的鉀，因此零卡路里的電解質飲品是最佳選擇，或至少在飲水中加入一小撮鹽。進行五日延長斷食的期間，前兩、三天我會喝防彈咖啡，等到身體完全適應斷食狀態，就轉成只喝黑咖啡。

接下來看斷食光譜的另一端，所謂的類斷食飲食法，雖然並沒有完全中斷消化，也還是可以產生健康上和心理上的效益。

蛋白質斷食（Protein fasting）：我十年前在我的著作《防彈飲食》（*The Bulletproof Diet*）中介紹過這種斷食法。一週一次，在二十四小時內攝取的蛋白質不超過十五克。研究顯示，把蛋白質的攝取量降低到幾近於零，可以啟動自噬作用。要做到這點很困難，因為就連蔬菜都含有蛋白質，隨便吃一點就會超標。大概就只能吃些米飯、椰奶和蔬菜過一天，總計大約一千大卡。如果哪一天你必須參加社交場合，就很適合這種斷食法，因為只要在午餐和晚餐吃一些輕食，就可以簡單地從正在做的一六八斷食，轉成蛋白質斷食。或者，你也可以做OMAD斷食，這樣攝取的蛋白質絕對低於十五公克。相較於蛋白質斷食，OMAD要做的計算比較少，因此比較容易執行；反之，蛋白質斷食並非完全不能進食，比較符合社交上的需求。一週可以做一次蛋白質斷食，接著做其他形式的斷食，像是一六八或OMAD，效果也很好。

仿斷食飲食（Fasting-mimicking diet）：透過這種飲食法，讓身體以為你在斷食。方法是連著五天都吃特別低碳、低蛋白，但是高脂肪的飲食。有些人批評這不是斷食法，我的看法是：只要做的是和斷食同樣的事，或是大致上同樣的事，就算是一種斷食，只是可能無法達到讓腸道休養的功效。根據南加大老年醫學專家魏敏（Min Wei，音譯）和團隊最近的一項研究發現，仿斷食飲食法在減重方面有很大的成效。[9]雖然和本書中提到的其他斷食技巧相比，仿斷食飲食法啟動自噬作用的效果較為遜色，但若是就斷食的其他效益來看，包括延壽在內，都算合格。有些人認為它不算斷食，唯一的理由就是受到清教徒式的信仰誤導，認為斷食非得受苦不可。

仿斷食飲食法的做法是一連多日限制熱量攝取在四百克之下，就可以得到大部分和斷食一樣的效益。在這段期間，雖然攝取熱量比平日少，卻更有飽足感和滿足感。不要陷入斷食的迷思，以為只有零熱量才能算是斷食。那不是斷食的真義。只要能從中得到斷食的益處，包括減重和新陳代謝的改善，又能感覺更強壯、更自在，就是好方法；反之，如果要受折磨，就不是好方法。

季節性飲食（seasonal eating）：這是一種古老而令人愉快的飲食方法，以只吃當令食物為核心概念。舉例來說，夏季適合吃盛產的水果蔬菜，飲食中碳水化合物比例較高，斷食機會較少；冬天斷食的頻率較高，而且大多為生酮飲食，這個想法根據的是我們的祖先冬天可以狩獵，但是難以貯存大量的碳水化合物。當然，季節性飲食可以和任何其他斷食法互相結合。這種斷食法的好處，能促使你吃新鮮、未經加工的食物，通常這些食物都又美味、又健康。

多巴胺斷食（Dopamine fast）：泛指非食物類的各種斷食。我們在前面曾經談到，多巴胺斷食的目標在於戒除任何會讓你的身體分泌多巴胺的事物。多巴胺是與身體愉悅感受密切相關的神經傳導物質，具有強化成癮的效果。吃辣和甜的食物會讓多巴胺激增；另外，不論是人與人，或是透過社群媒體產生的大量社交互動，也有同樣的作用。生活中的各種娛樂幾乎都能讓你的多巴胺上升：遊戲、看電視、看A片、賭博、購物，以及性交，噢，還有毒品和酒精。多巴胺斷食的用意不是要把自己弄得很悲慘，而是要讓你的多巴胺受器休息一下，等到它們復工之後，對多巴胺會變得更敏感。多巴胺斷食通常維持兩日到七日不等，斷食結束之後，你會發現自己更能感受到愉悅。訓練你的身體**捨離**各種渴望，將會使你的意志更堅強、更有方向感。我在洞穴裡待了四天，除了其他方面的斷食，也算是一次強烈的多巴胺斷食。

斷食陷阱

我用了幾乎整本書的篇幅，分享對斷食的所有認識，並宣揚斷食的益處。現在，我們要花一點時間平衡一下興高采烈的氣氛，來談一談要注意的事項。我稱之為「斷食陷阱」，這是大腦內部形成習慣路徑時，自然而然產生的結果。要留心注意，若要得到斷食最大的效益，就必須避開這些陷阱。

我曾經是個生機素食者，完全不吃動物類或動物性的食品、不吃加工食品，也不吃經過攝氏一百一十八度以上的溫度烹調過的食品。生機素食者相信盡量不烹煮的食物能夠保留最多的營養，因此鼓勵「生」食。我一開始覺得太棒了，大約六週之後，我減掉一些體重，讓我覺得這種飲食法很神奇，於是更積極投入。

原來，六週是非常重要的數字。史丹佛大學（Stanford University）行為科學家佛格博士（B. J. Fogg）研究習慣如何形成，發現形成一個習慣需要六週的時間。（《聖經》裡，許多重大的事件和斷食，也都延續了四十個日與夜，剛好大約是六個星期的時間。世人直覺地注意到這個過程已然歷史悠久。）過了六週之後，我的生機素食習慣開始變得不怎麼有效，身體開始出現奇怪反應。我的牙齒變得對溫度很敏感，甚至還掉了一顆。我經常覺得冷，關節開始疼痛，敏感也來了。但是我沒有停止，因為前面六週的感覺真的很好。

為了解決這些問題，我決定**更嚴格執行**我的生機素食計畫。很明顯，有問題就表示我的努力還不夠。然而情況卻每況愈下。我變得非常不健康，甲狀腺功能受損，關節開始嘎吱作響，記憶力也變得很差。終於，我意識到這種生活型態已經不再適合我。反過來，我得彌補對身體造成的傷害。

那次經驗之後，我決心要研究出一套讓自己更健康、也更有效果的飲食方法，不再復胖，也不再出現困擾了我一輩子的能量崩潰問題，包括進行生機素食之後出現的各種狀況。於是，我的防彈飲食誕生了。根據我的經驗，進入酮症狀態，和生機素食等其他飲食法一樣，會有日久成習慣的風險。我在一九九〇年代末初次體驗斷食，嘗試過阿特金斯飲食法，也就是現在大家口中的懶人生酮。攝取高蛋白質、高脂肪的飲食有助身體進入酮症狀態——這點我很喜歡。我每晚都吃牛排，嚴格限制碳水化合物的攝取量。我很快就減掉預定目標一半的體重，感覺到成功的榮光，並且更相信我已經找到了唯一的方法。

當體重開始停止下降，我就更嚴格執行生酮，沒有意識到錯誤的飲食已經讓身體發炎。那個時候我一心追求成功，根本不願承認有必要重新審視我的做法。其實，我已經成為行為科學家口中的「沉沒成本謬誤」（sunk cost fallacy）的受害者——不甘心投入的時間和心力無法追回，反而決定投入更多的時間和心力，一賭成功的機會。就和生意面臨失敗的人投入更多的資金，或是債台高築的人繼續下注求翻盤是一樣的心態。結果就像俗語說的：「賠了夫人又折兵。」這種心態不會讓我實現目標，當然也不可能讓我在吃錯食物之後還能產生效果。

我在進行生機素食和阿特金斯飲食時遭遇的問題，姑且稱為生機素食陷阱和生酮陷阱，其實有很多相似之處。如果你做同一件事做了六個星期，而且感覺良好，很容易會形成慣性。到了那個時候，你不會再質疑這麼做有沒有效果；即使健康因此出現問題，你還是會繼續做下去。就像持續不停地做懶人生酮的人，往往會出現性荷爾蒙下降、脫髮、睡眠障礙等問題；長期執行生機素食的人，因為缺乏動物性的脂肪酸，身體組織容易出現草酸中毒，造成大腦的細胞膜破裂。我們可能因為短期內體重減輕或感覺良好就養成習慣。等到過敏、新陳代謝失調的問題出現，想解決就沒那麼容易了。

在六週內得到了短期的效益，讓你以為這個策略一直都會有效，於是你會像我一樣，因為相信所以更投入。這是我們做決定的方式。

十年前我剛開始寫有關間歇性斷食的文章，那時候這方面的知識還相當專業艱澀。有些防彈飲食的早期追隨者，尤其是年紀比較輕的人，對於這個新發現感到格外興奮，甚至表示未來的每一天都要執行間歇性斷食。我因為已經有過兩次落入飲食陷阱的經驗，看到這些反應讓我非常緊張。所以，我想在這裡暫停一下，特別對我的年輕讀者做個提醒。

現年十八歲到二十五歲的你，擁有充沛的精力（除非你患了重病，或是像我一樣年紀輕輕就有代謝失調的問題），能夠應付各種自我毀滅性的行為，不覺得有什麼後果。你可以一週大醉四晚，菸不離手，隔天起床依然生龍活虎；你可以吃一大堆垃圾食物，然後誇口說：「不知道我怎麼辦到的，就是胖不起來。」你也許知道那些行為對你沒好處，但是即使做了，你也不必估算會有什麼立即的後果。

同樣的，年輕時身體復原力強，可能使得間歇性斷食變得有點**太**容易了。聽起來或許有點奇怪，但你可能會因為太享受成果，而想頻繁地斷食。長期下來，這樣做會對你的身體形成太多耗損。當習慣到了近乎強迫的程度，絕對不是好事，就算間歇性斷食也是如此。和你其他的行為一樣，間歇性斷食也有可能做得太過頭了。千萬不要掉進斷食的陷阱。

避免掉進斷食陷阱的辦法，就是自我覺察。擴展自我覺察原本就是斷食的主要目標之一，因此努力做到自覺真的很重要。當你產生想要一直進行斷食的念頭，先暫停一下。**停**。用心考量過度斷食可能造成的嚴重風險。當身體已經承受痛苦時，例如生病或是受傷了，就不應該斷食。痛楚反應會啃食身體的熱量，使斷食變得異常困難。如果你斷食已經成癮，你會禁不住想要再加把勁。**停**。

任何斷食都可帶給你美妙的效益。你大可全心投入，一天只吃一餐也可以，這種斷食法效果強大。但是要注意：即使你是OMAD達人，不要忘記每隔幾週的週末，吃不含麩質的鬆餅當早餐。

如果你還不到十八歲，我要特別強調，你不應該斷食。你的身體還在成長，大腦重要的前額葉皮質要到二十四歲左右才會發育完成。一個星期偶爾做一到三次的間歇性斷食，並在結束斷食後攝取足夠的熱量，對身體會有益處。但是每天做OMAD或是每天做一六八斷食，會阻礙身體成長和大腦發育。擔這個風險不值得。你需要優質的食物，要傳送強烈的訊息，讓身體知道完全不需擔心饑荒的問題。長時間斷食有可能對你的表觀遺傳信號系統產生負面的影響，未來如果想讓損傷復原，可能要花上好幾年。

勇於打破常規，中止斷食

不要害怕中止你的斷食。生命的本質是循環——想想前面提過的銜尾蛇——如果你教身體處於持續固定的狀態，不論是持續的飢餓，還是持續攝取碳水化合物，等於是在教身體變得軟弱。你的身體要能夠接受吃的彈性，也要能夠處理碳水化合物。

吃生酮飲食或採取阿特金斯飲食之類的低碳飲食法，長期下來，容易產生胰島素阻抗的問題，最後身體將完全無法處理碳水化合物。這麼做不但不會得到健康和體力，其實和經常吃糖和澱粉一樣，都會對身體造成傷害。我通常不吃早餐，因為我覺得這個模式很適合我。但是我告訴你，有時候在星期六我會和家人一起好好吃頓早餐，有時候早餐裡也會有碳水化合物，真的很好吃，我這麼做已經十幾年了。我的身體可以接受，因為我的代謝可以很快地復原。

我希望你不會變成那種沒有彈性的人，以為你可以抗拒一輩子，永遠都不必再處理碳水化合物。不要變成斷食的純粹主義者或法西斯，不管用什麼名稱都一樣。我們過的是生活，生活裡充滿了變化球和意料之外的樂趣。隨時準備好接受變化。我會幫助你做到這點。想像一下，如果我是純粹主義者，我說：「我的早餐只能喝防彈咖啡，如果真的很餓，就加膠原蛋白。我永遠都不會碰鬆餅。」你知道嗎？這種行為才真的可能讓我變弱。如果你發現自己太執著於完美，就表示你該做「完美斷食」的時候到了。這時候，你該刻意吃得不那麼完美，捨離你的斷食。

對自己適度的寬容，允許自己偶爾的犯規，其實是一種紀律。奇怪的是，許多人不認為生活裡應該存在簡單的樂趣。他們把刻苦視為成就，從來不曾為生活而生活。這其實是一個陷阱：受苦成癮，反成樂趣，所以他們不計代價，繼續做下去。總是在斷食的人，會和總是在酮症狀態的人發生同樣的狀況：性荷爾蒙會下降，甲狀腺素會下降，皮質醇和腎上腺素分泌增加，肌肉量會減少。

斷食陷阱如此險惡，是因為剛掉進陷阱時不會立即看到危險。然後，時間一久，身體會開始反撲。因此，在你的斷食生活中找出平衡點，至關重要。

免疫斷食

過去幾年，各種傳染性疾病肆虐，有的是新出現，有些則是捲土重來。世人經常會有這樣的疑問：生病時，斷食是好還是壞？新冠肺炎COVID-19的疫情，讓這個問題浮上檯面。我簡短回答如下：如果你經常做斷食，身體的新陳代謝具有足夠的彈性，那麼你因為感染到病毒或細菌而發生重症的機率會明顯下降，因為你的身體復原力比較好，免疫系統也會比較健康。這是現實世界中的一個重要例子，證明了注重平衡的斷食計畫、強健你的身心，而且不落入斷食的陷阱，確實非常重要。

研究顯示，即使受到細菌感染，避免吃碳水化合物，執行足夠時數的斷食，確保身體產生酮體，會是很好的做法。不吃碳水化合物，可以讓身體復原得比較快，尤其要避免吃糖——特此嚴正警告。如果你斷食的時間比較長，免疫系統可能不會有足夠的能量，以做出理想的反應。（這再度證明，過度執著於斷食並不是件好事。）這時候，適度的蛋白質和從脂肪而來的能量，會比較有利。反之，如果你是受到病毒感染，根據研究，血管裡的葡萄糖幫助恢復的效果會比較快。但是，即便如此，不代表你流鼻涕時就可以狂吃甜甜圈。

如果是病毒感染，適量的吃或者稍微多一點蛋白質，一些比較慢消化的澱粉，會是好主意。也可以加幾公克的葡萄糖或是蔗糖。切記不要矯枉過正，直接加糖。有充分的證據可以證明，喝很多果汁和汽水，或是吃高糖分的食物，免疫系統功能會明顯下降。不管怎麼說，讓身體產生酮體、避免發炎，絕對利多於弊。如果受到細菌感染，光是做好飲食上的管理就能達到這個功效；如果是病毒感染，適度地補充碳水化合物反而有益。既要能產生酮體，又要補充碳水化合物，唯一的辦法就是運用MCT油，或是在早上喝防彈咖啡。

彈性和適應力是強健身體的關鍵——這是不變的真理，尤其是與感染症對抗的時候。因此，斷食要適度，才能維持身體的復原力。

總而言之，如果你感染了細菌，就要避免碳水化合物，持續且適度地斷食；如果你感染了病毒，要補充蛋白質，除了不要吃糖之外，可以適量地吃碳水化合物，並且添加MCT油。面對高壓的環境，不要被恐懼和失望打敗，要有控制它們的信心。只要有良好的身心狀態，就會愈來愈強壯，抵抗力也會愈來愈好。斷食可以幫助你達到這些目標。

擁抱生命的多樣性，不要和大自然的循環對抗。你將可以避開斷食的陷阱，繼續快樂地走在自己選擇的道路上。

結語　斷食帶你找回寧靜

我最後一次在第一女人洞穴周遭健行時，大腦好像著了火。除了沙漠的炙熱、崎嶇的地形，主要還是因為我混身是勁，彷彿體內有個不可思議的能量之源。事後想來，隻身走進艱險難行又不熟悉的山徑，實在不是個好主意。萬一迷路，身上又沒有足夠的水，就糟糕了。但是我全身精力充沛，非得動一動才行。我的精力極為充沛，完全違背我對熱量和新陳代謝之間關係的認識。完全沒有吃東西，怎麼會這麼有精神？很明顯的，我的體內發生很多超乎想像的變化，包括情緒上的、心理上的和生理上的變化。

我的情緒亢奮，感覺超棒，因此我決定不需要薩滿來接我。我傳簡訊給黛利拉：「別擔心，我會自己走回上次那個山洞。你就在那裡接我。我的能量嚴重超載。」然後我最後一次回到我的洞穴，收拾我寥寥幾樣用品，背上行囊，向我的蜜蜂和褐色小鳥道別。我「嗨」到高點，絲毫不把回到另一個山洞要走的好幾里路放在眼裡。那天是沙漠裡典型的炎熱天氣，但我身上只帶了一點水。能出什麼差錯？

人就是不能太有自信，否則生命自有辦法快遞作業給你，教你學習謙虛。我找到路，出了峽谷，走上一條泥濘小路，然後轉錯了方向。我不熟悉當地的地理環境，於是朝著附近一座小山的方向走去，以為薩滿就在那裡等我。我知道有一條小徑通往那個洞穴，卻遍尋不著，到處只見仙人掌和崎嶇的地形。

我爬上石台，以免遭受響尾蛇攻擊。火辣的太陽對著我的後頸炙烤，我不禁慶幸自己戴了帽子。身上的水喝得只剩一半。爬上山後，才發現根本沒有洞穴——我爬錯山了。

山上幾乎收不到任何訊號，我的電池也快沒電了。幸好，我的健行經驗還算充分，並未慌了手腳。我打電話給薩滿，試著說明所在位置，但其實也就是「沙漠裡的一座山，可以看到仙人掌」而已，根本算不上具體描述。即便如此，我驚訝地發現自己全身上下仍充滿神奇的能量，我的身體竟然有此能耐，完全顛覆我以前的看法。我知道就算要我走整天的路也沒有問題。我爬下山，一邊欣賞紅色的岩石，一邊尋找小徑。周遭完全沒有可以供我避開沙漠烈日、稍作休息的遮蔭，但我覺得沒問題。我甚至完全沒有想到食物。

我還是戴夫．亞斯普雷，獨自站在亞歷桑那州某個陡峭的山巔上，卻不是四天前那個心存懷疑、滿懷焦慮，走進黛利拉牧場裡的那個戴夫．亞斯普雷。舊的那個我直覺地相信，四天不進食會帶來軟弱和難以承受的飢餓；四天與世隔絕，會攪動我心中的悲傷和孤獨。過程中確實有過難熬的階段，但是和靈境追尋之前相比，現在的我擁有更多的能量，甚至有點飄飄然的感覺。事後回想，我才知道原因：我已經進入酮症狀態，體內正在燃燒脂肪，傳送濃縮的能量到我的大腦；另外，我的身體那時處於特別清明的狀態，所有因為吃了脂肪、蛋白質或糖而引起的發炎和毒素都被清得一乾二淨，也沒有任何消化過程產生的副產品阻塞我的大腦。

已經有大量的書面記載，證實斷食具有這些效益，很明顯的，也是我有這些感受的原因。但是，毫無疑問地，還有第三件事情發生了——我剛剛經歷了第一次靈修斷食。我的身上仍然留著舊有的傷疤，包括過去多年來因為體重嚴重過重，在皮膚上留下的紋路，但我再也不像以前那樣在意，反而對紋路之下的肌肉心懷感激。我已不那麼介意過去的事，而是更期盼未來。每個人都應該要有體驗這種狀態的機會，你感到全然的自由，根據你自己的條件過生活。

我又走了一個再一個山頭，上面完全收不到手機訊號，結果我就這樣在沙漠的烈日下走了十六、七公里，背著背包和半空的水瓶，而且還是在我獨自做了四天斷食之後——但我覺得一切都沒問題。實在太狂了！這是我有生以來最棒的一次健行！我覺得棒極了！

我就這樣走著，讓宇宙引領我去到任何它要我去的地方，我知道不論宇宙要給我什麼，我都有能力應付，而且綽綽有餘。然後，宇宙做到了。就在我的手機完全沒電的時候，我找到了黛利拉。

做世界最好的一面鏡子

我從小就熱愛閱讀，我最愛的書是《荷馬普萊斯》（*Homer Price*），[1]是由了不起的作家羅伯特．麥可洛斯基（Robert McCloskey）出版的系列小說。其中有個故事，說到一名四處旅行的銷售員，叫做伊爾教授（Professor Atmos P. H. Ear），他進城沿街兜售一種神奇的商品，名為「變本加力」（Ever-So-Much-More-So）的粉末。將這種粉末撒在任何東西上，就能強化那個東西的現有狀態，所以如果撒在吱嘎作響的輪子上，聲音會更響；撒在青綠的樹木上，就會更青綠。想也知道，瓶子裡空空如也，根本沒有這種東西，但是大家就是想相信。這個故事有趣的地方，在於伊爾教授既是一名行騙高手，也是一位智者；故事的美妙之處，在於大家太愛這個點子，因而開始真的看到「變本加力」的效應。

間歇性斷食的作用，就和「變本加力」粉末一樣——讓你做你自己，或是讓你做你想做的自己。斷食不保證你會做正確的選擇。如果你原本就是個混蛋，你會有更多的體力去當個混蛋。你可能會比以前更常對著別人大吼大叫。反之，如果你積極努力，想要讓美好的事物出現在你的生命裡、你的社群裡，或是世界的任何一個角落裡，就會看到更多美好。斷食除去了擋住你前進的許多障礙。其中一種，就是被你用來思考吃什麼的能量。用錯地方的執著，讓你無法發揮最大的潛力。如果你一直要吃，一直要消化，部分的你就會總是在思考食物，或是消化食物，而不是去做其他的事情。趁你的新陳代謝在休息，你的高峰經驗*才可能實現。

斷食的第一步，就是起而行。「我會餓死。」「聽起來好麻煩，好不方便。」「好奇怪，我有可能失敗。」你得把所有讓你裹足不前的障礙丟在一旁。一直以來，內建在你體內的程式會讓你避開死亡和飢餓，但是斷食（或甚至斷食的念頭）能夠平息那些恐懼。讓你現代的、理性的那一部分大腦，凌駕古老的、直覺的爬蟲類腦，取得掌控權。第二步，就是用斷食本身，把那些阻礙你去旅行、去成立一個家庭，或是去做更好的自己的種種障礙，全部排除。

我希望你能檢視自己對食物和斷食有什麼成見，想想這些成見從何而來。為什麼你會信以為真？如果我說這些成見大多都不是事實呢？哪些成見有證據可以證明？斷食期間產生的情緒波動，令許多人連

---

*高峰經驗（peak experience）：充分發揮潛力後高度愉悅的精神狀態。

斷食一天都不願意。因為不知道會發生什麼變化，所以心生恐懼。沒問題，我們就來看看會發生什麼變化：你會面對飢餓；有時候你會選擇和一群人共處一室，進行一種稱為**晚餐**的社交活動，別人都在吃東西，只有你的盤子是空的。這時候，在你腦海中的情緒之弦，會撥弄起什麼樣的旋律？會不會對你說你很孤獨，不屬於這個群體？很有可能。但，那是謊言。

在我結束第一女人洞穴靈境追尋的多年之後，我受邀到倫敦的肯辛頓宮（Kensington Palace）參加一場晚宴。我是以資深執行長的身分受邀，將與許多來自歐洲的菁英人士會面。身穿燕尾服的侍者開始端出一道道精緻美食，每一道都像是只有在宮廷中才能見到的御饍佳肴。我到處張望，看看別人都在做些什麼。在那之前，我委婉地拒絕了大部分的食物，因為我想利用這次出差的機會做一次間歇性斷食——長程飛行前後，我會做二十四小時的斷食，幫助我預防時差。在肯辛頓宮的晚宴上，如果我每一道菜都不吃，多少有點不符合社交禮儀，出於禮貌，我還是選了幾樣菜肴。

在一片觥籌交錯之間，我注意到坐在我旁邊的男士，Evernote公司執行長菲爾・利賓（Phil Libin）的盤子是空的。我向他詢問原由。他說：「我在斷食。」他告訴我他正在做五日斷食，當天是第三天。他最長曾斷食八天，藉著斷食和生酮飲食，他已經減掉**大約三十六公斤**的體重。當時我還想不透在這樣奢華的宴會場合中，怎麼樣才能做到斷食。我告訴他我的疑惑，他的回答是因為經常出差旅行，為了在生活中建立斷食的規律，唯一的方法就是不管在什麼場合，他乾脆什麼都不吃。這完全引起了我的共鳴。

我們就坐在那裡，在他全空的盤子和我的半空的盤子前對話。你應該看看同桌其他人的表情，他們看著菲爾，好像以為他不久就會死掉。在完全缺乏批判的理由之下，這些人顯然已經對菲爾做出了批判。我聽到有人在一旁臆測，說菲爾可能患了飲食失調症，即便整個宴會上菲爾都表現得很開心又合群。

我對我親眼所見的事卻有截然不同的感受。「太棒了，朋友。很高興你可以依照你的方式去做。」比起減掉三、四十公斤的體重，更珍貴的是他有這個勇氣，勇於選擇適合自己的方式，為身體補充燃料。事實上，也可以在Twitter創辦人和Square執行長傑克・多西（Jack Dorsey）身上看到類似的反應。幾年前，傑克和我第一次聊到他的間歇性斷食和喝咖啡的習慣。很明顯可以看出斷食對他產生很正面的影響。很少人能夠同時擔任兩家公開上市公司的高層，他說他的飲食方式在這上面幫了大忙。然而，當他公開談到自己在做一天一餐（OMAD）斷食時，有些媒體卻試圖扭曲，說他患有飲食失調，就像在肯辛頓宮的晚宴上，其他人對菲爾・利賓做的事一樣。在我看來，當飲食控制了你，那才叫做飲食失調；當你控制了飲食，某種程度也展現了你管理自己生活的能力。如果沒有養成斷食的習慣，我絕對沒有辦法像現在這樣，一邊經營一個大型的podcast，每一、兩年就寫一本書，同時又身兼兩家公司的執行長。工作之外，我希望在一天結束之前，也能盡到做一位好伴侶、好父親，和好朋友的責任，如果沒有斷食，根本不可能保持足夠的能量。

當我們決定不吃東西的時候，似乎總會觸發他人腦中的飢餓之聲。事實上，這是很有可能發生的。鏡像神經元會在看到他人不吃東西的時候，自己也感覺到飢餓。這種反應曾經具有重要的適應功能：一方面確保狩獵者能和其他人分享獵物，一方面鼓勵整個部落一起進食，藉此維持社會連結。然而，到了今天，它卻成為一種殘酷的天性：當**你**為了自身的健康選擇不吃東西時，其他人往往把你的禁食視為**他們**的痛苦。

在社會行為中也有類似的鏡像效應：當你做了不吃東西的決定，可能引發他人對自己飲食習慣的不安（特別是我們的文化常常把羞辱感和食物及體重連在一起）。不安的人往往也比較缺乏包容力，他們可能在潛意識裡或甚至明目張膽地試著破壞你的努力。但是，你可以做得更好。只要了解對方的衝動來源為何，你會少一點批判，用更多的同理心處理任何惡意的批評。

最近因為寫這本書，我在搭乘班機從西雅圖飛往杜拜的途中，就親身經歷了這類鏡像效應。這次的飛行時間很長，大約十八個小時，我打算利用這段不被打擾的時間好好寫作。一如往常，我會在機上進行斷食，以預防時差。我坐進頭等艙（票價很高，但對預防時差也有幫助），一名空服員送上一份菜單。我微笑地告訴她我不需要菜單，因為我不打算在飛機上用餐，並請她多提供無糖氣泡水給我。她杏眼圓睜，堅持要我接下菜單，告訴我如果稍後我改變主意就可以派上用場。我向她解釋我真的不需要菜單。她滿臉狐疑，似乎認定如果這十八個小時我都不吃東西，就有可能餓死。

鏡像效應發揮了作用，擔心的她徵召了另一名空服員加入勸說的行列。幸好，這名後來加入的空服員潔琪（Jacquie）自己也在做間歇性斷食，而且還是用防彈飲食法來幫助她因應艱辛的工作處境。潔琪能夠理解我的選擇。她很樂意收走菜單，很幫忙地煮了咖啡（用防彈咖啡豆！）給我，還加了一些奶油。

我從這個經驗裡學到一件事：對我們的大腦深處來說，斷食是如此可怕，因此我們甚至可以感受到他人的飢餓，並採取行動加以阻止，做法往往是破壞斷食，不管是自己的斷食還是他人的斷食。但是，我也相信同理心可以是雙向的。如果我們藉由斷食而變得更好，並且運用同理心，把斷食的好處傳送到整個世界，我們也可以幫助身邊的人一起進步。

為成功做足準備

西元一世紀時，希臘斯多噶學派哲學家愛比克泰德（Epictetus）寫道：「我們必須進行嚴冬訓練，沒有做好準備，不可冒進。」[2]我欣賞斯多噶學派的哲學，它指出人類可能面對的選擇和挑戰，以及要如何做好充分準備，迎接挑戰——即使在現代社會，仍然完全適用。

斯多噶學派哲學的核心思想，是面對無可避免的困境，不必抱怨，必須承受就承受，但同時也不要放棄從中找到更高的道德價值。不得不說這樣的哲學有許多值得學習之處。不論你是想要認識斷食的作用，還是想成為復原力更強的人類，回過頭去讀古老的著作，可以幫助你得到真知至理。寫這本書的期間，每天早上我和十歲大的兒子做三溫暖的時候，會一起讀萊恩・霍利得（Ryan Holiday）和史提芬・漢賽蒙（Stephen Hanselman）合著的《回到自己的內心，每天讀點斯多噶》（*The Daily Stoic: 366 Meditations on Wisdom, Perseverance, and the Art of Living*）[3]。書中還有一段話，出自羅馬斯多噶學派哲人馬可・奧理略對後世影響深遠的著作《沉思錄》：「你具有控制你的心靈的力量，外在的事件則無。了解了這點，你就可以找到力量。」

斷食教你如何召喚這些控制你的心靈的力量，不論要斷食的是菸、酒、情色（有些人在這上面耗費了過多的能量），或是任何你刻意選擇要捨離的事物。當你決定斷食的時候，就等於向身體內建的線路宣戰，因此，你必須先接受嚴冬訓練。同時，你必須張大雙眼，看清楚你將面對的各種障礙。如果你正在進行馬拉松訓練，或正準備成立一家新公司，卻說：「聽起來很棒。這本書給我很大的啟發，我決定做五天只喝水的斷食，」我可以告訴你接下來會發生什麼事——你會失敗。甚至有可能因此入院治療。

你得為成功做足準備。在大刀闊斧之前，先把自己新陳代謝的彈性練起來，才是最佳策略。先用我在本書中列出的各種生物駭客技術，開始練習斷食，包括MCT油、防彈咖啡、睡眠訓練、運動訓練、呼吸調節，根據你的生理狀態和生活狀況，適度地搭配運用。不要過度自我要求，也不要忽視任何可能產生的效應。沒有準備好，不要貿然進行。這個建議對生活的各種情況都適用，但在做斷食的時候更是重要。

在此，我要再和你分享一段話，萊恩．霍利得在書中引用愛比克泰德說過的一段話：「想想你是誰。首先，你是人類。你的理性選擇就是你至高無上的武器，凌駕一切事物，而且是自由的。」[4]愛比克泰德生在奴隸之家，一直到十八歲才獲得自由之身。這些關於自由和理性選擇的言論，來自一個曾經既無自由，也無法選擇的人，格外鏗鏘有力。

斷食的核心是**捨離**。藉由捨離，你掌控了自己的自由。做起來並不容易，但如果你繼續讓生命像傀儡一樣，受到渴望和欲望的操控、驅使，你將永遠無法充分發揮你的潛力。我不認為你會希望過這樣的生活。如果你有心振作，在短時間內，在身體的安全容忍範圍內，證明自己可以抗拒渴望和欲望，你就可以讓身體知道誰才是主人——那個人就是你。

很多人一談到飲食和斷食，認為這些只是膚淺的追求、內向的執念，是只在乎身材苗條、看起來健康，完全不注意世界上的其他事。這與事實正好相反。如果你想為世界引入美好的事物，就需要能量和專注力，才能把想法化成行動。斷食可以幫你得到能量和專注力。它能像「變本加力」粉末一樣，讓你投入現在的世界，然後把這個世界變成**應該**要有的樣子。

等一下，我們還沒談完斯多噶學派哲學。大約兩千年前，另外一位咸認是最偉大的斯多噶學派哲學家塞內卡（Seneca the Younger），在他的《道德書簡》（*Moral Letters to Lucilius*，中文書名暫譯）中說過一段話，根據萊恩．霍利得的詮釋，他說：「如果服從恐懼的支配，我們將失去生存的意義，苦難亦將永無止境。」[5]聽起來是否有點似曾相識？沒錯，美國前總統小羅斯福（Franklin Delano Roosevelt）重新詮釋為「我們唯一該恐懼的，就是恐懼本身。」我在洞穴裡進行靈境追尋時，因為幻想中的美洲獅而心生恐懼，印證了這句話，讓我著實上了一課。

你現在了解斷食的生理運作原理，明白不會因為斷食就餓死。反之，如果做法正確，甚至不會有任何不適。道理是一樣的，你之所以還未能完全接受，是因為你還不曾親身體驗。只要恐懼還控制著你，你就看不清真相。在四個F之中（fear恐懼、food食物、f*cking性、friends朋友），恐懼是最強大的。這即使你的理性腦知道是荒謬且明顯不會危及性命的事物，仍然會啟動防止你被殺死的原始生理反應。這就是為什麼我們努力做的每一件事都會受到恐懼的影響，而無法發揮個人的潛能，連在酒吧裡唱卡拉OK這種小事，也不例外。

你的身體會運用這種生存本能，確保你把周遭可見的糖或其他食物塞進嘴巴裡，因為它要確保你不會缺少第二個F，也就是食物。它不在乎這個食物對你是好是壞；它只在乎你不會用盡能量。於是，它把第一個F和第二個F，用第四個F，朋友，連結起來，讓進食變成一種多人一起進行的溫情事件。

至於第三個F，經常在晚餐約會之後發生並不是沒有道理。感官的愉悅和基本生存行為，以及繁殖的需求，全都在大腦裡混在一起了。然而恐懼實在太強勢，甚至凌駕於第三個F之上。你是否有過這種經驗：你被某個人吸引，真的很想約對方出去，卻沒有膽量走過去自我介紹？那就是恐懼。恐懼告訴你，你和那個人在外貌上、性感程度上、幽默感上、財富上並不匹配，各種理由應有盡有，因此讓你不敢採取行動。

你還要容忍恐懼多久？彷彿你仍然在非洲草原上，徒手隻身站在一頭飢餓的獅子面前那樣，讓恐懼支配著你？如果是這樣，正如塞內卡所言，你的苦難將永無止境。對你最重要？最令你害怕的是什麼？你打從心裡相信，一刻都不能沒有的東西的是什麼？**它**就是你要斷食的標的。試著捨離，就算只有一天也好。捨離到你開始覺得不自在了。然後看看鏡子裡的你，你喜歡鏡子裡的那個人嗎？

我保證，你會比以往更喜歡自己。這是斷食的魔力。

你的下一次斷食（還有下一次的下一次）

透過這本書，我分享了我在洞穴靈境追尋的體驗。這個故事對你可能具有啟發性，也可能具有提醒作用。當你決定斷食某種事物，腦中的雜音會特別響，出現頻率也特別高，尤其是在剛開始的階段。從原本輕輕柔柔——除非你進入深度冥想，否則甚至不會注意到的隱約耳語——到清楚可聞的連連抱怨。然後喊叫。然後嘶吼。然後，終於，赤裸裸的恐慌完全現身。

當這樣的聲音達到最極端、最劇烈的時候，你也終於能夠聽出它有多虛假。此時，斷食的奧妙，也就是你能夠主導自己生理和生活的奧妙，正以各種方式讓你明辨虛實。身體欺騙了你，但不是針對你。身體有身體撒的謊是幾百萬年演化而來，為了讓你保命的有效直覺；沒有這些直覺，就沒有現在的你。身體有時候也會對你說實話。只要你了解到，這些訊息都是古老的指令，幫助你度過不再需要應付的生存挑戰，你就可以清楚分辨需要與想要、真實與謊言。

非常了解我的人，或是看過我的書和部落格的讀者，就知道我對某些字眼很反感，我稱之為「遁辭」（weasel word）。有些字眼聽起來好像很重要，意義卻很籠統，模稜兩可。當人不太確定自己要說什麼，像是不願意承擔責任，或是不願意明確表達意見的時候，就會用這種語言。或許為了在公司會議上矇混過關，或是為了從尷尬的場合中脫身，我們都用過這類語言。我很確定我用過。但是一不小心，這些字眼就可能成為不誠實、困惑，以及怠惰的藉口。

對我來說，「需要」就是一個遁辭。它是英語中最常被濫用的詞，卻常常名不副實。分辨**需要**和**想要**有一個方法，只要在句子後面加上「要不然我會死」這幾個字，就可以知道你的「需要」是否為事實。大部分我們隨意說出的需要（「我需要那台iPhone！」、「我需要那件襯衫！」），根本不是需要。當我們說「需要」，其實是向各式各樣可有可無的事物，交出操控我們的力量。

讓我們來一個不一樣的斷食挑戰：斷食一天，標的是那些讓你軟弱的字眼。語言影響著我們的思想和感受。如果你是使用「需要」的高手，現在開始，如果你能做到不再把這個詞用來誤導和削弱主控權，其他的斷食行動也會變得格外容易。如果想增加一點刺激感，可以和你的配偶、朋友、同事，甚至孩子打賭，每用一次**需要**、**不能**之類的遁辭，就得捐五美元做慈善。一天下來，你很可能會發現，這個自己挖的坑，大得超乎你的想像。

或是，你可以嘗試另外一種很有效的語言斷食：告訴自己，今天你只說實話。這不容易，可能超乎想像的難。你可以先從**不能**這個詞開始。這意味著如果接下來有人問你「嘿，你能到機場接我嗎？」你沒這個意願，想找個藉口告訴他們你很願意，但是「＿＿」。哎呀！或是某人邀你共進午餐，你帶著歉意委婉地說你很樂意，只是「＿＿」。

當你說你不能做那些事情，你在說謊。真相是，事實上你當然能。你可以取消其他事情去吃午餐；你可以請一個小時的假開車到機場。你能夠做到，只是選擇不去做，既然如此，為什麼要說你不能？或許你是不想讓對方覺得難堪。或許吧！也有可能是因為你不習慣維護自己的權利，不敢直接挑明了說你想要和不想要什麼。就試一天，看看你的感覺會有什麼不同。不，不是試，去**做**一天，看看你的感覺會有多不一樣。（**試**也是一個遁辭，你用它來假裝你會去做某件事，但心裡可能根本沒打算去做。）如果你擔心會得罪別人，就告訴你的朋友，說你正在做謊話的斷食。一整天完全不說謊話，不管是多小的謊。他們可能會覺得你有點瘋，但說實話會讓事情比較簡單。學習一天不說謊，就像一天不進食一樣，可以讓人很自在。

食物方面的斷食是個起點，目的地則是一個因為誠實和自制，而變得廣闊、充滿力量的世界。一旦你不再躲在生活的某個舒適圈裡，通往各式各樣可能性的大門也將為你展開。重點不是要穿得下你的泳衣，或是降低你得動脈粥狀硬化的風險（雖然這些都是很好的附加價值）。我要邀請你一起來，開發徹底自我強化的可能性。

先從放棄說**不能**這個詞開始；除非是描述某種真正的、生命中不可或缺的事物，否則請避免說**需要**這個詞。這挑戰看起來容易，實際上很困難。但如果你能成功地把這兩個詞從每日辭彙中移除，一日斷食也不成問題。你可以斷食仇恨。你可以為這個世界注入更多慈悲和寬容。你可以做**自己**的主人。

語言可能是最強大的生物駭客技術。如果一杯防彈咖啡可以讓你的第一次斷食好過一點，那很好。我是防彈咖啡的愛用者，也很樂意把它銷售給你。但不論你計畫要進行的是哪一類斷食，先對付你腦中的那個聲音，才可以提高成功的機率，因為過程會變得容易很多。你將會覺察想要和需要之間、恐懼和真正的危險之間的差別。等到你真正實踐斷食，並累積了相當的經驗，你可能會來到一個階段，事情好像錯得一塌糊塗，彷彿你的恐懼全都成真，要記住，就是從這個時間點開始，你腦中的聲音會變得非常、非常地安靜。然後，你會感受到那種喜悅的寧靜，就像我在靈境追尋結束時第一次感受到的那樣。

我最後想告訴你的是，斷食不但可以帶給你生理上的改善、心理上的清明、情緒上的開闊，以及精神上的洞察，還能帶給你寧靜。最後，送上我的祝願：**願你下一次的斷食，還有下一次的下一次，都能為你帶來平靜**。

不要害怕捨離，這將改變你的生命。

致謝

每次告訴我的家人我要再寫一本書時，心情都很複雜。我的妻子拉娜（Lana），還有我的孩子安娜（Anna）和艾倫（Alan），他們很清楚，當我腦中有一本書正在成形的時候，自有我充分的理由。他們也很清楚，我寫這本書的時間愈長，壓力也會愈大。我很感激家人的支持和理解，包容我主持「防彈電台」（Bulletproof Radio），又同時經營幾家公司的忙碌日常，也包容我深夜寫稿、與截稿日期賽跑的生活作息。同樣的，和我一起經營事業的工作夥伴也很清楚，當我進入寫作模式，就會更加仰賴他們，因為我的大腦經常會處於神遊狀態。所以，首先我要感謝我的家人給予我時間和空間，讓我好好寫這本書，也要感謝我的工作團隊給予我的支持和協助。

說到作家，世人腦中往往浮現一個浪漫的畫面：把自己鎖在房間伏案寫作的孤獨身影——但現實並非如此。要寫出一本值得花時間去寫、值得花時間去讀的書，需要團隊合作。這本書能有現在的樣貌，要歸功於我在Harper Wave出版社了不起的編輯Julie Wil；與我合寫這本書的Corey Powell；還有我的經紀人Celeste Fine。謝謝他們提供給我的寶貴建議，讓這本書能盡善盡美。感謝Bev Hampson，為我管理緊湊的行程，確保我趕上截稿時間之外，讓我在身兼人夫、人父、執行長、作者，以及podcaster多重身分之餘，還有走路、說話，把自己照顧好的時間。

特別感謝我的工作團隊：TrueDark、Forty Years of Zen、Homebiotic、The Dave Asprey Box、Upgrade Labs，還有我的教練中心The Human Potential Institute。

二〇一〇年，我寫了第一本有關間歇性斷食的書，在那之前的好幾年，間歇性斷食早已成為我生活的一部分。在那之後出現許許多多的新知識，我很感激有幸能與全世界許多研究斷食的專家對話，他們協助我釐清細節，從旁指導我，與我分享各種知識，幫助我認識這個世界。感謝Jason Fung、Jimmy Moore、Naomi Whittel、Mark Mattson、Brad Pilon、Mark Sisson、Wim Hof、Dr. Joseph Mercola、Dr. Amy Shah、Dr. Sylvia Tara、Siim Land、Dr. Rudy Tanzi、Dr. Molly Maloof、Dr. David Sinclair、Dr. David Perlmutter、Tina Anderson、James Clement、Chalene Johnson、Naveen Jain、Michael Platt、J. J. Virgin、Satchin Panda、Matt Gallant，以及Wade Lightheart。

特別在此感謝提供我事業上額外的支持，和我分享智慧的朋友：Joe Polish的Genius Network，J. J. Virgin的Mindshare Group，Michael Fishman的Consumer Health Summit，以及Dan Sullivan的Strategic Coach。

如果你正在讀這本書，我也要向你致謝。謝謝你願意把時間和注意力投資在這本書上。我衷心希望這本書帶給你的價值，遠遠超過你投入的時間。

祝你斷食快樂！

全書附註

前言　斷食幫你找回最佳狀態

1. Mark S. George and Jeffrey P. Lorberbaum, "Sexual Function," in *Encyclopedia of the Human Brain*, ed. V. S. Ramachandran (New York: Academic Press, 2002), vol. 1, 355–65.

第一章　斷食只在一念之間

1. Berthold Laufer, "Origin of the Word Shaman," *American Anthropologist* New Series 19, no. 3 (July–September 1917): 361–37, https://www.jstor.org/stable/660223?seq=1#metadata_info_tab_contents.
2. Hun-young Park et al., "The Effects of Altitude/Hypoxic Training on Oxy-gen Delivery Capacity of the Blood and Aerobic Exercise Capacity in Elite Athletes—a Meta-analysis," *Journal of Exercise Nutrition and Biochemistry* 20, no. 1 (March 2016): 15–22, https://www.ncbi.nlm.nih.gov/pmc/articles/PMC4899894.
3. Cameron Sepah, "The De nitive Guide to Dopamine Fasting 2.0: The Hot Silicon Valley Trend," *The Startup*, October 28, 2019, https://medium.com/swlh/dopamine-fasting-2-0-the-hot-silicon-valley-trend-7c4dc3ba2213.
4. Alison Moodie, "The Complete Intermittent Fasting Guide for Beginners," *Bulletproof*, December 5, 2019, https://www.bulletproof.com/diet/intermittent-fasting/intermittent-fasting-guide.
5. Adrienne R. Barnosky et al., "Intermittent Fasting vs Daily Calorie Restriction for Type 2 Diabetes Prevention: A Review of Human Findings," *Translational Research* 164, no. 4 (October 2014): 302–11, https://www.sciencedirect.com/science/article/pii/S193152441400200X.
6. Danielle Glick, Sandra Barth, and Kay F. Macleod, "Autophagy: Cellular and Molecular Mechanisms," *Journal of Pathology* 221, no. 2 (May 2010): 3–12, https://www.ncbi.nlm.nih.gov/pmc/articles/PMC2990190.
7. Mehrdad Alirezaei et al., "Short-Term Fasting Induces Profound Neuronal Autophagy," *Autophagy* 6, no. 6 (August 2010): 702–10, https://pubmed.ncbi.nlm.nih.gov/20534972.
8. Takayuki Teruya et al., "Diverse metabolic reactions activated during 58-hr fasting are revealed by non-targeted metabolomic analysis of human blood," *Scientific Reports* 9, no. 854 (2019), https://www.nature.com/articles/s41598-018-36674-9.
9. Maria M. Mihaylova et al., "Fasting Activates Fatty Acid Oxidation to Enhance Intestinal Stem Cell Function During Homeostasis and Aging," *Cell Stem Cell* 22, no. 5 (May 2018): 769–78, https://www.cell.com/cell-stem-cell/pdfExtended/S1934-5909(18)30163-2.
10. Dave Asprey, *The Bulletproof Diet: Lose Up to a Pound a Day, Reclaim Energy and Focus, Upgrade Your Life* (New York: Rodale Books, 2014).
11. Amandine Chaix and Satchidananda Panda, "Ketone Bodies Signal Opportunistic Food-Seeking Activity," *Trends in Endocrinology & Metabolism* 27, no. 6 (March 2016): 350–52, https://www.ncbi.nlm.nih.gov/pmc/articles/PMC4903165.
12. Camille Vandenberghe et al., "Caffeine Intake Increases Plasma Ketones: An Acute Metabolic Study in Humans," *Canadian Journal of Physiology and Pharmacology* 95, no. 4 (2017): 455–58, https://www.nrcresearchpress.com/doi/10.1139/cjpp-2016-0338#.X0cYZ-d7mUk.
13. C. G. Proud, "Amino Acids and mTOR Signalling in Anabolic Function," *Biochemical Society Transactions* 35, no. 5 (November 2007): 1187–90, https://portlandpress.com/biochemsoctrans/article-abstract/35/5/1187/85681/Amino-acids-and-mTOR-signalling-in-anabolic?redirectedFrom=fulltext.
14. V. V. Frolkis et al., "Enterosorption in Prolonging Old Animal Lifespan," *Experimental Gerontology* 19, no. 4 (February 1984): 217–25, https://www.researchgate.net/

publication/223057524_Enterosorption_in_prolonging _old_animal_lifespan.

15. Ron Sender, Shai Fuchs, and Ron Milo, "Revised Estimates for the Number of Human and Bacteria Cells in the Body," *PLOS Biology* 14, no. 8 (August 2016): e1002533, https://www.ncbi.nlm.nih.gov/pmc/articles/PMC4991899.
16. Amanda Gardner, "Soluble and Insoluble Fiber: What's the Difference?," *WebMD*, July 23, 2015, https://www.webmd.com/diet/features/insoluble-soluble-ber.
17. "Alcohol's Effects on the Body," National Institute on Alcohol Abuse and Alcoholism, https://www.niaaa.nih.gov/alcohols-effects-health/alcohols-effects-body.
18. Ian McLaughlin, John A. Dani, and Mariella De Biasi, "Nicotine With-drawal," in *Current Topics in Behavioral Neurosciences*, vol. 24, *The Neurobiology and Genetics of Nicotine and Tobacco*, ed. David J. K. Balfour and Marcus R. Munafò (New York: Springer, 2015), 99–123, https://link.springer.com/chapter/10.1007%2F978-3-319-13482-6_4.

第二章　啟動你的分子機制

1. "Celsus, *De Medicina*," http://penelope.uchicago.edu/Thayer/E/Roman/Texts/Celsus/home.html.
2. "Chemicals in Meat Cooked at High Temperatures and Cancer Risk," National Cancer Institute, July 11, 2017, https://www.cancer.gov/about-cancer/causes-prevention/risk/diet/cooked-meats-fact-sheet.
3. Dave Asprey, "The Complete Bulletproof Diet Roadmap," https://blog.daveasprey.com/the-complete-illustrated-one-page-bulletproof-diet.
4. Yang Luo and Song Guo Zheng, "Hall of Fame Among Pro-in ammatory Cytokines: Interleukin-6 Gene and Its Transcriptional Regulation Mechanisms," *Frontiers in Immunology* 7 (2016): 604, https://www.frontiersin.org/articles/10.3389/ mmu.2016.00604/full.
5. "Cardiovascular Diseases (CVDs)," World Health Organization, May 17, 2017, https://www.who.int/news-room/fact-sheets/detail/cardiovascular-diseases-(cvds).
6. Kimberley J. Smith et al., "The Association Between Loneliness, Social Isolation and In ammation: A Systematic Review and Meta-analysis," *Neuroscience & Biobehavioral Reviews* 112 (May 2020): 519–41, https://www.sciencedirect.com/science/article/abs/pii/S0149763419308292?via%3Dihub.
7. "New England Centenarian Study," BU School of Medicine, http://www.bumc.bu.edu/centenarian.
8. Mikhail V. Blagosklonny, "Hormesis Does Not Make Sense Except in the Light of TOR-Driven Aging," *Aging* 3, no. 11 (November 2011): 1051–62, https://www.ncbi.nlm.nih.gov/pmc/articles/PMC3249451.
9. Zhenyu Zhong et al., "New mitochondrial DNA synthesis enables NLRP3 in ammasome activation," *Nature* 560 (July 2018): 198–203, https://www.ncbi.nlm.nih.gov/pmc/articles/PMC6329306.

第三章　斷食的各種方式和階段

1. Select Committee on Nutrition and Human Needs, United States Senate, *Dietary Goals for the United States*, 2nd ed. (Washington, DC: U.S. Government Printing Of ce, 1977), https://naldc.nal.usda.gov/download/1759572/PDF.
2. Leah M. Kalm and Richard D. Semba, "They Starved So That Others Be Better Fed: Remembering Ancel Keys and the Minnesota Experiment," *The Journal of Nutrition* 135, no. 6 (June 2005): 1347–52, https://academic.oup.com/jn/article/135/6/1347/4663828.
3. Kim S. Stote et al., "A Controlled Trial of Reduced Meal Frequency With-out Caloric Restriction in Healthy, Normal-Weight, Middle-Aged Adults," *American Journal of Clinical Nutrition* 85, no. 4 (April 2007): 981–88, https://www.ncbi.nlm.nih.gov/pmc/articles/PMC2645638.
4. Alan Goldhamer et al., "Medically Supervised Water-Only Fasting in the Treatment of Hypertension," *Journal of Manipulative and Physiological Therapeutics* 24, no. 5 (June 2001): 335–39, https://www.jmptonline.org/article/S0161-4754(01)85575-5/fulltext.

5. Alessio Nencioni et al., "Fasting and Cancer: Molecular Mechanisms and Clinical Application," *Nature Reviews Cancer* 18 (2018): 707–19, https://www.nature.com/articles/s41568-018-0061-0.

第四章 斷食延壽

1. Kathleen Holder, "Moroccan Fossils Show Human Ancestors' Diet of Game," *UC Davis*, June 7, 2017, https://www.ucdavis.edu/news/moroccan-fossils-show-human-ancestors-diet-game.
2. Alexandra Rosati, "Food for Thought: Was Cooking a Pivotal Step in Hu-man Evolution?," *Scientific American*, February 26, 2018, https://www.scientificamerican.com/article/food-for-thought-was-cooking-a-pivotal-step-in-human-evolution.
3. Abigail Carroll, *Three Squares: The Invention of the American Meal* (New York: Basic Books, 2013).
4. Mark P. Mattson, "Challenging Oneself Intermittently to Improve Health," *Dose-Response* 12, no. 4 (December 2014): 600–18, https://www.ncbi.nlm.nih.gov/pmc/articles/PMC4267452/pdf/drp-12-600.pdf.
5. "Diabetes," World Health Organization, June 8, 2020, https://www.who.int/news-room/fact-sheets/detail/diabetes.
6. Edward Hooker Dewey, *The True Science of Living* (Norwich, CT: The Henry Bill Publishing Company, 1895), https://openlibrary.org/works/OL10331648W/The_true_science_of_living, 171.
7. Claude Bélanger, "Fasting by Canadian Indians," The Quebec History Encyclopedia: 2004, http://faculty.marianopolis.edu/c.belanger/quebechistory/encyclopedia/IndianFasting.htm.
8. D. W. Reiff and K. K. L. Reiff, "Time Spent Thinking About Food," *Healthy Weight Journal* (1998): 84.
9. Bec Crew, "Your Appendix Might Serve an Important Biological Function After All," *ScienceAlert*, January 10, 2017, https://www.sciencealert.com/your-appendix-might-serve-an-important-biological-function-after-all-2.
10. Anne Trafton, "A New Player in Appetite Control. Brain Cells That Provide Structural Support Also In uence Feeding Behavior, Study Shows," MIT News, October 18, 2016, http://news.mit.edu/2016/brain-cells-structural-support-in uence-appetite-1018.
11. Sang-Ha Baik et al., "Intermittent Fasting Increases Adult Hippocampal Neurogenesis," *Brain and Behavior* 10, no. 1 (January 2020): e01444, https://onlinelibrary.wiley.com/doi/full/10.1002/brb3.1444.
12. Krisztina Marosi and Mark P. Mattson, "BDNF Mediates Adaptive Brain and Body Responses to Energetic Challenges," *Trends in Endocrinology & Metabolism* 25, no. 2 (2014): 89–98, https://www.ncbi.nlm.nih.gov/pmc/articles/PMC3915771.
13. Aiwu Cheng et al., "Mitochondrial SIRT3 Mediates Adaptive Responses of Neurons to Exercise and Metabolic and Excitatory Challenges," *Cell Metabolism* 23, no. 1 (January 2016): 128–42, https://www.cell.com/cell-metabolism/fulltext/S1550-4131(15)00529-X.
14. Jeong Seon Yoon et al., "3,6'-dithiothalidomide improves experimental stroke out-come by suppressing neuroin ammation," *Journal of Neuroscience* Research 91, no. 5 (February 2013), https://onlinelibrary.wiley.com/doi/abs/10.1002/jnr.23190.
15. Bae Kun Shin et al., "Intermittent Fasting Protects Against the Deterioration of Cognitive Function, Energy Metabolism and Dyslipidemia in Alzheimer's Disease–Induced Estrogen De cient Rats," *Experimental Biology and Medicine* 243, no. 4 (February 2018): 334–43, https://www.ncbi.nlm.nih.gov/pmc/articles/PMC6022926.
16. Bob Grant, "Running on Empty," *The Scientist*, May 31, 2017, https://www.the-scientist.com/features/running-on-empty-31436.

第五章 斷食有助好眠；好眠有助斷食

1. Alex C. Keene and Erik R. Duboue, "The Origins and Evolution of Sleep," *Journal of Experimental Biology* 221 (2018): jeb159533, https://jeb.biologists.org/content/221/11/jeb159533.

2. Jeremy Rehm, "World's First Animal Was a Pancake-Shaped Prehistoric Ocean Dweller," *Nature*, September 20, 2018, https://www.nature.com/articles/d41586-018-06767-6.
3. Carol A. Everson, Bernard M. Bergmann, and Allan Rechtschaffen, "Sleep Deprivation in the Rat: III. Total Sleep Deprivation," *Sleep* 12, no. 1 (February 1989): 13–21, https://pubmed.ncbi.nlm.nih.gov/2928622.
4. Natalie L. Hauglund, Chiara Pavan, and Maiken Nedergaard, "Cleaning the Sleeping Brain—the Potential Restorative Function of the Glymphatic System," *Current Opinion in Physiology* 15 (June 2020): 1–6, https://www.sciencedirect.com/science/article/pii/S2468867319301609.
5. "Short Sleep Duration Among US Adults," Centers for Disease Control and Prevention, https://www.cdc.gov/sleep/data_statistics.html.
6. Ruth E. Patterson and Dorothy D. Sears, "Metabolic Effects of Intermittent Fasting," *Annual Review of Nutrition* 37 (August 2017): 371–93, https://www.annualreviews.org/doi/abs/10.1146/annurev-nutr-071816-064634.
7. "The Nobel Prize in Physiology or Medicine 2017," press release, The Nobel Foundation, October 2, 2017, https://www.nobelprize.org/prizes/medicine/2017/press-release.
8. Maria Comas et al., "A Circadian Based In ammatory Response— Implications for Respiratory Disease and Treatment," *Sleep Science and Practice* 1, no. 18 (2017), https://sleep.biomedcentral.com/articles/10.1186/s41606-017-0019-2.
9. Paul Gringras et al., "Bigger, Brighter, Bluer-Better? Current light-emitting devices—adverse sleep properties and preventative strategies," *Frontiers in Public Health* (October 2015), https://www.frontiersin.org/articles/10.3389/fpubh.2015.00233/full.
10. Naresh M. Punjabi, "The Epidemiology of Adult Obstructive Sleep Apnea," *Proceedings of the American Thoracic Society* 5, no. 2 (February 15, 2008): 136–43, https://www.ncbi.nlm.nih.gov/pmc/articles/PMC2645248.
11. "Losing Tongue Fat Improves Sleep Apnea," Penn Medicine News, January 10, 2020, https://www.pennmedicine.org/news/news-releases/2020/january/losing-tongue-fat-improves-sleep-apnea.
12. Angela Adelizzi, "Obesity and Obstructive Sleep Apnea," Obesity Medicine Association, May 5, 2017, https://obesitymedicine.org/2017/05/05/obesity-and-sleep-apnea.
13. "What Is Restless Legs Syndrome (RLS)?," Johns Hopkins Medicine, https://www.hopkinsmedicine.org/neurology_neurosurgery/centers_clinic/restless-legs-syndrome/what-is-rls.
14. Song Lin et al., "The Association Between Obesity and Restless Legs Syn-drome: A Systemic Review and Meta-analysis of Observational Studies," *Journal of Affective Disorders* 235 (August 2018): 384–91, https://pubmed.ncbi.nlm.nih.gov/29674254.
15. M. T. Streppel et al., "Long-Term Wine Consumption Is Related to Cardiovascular Mortality and Life Expectancy Independently of Moderate Alcohol Intake: The Zutphen Study," *Journal of Epidemiology & Community Health* 63, no. 7 (2009): 534–40, https://jech.bmj.com/content/jech/63/7/534.full.pdf.
16. Corby K. Martin et al., "Effect of Calorie Restriction on Mood, Quality of Life, Sleep, and Sexual Function in Healthy Nonobese Adults: The CALERIE 2 Randomized Clinical Trial," *JAMA Internal Medicine* 176, no. 6 (June 2016): 743–52, https://jamanetwork.com/journals/jamainternalmedicine/fullarticle/2517920#ioi160017r18.
17. G. Grizard et al., "Effect of Short-Term Starvation on Leydig Cell Function in Adult Rats," *Archives of Andrology* 38, no. 3 (May–June 1997): 207–14, https://pubmed.ncbi.nlm.nih.gov/9140617.
18. K. Abdullah, M. Al-Habori, and E. Al-Eryani, "Ramadan Intermittent Fasting Affects Adipokines and Leptin/Adiponectin Ratio in Type 2 Diabetes Mellitus and Their First-Degree Relatives," *BioMed Research International* 2020 (July 2020), https://www.hindawi.com/journals/bmri/2020/1281792.

第六章　為健康和體能斷食

1. Rachana Kamtekar, "Marcus Aurelius," Stanford Encyclopedia of Philosophy, December 22, 2017, https://plato.stanford.edu/entries/marcus-aurelius.

2. Krisztina Marosi et al., "Metabolic and Molecular Framework for the Enhancement of Endurance by Intermittent Food Deprivation," *The FASEB Journal* 32, no. 7 (July 2018): 3844–58, https://www.ncbi.nlm.nih.gov/pmc/articles/PMC5998977.
3. A. B. Gray, R. D. Telford, and M. J. Weidemann, "Endocrine Response to Intense Interval Exercise," *European Journal of Applied Physiology and Occupational Physiology* 66 (April 1993): 366–71, https://link.springer.com/article/10.1007/BF00237784#page-1.
4. Paul H. Falcone et al., "Caloric Expenditure of Aerobic, Resistance, or Combined High-Intensity Interval Training Using a Hydraulic Resistance System in Healthy Men," *Journal of Strength & Conditioning Research* 29, no. 3 (March 2015): 779–85, https://journals.lww.com/nsca-jscr/Fulltext/2015/03000/Caloric_Expenditure_of_ Aerobic,_Resistance,_or.28.aspx.
5. A. Mooventhan and L. Nivethitha, "Scienti c Evidence–Based Effects of Hydrotherapy on Various Systems of the Body," *North American Journal of Medical Sciences* 6, no. 5 (May 2014): 199–209, https://www.ncbi.nlm.nih.gov/pmc/articles/PMC4049052.
6. Tanjaniina Laukkanen et al., "Association Between Sauna Bathing and Fatal Cardiovascular and All-Cause Mortality Events," *JAMA Internal Medicine* 175, no. 4 (April 2015): 542–48, https://jamanetwork.com/journals/jamainternalmedicine/fullarticle/2130724.
7. Jari A. Laukkanen, Tanjaniina Laukkanen, and Setor K. Kunutsor, "Cardio-vascular and Other Health Bene ts of Sauna Bathing: A Review of the Evidence," *Mayo Clinic Proceedings* 93, no. 8 (August 2018): 1111–21, https://www.mayoclinicproceedings.org/article/S0025-6196(18)30275-1/fulltext#%20.

第七章　為心智和心靈健康斷食

1. Roderik J. S. Gerritsen and Guido P. H. Band, "Breath of Life: The Re-spiratory Vagal Stimulation Model of Contemplative Activity," *Frontiers in Human Neuroscience* 12 (2018): 397, https://www.frontiersin.org/articles/10.3389/fnhum.2018.00397/full.
2. "About Holotropic Breathwork," Grof Transpersonal Training, http://www.holotropic.com/holotropic-breathwork/about-holotropic-breathwork.
3. Hadley Meares, "The Medieval Prophetess Who Used Her Visions to Crit-icize the Church," *Atlas Obscura*, July 13, 2016, https://www.atlasobscura.com/articles/the-medieval-prophetess-who-used-her-visions-to-criticize-the-church.

第八章　善用補充品微調斷食效益

1. David J. Chalmers, "Facing Up to the Problem of Consciousness," *Journal of Consciousness Studies* 2, no. 3 (1995): 200–19, http://consc.net/papers/facing.html.
2. Alayna DeMartini, "Higher Carbon Dioxide Levels Prompt More Plant Growth, but Fewer Nutrients," College of Food, Agricultural, and Envi-ronmental Sciences, The Ohio State University, April 3, 2018, https://cfaes.osu.edu/news/articles/higher-carbon-dioxide-levels-prompt-more-plant-growth-fewer-nutrients.
3. Jeffrey S. Hampl, Christopher A. Taylor, and Carol S. Johnston, "Vitamin C De ciency and Depletion in the United States: The Third National Health and Nutrition Examination Survey, 1988 to 1994," *American Journal of Public Health* 94, no. 5 (May 2004): 870–75, https://www.ncbi.nlm.nih.gov/pmc/articles/PMC1448351.
4. Dana E. King et al., "Dietary Magnesium and C-Reactive Protein Levels," *Journal of the American College of Nutrition* 24, no. 3 (June 2005): 166–71, https://pubmed.ncbi.nlm.nih.gov/15930481.

第九章　斷食方式男女有別

1. Pradeep M. K. Nair and Pranav G. Khawale, "Role of Therapeutic Fasting in Women's Health: An Overview," *Journal of Mid-Life Health* 7, no. 2 (April–June 2016): 61–64, https://www.ncbi.nlm.nih.gov/pmc/articles/PMC4960941.
2. "Intermittent Fasting: Women vs. Men," ISSA, 2018, https://www.issaonline.com/blog/index.

cfm/2018/this-hot-diet-trend-is-not-recommended-for-women.

3. Sushil Kumar and Gurcharan Kaur, "Intermittent Fasting Dietary Restriction Regimen Negatively In uences Reproduction in Young Rats: A Studyof Hypothalamo-Hypophysial-Gonadal Axis," *PLOS ONE* 8, no. 1 (January 2013): e52416, https://journals.plos.org/plosone/article?id=10.1371/journal.pone.0052416.
4. Ibid.
5. Bronwen Martin et al., "Sex-Dependent Metabolic, Neuroendocrine, and Cognitive Responses to Dietary Energy Restriction and Excess," *Endocrinology* 148, no. 9 (September 2007): 4318–33, https://pubmed.ncbi.nlm.nih.gov/17569758.
6. Erin Duffin, "Resident Population of the United States by Sex and Age as of July 1, 2019," *Statista*, July 20, 2020, https://www.statista.com/statistics/241488/population-of-the-us-by-sex-and-age.
7. Sareh Zeydabadi Nejad, Fahimeh Ramezani Tehrani, and Azita ZadehVakili, "The Role of Kisspeptin in Female Reproduction," *International Journal of Endocrinology & Metabolism* 15, no. 3 (2017): e44337, https://www.ncbi.nlm.nih.gov/pmc/articles/PMC5702467.

第十章　全方位斷食指南

1. David Kestenbaum, "Atomic Tune-up: How the Body Rejuvenates Itself," *All Things Considered*, NPR, July 14, 2007, https://www.npr.org/templates/story/story.php?storyId=11893583.
2. Martin Berkhan, "My Transformation," Leangains, https://leangains.com/tag/my-transformation.
3. Ruth E. Patterson et al., "Intermittent Fasting and Human Metabolic Health," *Journal of the Academy of Nutrition and Dietetics* 115, no. 8 (August 2015): 1203–12, https://jandonline.org/article/S2212-2672(15)00205-1/abstract.
4. James B. Johnson, Donald R. Laub, and Sujit John, "The Effect on Health of Alternate Day Calorie Restriction: Eating Less and More than Needed on Alternate Days Prolongs Life," *Medical Hypotheses* 67, no. 2 (2006): 209–11, https://www.sciencedirect.com/science/article/abs/pii/S0306987706000892?via%3Dihub.
5. James B. Johnson et al., "Alternate Day Calorie Restriction Improves Clinical Findings and Reduces Markers of Oxidative Stress and In ammation in Overweight Adults with Moderate Asthma," *Free Radical Biology and Medicine* 42, no. 5 (March 2007): 665–74, https://www.ncbi.nlm.nih.gov/pmc/articles/PMC1859864.
6. Krista A. Varady et al., "Alternate Day Fasting for Weight Loss in Normal Weight and Overweight Subjects: A Randomized Controlled Trial," *Nutrition Journal* 12, no. 1 (November 12, 2013): article 146, https://nutritionj.biomedcentral.com/articles/10.1186/1475-2891-12-146.
7. Mark P. Mattson, Valter D. Longo, and Michelle Harvie, "Impact of Intermittent Fasting on Health and Disease Processes," *Ageing Research Reviews* 39 (October 2017): 46–58, https://pubmed.ncbi.nlm.nih.gov/27810402.
8. Leonie K. Heilbronn et al., "Glucose Tolerance and Skeletal Muscle Gene Expression in Response to Alternate Day Fasting," *Obesity Research* 13, no. 3 (2012): 574–81, https://onlinelibrary.wiley.com/doi/full/10.1038/oby.2005.61.
9. Min Wei et al., "Fasting-Mimicking Diet and Markers/Risk Factors for Aging, Diabetes, Cancer, and Cardiovascular Disease," *Science Translational Medicine* 9, no. 377 (February 15, 2017): eaai8700, https://stm.sciencemag.org/content/9/377/eaai8700.

結語　斷食帶你找回寧靜

1. Robert McCloskey, *Homer Price* (New York: Puf n Books, 2005) (reissue).
2. Ryan Holiday and Stephen Hanselman, *The Daily Stoic: 366 Meditations on Wisdom, Perseverance, and the Art of Living* (New York: Portfolio, 2016).

防彈斷食全書

延緩老化、減少發炎、阻斷身體飢餓訊號，
防彈咖啡創始人教你一輩子都有效的斷食法

FAST THIS WAY: Burn Fat, Heal Inflammation, And Eat Like
the High-Performing Human You Were Meant to Be

作　　者　戴夫・亞斯普雷（Dave Asprey）
譯　　者　林麗雪
社　　長　陳蕙慧
責任編輯　翁淑靜
特約編輯　沈如瑩
校　　對　陳錦輝
封面設計　比比司工作室
內頁排版　洪素貞
行銷企劃　陳雅雯、余一霞、汪佳穎、林芳如（特約）

讀書共和國集團社長　郭重興
發行人暨出版總監　曾大福
出　　版　木馬文化事業股份有限公司
發　　行　遠足文化事業股份有限公司
231新北市新店區民權路108-4號8樓
電　　話　（02）22181417
傳　　真　（02）86671065
電子信箱　service@bookrep.com.tw
郵撥帳號　19588272木馬文化事業股份有限公司
客服專線　0800-221-029
法律顧問　華洋國際專利商標事務所 蘇文生律師
印　　刷　呈靖彩藝有限公司
初　　版　2022年6月

定　　價　450元
I S B N　978-626-314-184-1（紙本書）
9786263141926（EPUB）
9786263141919（PDF）

防彈斷食全書：延緩老化、減少發炎、阻斷身體飢餓訊號，防彈咖啡創始人教你一輩子都有效的斷食法／戴夫．亞斯普雷 (Dave Asprey) 著；林麗雪譯．-- 初版．-- 新北市：木馬文化事業股份有限公司出版：遠足文化事業股份有限公司發行，2022.06
　面；　公分
譯自：Fast this way : burn fat, heal inflammation, and eat like the high-performing human you were meant to be
ISBN 978-626-314-184-1(平裝)

1.CST: 斷食療法

418.918　　111006109

特別聲明：書中言論不代表本社／集團之立場與意見，
文責由作者自行承擔